Fachbuch
Klett-Cotta

## Bindungspsychotherapie – Bindungsbasierte Beratung und Psychotherapie,

### eine Reihe in zehn Bänden von Karl Heinz Brisch

Das Wissen der Bindungstheorie kann vielfältig für eine bindungsbasierte Beratung und Therapie in allen Altersstufen angewandt werden, wobei sich die Diagnostik und Behandlung je nach Lebensalter der Patienten unterschiedlich gestaltet.

Anhand von vielen Beispielen aus der klinischen Praxis gibt die Reihe eine Einführung in die Grundlagen der Bindungstheorie und in die diagnostischen Methoden und die Schritte einer bindungsorientierten Beratung und Therapie vom Säuglings- bis ins Erwachsenenalter.

Jeder Band enthält

- ein Kapitel über die spezifischen Grundlagen der Bindungspsychotherapie für die jeweilige Altersstufe resp. Klienten- oder Patientengruppe,
- zahlreiche ausführliche und kommentierte Therapiebeispiele.

Die Einzelbände behandeln folgende Themen:

1. Band: Schwangerschaft und Geburt
2. Band: Säuglings- und Kleinkindalter
3. Band: Kindergartenalter
4. Band: Grundschulalter
5. Band: Pubertät

Weitere Bände in Vorbereitung

Karl Heinz Brisch

# Grundschulalter

## Bindungspsychotherapie – Bindungsbasierte Beratung und Psychotherapie

Klett-Cotta

MIX
Papier aus verantwortungsvollen Quellen
FSC® C083411

Klett-Cotta
www.klett-cotta.de

Printed in Germany
Cover: Roland Sazinger
unter Verwendung eines Fotos von © Laurent Hamels/fotolia
Gesetzt von Eberl & Koesel Studio, Altusried-Krugzell
Gedruckt und gebunden von CPI – Clausen & Bosse, Leck
ISBN 978-3-608-94831-8

Dritte Auflage, 2021

Bibliografische Information der Deutschen Nationalbibliothek
Die Deutsche Nationalbibliothek verzeichnet diese Publikation in der Deutschen Nationalbibliografie; detaillierte bibliografische Daten sind im Internet über http://dnb.d-nb.de abrufbar.

# Inhalt

# Dank

Ich danke allen Eltern und Kindern sowie Kolleginnen und Kollegen, durch die ich die verschiedensten Therapieerfahrungen machen konnte, denn diese sind in die Fallgeschichten dieses Buches eingeflossen. Ohne diese gesammelten klinischen Erfahrungen wäre es mir nicht möglich gewesen, dieses Buch zu schreiben.

Dank des großen Engagements von Dr. Heinz Beyer vom Verlag Klett-Cotta konnte auch dieser vierte Band der Reihe »Bindungspsychotherapie – Bindungsbasierte Beratung und Psychotherapie« rasch beim Verlag umgesetzt werden. Ohne das große Engagement von Birgit Vogel, die wiederum rasch und zuverlässig aus meinen Diktaten das erste Manuskript zu diesem Buch erstellt hat, wäre diese Publikation nicht so schnell möglich gewesen. Ein besonderer Dank gilt Thomas Reichert, der in bewährter Weise wiederum das Lektorat übernommen hat und dessen Rückmeldungen und Korrekturvorschläge dieses Buch wesentlich leichter lesbar gemacht haben.

# Vorwort

Das vorliegende Buch ist der vierte Band aus der Reihe »Bindungspsychotherapie – Bindungsbasierte Beratung und Psychotherapie«. Er fokussiert auf die Entwicklungszeit des Grundschulalters. In diesem Buch werden zunächst – wie in den bisher erschienenen Bänden – die Grundlagen einer bindungsorientierten Psychotherapie ausführlich erläutert und die Besonderheiten für die Altersphase des sechsten bis zehnten Lebensjahres dargestellt. An vielen Fallbeispielen wird danach aufgezeigt, wie die unterschiedlichsten Symptome der Kinder mit den Lebensgeschichten und den frühen Bindungserfahrungen der Eltern sowie weiterer Bindungspersonen und mit deren Kindheit zusammenhängen. Die bindungsorientierte Psychotherapie und Beratung sowie die vielfältigen bindungsorientierten Ansätze werden anhand von vielen Fallbeispielen nachvollziehbar dargestellt.

Ein besonderer Fokus der Behandlungsbeispiele[1] liegt auf der Problematik, die sich ergibt, wenn die Eltern durch ihre eigenen psychischen Probleme, psychiatrischen Erkrankungen, ja sogar Gewalttätigkeit in der Partnerschaft die Entwicklung ihrer Kinder gefährden. Hierbei spielen besonders die früheren Erfahrungen der Kinder mit ihren Bindungspersonen eine große Rolle, deren Auswirkungen sich teilweise erst im Grundschulalter durch die Entwicklung von Symptomen zeigen. Die Beispiele sollen verdeutlichen, wie Störungen in dieser Zeit entstehen können, aber auch, wie durch sehr zeitige

1 Die in diesem Band wiedergegebenen Beispiele geben das in Therapien und Beratungen Erfahrene nicht eins zu eins wieder, sondern fassen klinische Erfahrungen aus Behandlungen jeweils in einer typischen Behandlung zusammen; sie geben somit die Problematik sowie die Art des Ansatzes einer bindungsbasierten Beratung und Therapie paradigmatisch wieder. Alle Namen sind frei erfunden.

Interventionen, etwa eine Kinderspieltherapie, die jeweils auch die Beratung und teilweise sogar die Therapie der Eltern – mit Fokus auf ihre Lebensgeschichte – mit einschließt, eine Veränderung für die Kinder, aber auch für die Eltern und teilweise die ganze Familie erreicht werden kann.

Dieser Band richtet sich an alle, die mit Eltern und Grundschulkindern arbeiten und diese auf ihrem Entwicklungsweg begleiten, wie etwa Lehrerinnen und Lehrer, Kinderärzte, Allgemeinärzte, Kinder- und Jugendpsychiater, Psychiater und Psychotherapeuten, Krankenschwestern und Pfleger, Psychologen, Berater, Sozialarbeiter, Mitarbeiter und Mitarbeiterinnen des Jugendamtes sowie der Sozialdienste, Pädagogen, Heilpädagogen, Krankengymnasten, Erzieherinnen und Erzieher, etwa in heilpädagogischen Tagesstätten, und Seelsorger sowie letztlich auch an Eltern. Ich hoffe, dass alle diese Zielgruppen durch die im Buch beschriebenen theoretischen Grundlagen sowie durch die Fallbeispiele in ihrer täglichen Arbeit profitieren können und dass viele sich angesprochen fühlen, das Präventionsprogramm »B. A. S. E.® – Babywatching« in ihren jeweiligen Einrichtungen einzuführen.

*Karl Heinz Brisch*

# Einleitung

Die Grundschuljahre, mit denen sich dieses Buch beschäftigt, sind für die Entwicklung eines Kindes von großer Bedeutung, weil die Kinder in dieser Zeit zeigen, wie gut das psychische Fundament ist, das in den vorausgegangenen Jahren bei ihnen angelegt wurde. Auf dem Boden einer sicheren Bindung konnte im besten Fall sowohl eine gesunde motorische, kognitive, soziale als auch eine gesunde emotionale Entwicklung des Kindes gelingen. Die vorausgegangene Phase des Kindergartenalters kann allerdings bereits von vielfältigen Schwierigkeiten und Störungen begleitet sein (s. Band 3 der Reihe »Bindungspsychotherapie«), deren Auswirkungen sich erst im Grundschulalter zeigen, wenn das Kind in der Gruppe der »Schulkinder« dem Unterricht folgen und die dort gestellten Aufgaben bewältigen muss. Besonders dann, wenn das Kind in dieser Zeit mit unvorhergesehenen psychischen Belastungen konfrontiert wird, wird deutlich, wie stabil das frühe Bindungsfundament angelegt wurde und wie unterschiedlich – je nach früher Entwicklung – sich die eventuell erforderliche Behandlung gestaltet.

Im ersten Teil dieses Bandes werden die allgemeinen Grundlagen einer Bindungspsychotherapie sowie der speziellen Variationen der Bindungspsychotherapie für Eltern und Kinder im Grundschulalter beschrieben. Im zweiten Teil gehe ich auf die Besonderheiten der Bindungsentwicklung im Grundschulalter ein. Nach einer einleitenden Darstellung, welche die gesunde Entwicklung beschreibt, stelle ich Schutz- und Risikofaktoren dar. Diese können in der einen oder anderen Weise die Bindungsentwicklung entweder unterstützen oder auch komplizieren, so dass das Kind und die Eltern womöglich eine bindungsorientierte Hilfestellung und Therapie benötigen. Das Vorgehen in einer solchen Therapie wird im anschließenden dritten Teil an den verschiedenen Therapiebeispielen verdeutlicht.

In diesem Teil werden entsprechend aus bindungstheoretischer Sicht mittels Beispielen verschiedenste Verhaltensauffälligkeiten und ihre bindungsorientierte Behandlung beschrieben, wie etwa bei der Aufmerksamkeitsdefizit-/Hyperaktivitätsstörung (ADHS), Schlafstörungen, Trennungsängsten, Leistungsversagen, besonderen Schwierigkeiten von Adoptiv- und Pflegekindern, aggressiven Verhaltensweisen, Erfahrungen von körperlicher, sexueller und emotionaler Gewalt, Einnässen und Einkoten, Verlust einer Bindungsperson, Bindungsstörungen und Tics. Hierbei wird auch auf Erfahrungen aus der Geschichte der Eltern eingegangen, die als Risikofaktoren die Entwicklung ihres Kindes beeinflussen können, z. B. auf Erfahrungen von Vernachlässigung, Gewalt aufseiten der Eltern sowie auch psychiatrische Erkrankungen. Welche Bedeutung dies alles für die Entwicklung des Kindes hat, wird an Fallbeispielen diskutiert.

Zudem werden die bindungsorientierte Psychodynamik der Symptomentwicklung sowie die Therapie der Kinder erläutert. In den Behandlungsbeispielen geht es um sehr relevante Themen und Auffälligkeiten des kindlichen Verhaltens, mit denen Eltern, aber auch Lehrerinnen und Lehrer, Therapeutinnen und Therapeuten, Pädagoginnen und Pädagogen sowie Kinderärztinnen und Kinderärzte wie auch Kinder- und Jugendpsychiaterinnen und -psychiater heute konfrontiert sind und die sie sehr beschäftigen. In den Therapiebeispielen schildere ich auch jeweils die bindungsorientierte Begleitung, Beratung und Therapie der Eltern, denn ohne entsprechende »Elternarbeit« ist die Behandlung der Grundschulkinder kaum möglich.

Im vierten Teil beschreibe ich die Möglichkeiten einer Prävention in Bezug auf aggressive und ängstliche Verhaltensstörungen mit dem von mir entwickelten Programm »B. A. S. E.® – Babywatching«, das inzwischen in vielen Grundschulklassen in den verschiedensten Ländern der Welt mit Erfolg eingesetzt wird (www.base-babywatching.de)

Das Buch weist in einigen Fallbeispielen bereits auf die bindungsorientierte Arbeit mit Eltern und mit Kindern in der Pubertät hin, die in einem weiteren, fünften Band zur Psychotherapie beschrieben wird.

TEIL 1

# Bindungspsychotherapie

# Allgemeine Grundlagen einer Bindungspsychotherapie und bindungsbasierten Beratung

Eine bindungsbasierte Beratung und Therapie – im Folgenden auch kurz Bindungspsychotherapie genannt – ist keine eigenständige Therapiemethode. Vielmehr geht es darum, eine bindungsorientierte Sichtweise in Diagnostik und Behandlung aufzunehmen. Sie kann mit sehr unterschiedlichen Therapieschulen und Methoden kombiniert und in sie integriert werden.[1]

Als grundsätzliche Voraussetzung, um mit einer bindungsbasierten Psychotherapie beginnen zu können, gilt, dass ein sicherer äußerer Rahmen gegeben sein muss. Zunächst sollten äußere Stressoren – besonders soziale Stressoren wie Arbeitslosigkeit, Armut, Wohnungslosigkeit, aber auch Stressoren durch nahe Bindungs- und Beziehungspersonen – so weit wie möglich reduziert werden. Weiterhin ist eine Grundvoraussetzung, dass ein sicherer »innerer Rahmen« gegeben ist. Damit ist gemeint, dass die betroffenen Patienten zu einer ausreichenden Stress- und Affektregulation im Alltag fähig sind. Hierzu sind eine gewisse emotionale Sicherheit und ein gewisses Maß an Stabilisierung notwendig.

Sind diese Voraussetzungen nicht gegeben, so ist eher an eine stationäre denn an eine ambulante Beratung oder Bindungspsychotherapie zu denken. Ein sicherer äußerer wie innerer Rahmen als Grundvoraussetzung für die Psychotherapie ist immer so frühzeitig

1 Die ersten Seiten dieses Teils wiederholen Darstellungen aus den ersten drei Bänden dieser Reihe, da sie die allgemeine Grundlage des Folgenden bilden und zu dessen Verständnis erforderlich sind, vor allem für Leserinnen und Leser, die die vorherigen Bände nicht gelesen haben.

und so langfristig anzustreben wie irgend möglich (Bowlby 2001; Brisch 2015; Holmes 2002, 2006, 2012).

Ich beschreibe im Folgenden verschiedene Phasen der Bindungspsychotherapie.

## Fünf Phasen der Bindungspsychotherapie

**Phase 1:** In der Anfangsphase ist es immer von großer Bedeutung, dass der Therapeut bzw. die Therapeutin einen sicheren emotionalen therapeutischen Bindungsrahmen herstellen kann. Bei den Klienten/Patienten gibt es die verschiedensten Bindungsstörungsmuster und auch Bindungsschwierigkeiten, wenn sie in der Anfangsphase mit dem Therapeuten einen therapeutischen Kontakt herstellen wollen. Hier ist es sehr wichtig, dass die Therapeuten die verschiedenen Muster der Bindung sowie auch der Bindungsstörungen kennen, um sich auf die bizarren Varianten der Interaktionsmuster und der Kontaktaufnahme einzustellen und dem Klienten bzw. Patienten dennoch die Möglichkeit zu geben, eine sichere Beziehung im Sinne einer therapeutischen Bindung herzustellen. Dies muss der Therapeut an erster Stelle leisten.

Wenn ein Patient – z. B. mit einem bindungsvermeidenden Muster – einen Termin, den er als dringlich bezeichnet und verabredet hat, nicht wahrnimmt, könnte ein Therapeut daraus schließen, dass er kein Interesse an der Therapie hat. Dies wäre aber ein Fehlschluss, da es bei bindungsvermeidenden Klienten/Patienten nicht selten ist, dass sie zwar einen Therapiewunsch haben, gleichzeitig aber Therapietermine zu Anfang nur zögerlich, verspätet oder gar nicht wahrnehmen. Hier ist es erforderlich, dass der Therapeut im telefonischen Kontakt nachfragt und nicht gleich die Therapie daran scheitern lässt, dass der für den Erstkontakt vereinbarte Termin nicht wahrgenommen wurde.

Für die Herstellung einer therapeutischen Bindung ist es von großer Bedeutung, dass die Therapeuten mit maximaler therapeutischer Feinfühligkeit vorgehen. Dies heißt aber, dass sie die Fähigkeit hierzu vorher selbst durch entsprechende Ausbildung erworben haben müssen; es mag »Naturtalente« geben, die von Haus aus große Fähigkeiten zur therapeutischen Feinfühligkeit mitbringen, alle anderen Therapeuten müssen dies im Rahmen der Ausbildung anhand von entsprechenden Supervisionen, Feedbacks, Videotrainings und dergleichen lernen – andernfalls bestünde keine gute Voraussetzung, um eine sichere therapeutische Bindung herstellen zu können. Nach wie vor ist aber die Ausbildung in therapeutischer Feinfühligkeit nicht Kernbestandteil jeder therapeutischen Ausbildung – das gilt für alle therapeutischen Schulen.

**Phase 2:** Wenn sich der Klient/Patient in der therapeutischen Beziehung langsam sicherer fühlt, wird er beginnen, seine Lebensgeschichte und seine aktuellen Konflikte und Probleme etwas mehr zu explorieren, sprich: uns als Therapeuten zu berichten. Es ist wichtig zu wissen, dass zwischen sich entwickelnder Bindungssicherheit und beginnender Exploration ein Gleichgewicht bzw. eine wechselseitige Abhängigkeit besteht – das heißt konkret: Wenn die Bindungssicherheit wächst, der Patient sich sicherer fühlt, wird automatisch die Explorationsfreude und -bereitschaft aktiviert. Umgekehrt bedeutet dies: Wenn der Patient in der Therapie Angst bekommt oder wir ihm durch unsere Haltung, Gestik, Mimik, unsere Art der Intervention Angst machen, wird er automatisch seine Explorationsfähigkeit und damit auch den Bericht über seine aktuellen Schwierigkeiten und Probleme oder seine Lebensgeschichte etwas mehr einschränken.

Von besonderer Bedeutung für die bindungstherapeutische Arbeit sind Trennungserfahrungen, Verluste sowie traumatische Erfahrungen, weil diese das Bindungssystem gemäß dem Ansatz der Bindungstheorie am meisten aktivieren. Die Exploration soll in der Therapie mehr an bindungsrelevanten Themen »entlanggehen« und diese auch fokussieren und es sollte weniger konfliktzentriert gearbeitet werden. Es geht also weniger um Konflikte zwischen Wunsch und Angst, die sich aus verschiedenen lebensgeschichtlichen Perspektiven und aus verschiedenen entwicklungspsychologischen Phasen ergeben haben können, sondern um eine Bindungsanamnese, die speziell auf bindungsrelevante Themen fokussiert. Das Erwachsenen-Bindungsinterview (Adult Attachment Interview, AAI; vgl.

Main et al., 2003; George et al., 1984; Gloger-Tippelt 1997) ist eine ausgezeichnete Möglichkeit, eine Bindungsanamnese sehr strukturiert durchzuführen. (Die Fragen des AAI sind auf S. 319–324 in Brisch 2015 nachzulesen.) In der Arbeit mit Schwangeren, werdenden Vätern und jungen Eltern kann das Bindungsinterview bei der Frage danach, ob die Betreffenden wichtige Menschen verloren haben, noch um die Frage nach verstorbenen Kindern – auch etwa Schwangerschaftsunterbrechungen, Fehl- und Totgeburten – ergänzt werden. Bei früheren Verlusten von Kindern kann eine solche stressvolle Erfahrung es den Eltern erschweren, ihre Kinder angemessen bei Ablösungsphasen zu begleiten. Die Eltern können sich dann schlechter trennen und sind eher überängstlich und eventuell auch überfürsorglich.

**Phase 3:** Der Patient macht in der Beziehung zum Therapeuten neue Bindungserfahrungen, erlebt entsprechend Sicherheit und emotionale Unterstützung, womit auch die therapeutische Bindungsbeziehung sich stabilisiert und wächst; gleichzeitig wird er aufgrund erster Enttäuschungen und Irritationen in der Bindungssicherheit in der Übertragung beginnen, alte Erfahrungen von Verlusten und Trennungen und stressvolle Erfahrungen auf den Therapeuten zu projizieren. Das heißt, es kommt zu einer Bindungsübertragung in der Therapie; dies bedeutet, dass der Patient seine Bindungswünsche und -ängste auf den Therapeuten überträgt und auch seine bisherigen Bindungserfahrungen – z.B. Bindungstraumatisierungen in der Beziehung mit frühen Bindungspersonen – in der Beziehung mit dem Therapeuten aktivieren und inszenieren wird. Besonders am Anfang und am Ende der Stunde kann das Thema »Trennung« relevant werden, bewirkt durch mit dem Setting verbundene Trennungen wie eben das Ende der Stunde, vorhergesehene Therapieunterbrechungen etwa durch Urlaube, unvorhergesehene Unterbrechungen z.B. durch Krankheiten des Therapeuten. All diese Trennungen können das Bindungssystem des Patienten »erschüttern«, etwa wenn dieser traumatische Trennungserfahrungen erlebt hat, oder »stressen«, so dass er hierdurch in der Übertragung seine bindungsrelevanten Erfahrungen neu zeigen und für den Therapeuten auch offenlegen kann. Hier ist es wichtig, dass der Therapeut diese Inszenierung der Bindungsübertragung versteht, die in der Regel mit Angst, Wut, Enttäuschung und Hoffnung auf mehr Sicherheit und Stabilität verbunden ist.

Gleichzeitig werden auch Realtraumatisierungen aus der Kindheit oder der Vergangenheit des Patienten zum Thema werden, da er durch die Trennungserfahrungen aus der Therapie in der Regel, wie wir sagen, »getriggert« wird, so dass er alte, ungelöste traumatische Erfahrungen jetzt plötzlich wieder intensiver mit allen damit verbundenen Gefühlen wahrnimmt. (»Trigger« ist im Amerikanischen der Abzug am Gewehr. Wenn dieser bis zu einem Druckpunkt und schließlich darüber hinaus gespannt wird, dann löst sich beim Überschreiten des Druckpunktes die Kugel, der Schuss geht los und lässt sich nicht mehr aufhalten oder zurückhalten; ähnlich ist es mit alten unverarbeiteten Affekten: Werden sie durch andere Reize aus der Erinnerung wachgerufen, kommen sie immer mehr an die Oberfläche des affektiven Erlebens. Steigt der affektive Druck über den »Druckpunkt« an, kommt es zu einer plötzlichen affektiven Überflutung und einem Ausbrechen der Affekte; diese können weder »zurückgeholt« noch kontrolliert werden.)

Solche »Triggerungen« von früheren Verlusten und Trennungserfahrungen oder traumatischen Erfahrungen lassen sich erfahrungsgemäß nicht vermeiden; sie sind auch durchaus erwünscht, wenn erst einmal eine stabile therapeutische Bindungsbeziehung etabliert ist. Dann können die Erfahrungen mit eigenen unverarbeiteten Affekten in der therapeutischen Bindungsbeziehung gehalten, neu in einer geschützten sicheren therapeutischen Bindungsbeziehung prozessiert und verarbeitet und somit auch integriert werden. Jetzt hat der Patient – im Unterschied zu der früheren traumatischen Situation – eine therapeutische Bindungsperson zur Seite, so dass er sich nicht mehr vor den heftigen Affekten fürchten muss. Es wird nun möglich, alte traumatische Erfahrungen entsprechend zu prozessieren. Hierbei können weitere therapeutische Methoden, wie EMDR (Eye Movement Desensitization and Reprocessing) (Hofmann 2014; Hofmann & Besser 2003; Brisch 2012a, b) und Screentechnik (Brisch 2004, 2006) Anwendung finden.

Es können viele therapeutische Methoden, auch kreative Methoden wie Kunst-, Musik- und Bewegungstherapie, angewandt werden, um Affekte, die noch nicht verarbeitet sind, zu integrieren. Grundsätzlich ist zu bemerken: Bei den alten unverarbeiteten Bindungstraumatisierungen, die der Patient – mit den entsprechenden seelischen Wunden – überlebt und überstanden hat, besteht das größte Problem darin, dass die mit diesen Erfahrungen verbundenen Affekte abgespalten oder dissoziiert wurden. In der therapeutischen Beziehung können diese Affekte mit den entsprechenden Erfahrungen wiederbelebt und aktiviert werden, z. B. auch durch die Bindungsübertragung. Aufgrund dieser Aktivierung wird es jetzt möglich, auf dem Boden einer hilfreichen, realen, sicheren therapeutischen Bindungsbeziehung die alten unverarbeiteten Affekte erneut zu verarbeiten und auch mit den entsprechenden Geschichten bzw. Narrativen der Erfahrung zu verbinden, so dass es zu einer Integration des Erlebten kommen kann.

**Phase 4:** Wenn mehr und mehr solcher alten affektiven Erfahrungen positiv verarbeitet und integriert werden können, hat der Patient in der Regel mit seinen Affekten mehr »Luft« zum »Atmen und Handeln« und mehr Möglichkeiten für eine Veränderung seiner Realbeziehung. In der Regel berichten die Patienten dann, dass sie auch außerhalb der Therapie neue Erfahrungen mit Personen machen konnten. Gleichzeitig beginnt eine intensive Phase der Trauerarbeit. Meist können die Patienten jetzt realisieren, wie ihr Leben hätte verlaufen können, wenn sie diese oder jene traumatische Trennungs- und Verlusterfahrung nicht gemacht hätten.

Am Ende der Therapie wird es möglich zu sehen, dass der Patient seine ursprüngliche Bindungsrepräsentation – diese kann vermeidend, ambivalent oder auch desorganisiert sein – verändert hat und er in der therapeutischen Beziehung vielleicht zum ersten Mal ein inneres Gefühl von emotionaler Sicherheit erlebt, integriert und »emotional abgespeichert« hat. Wir sprechen dann von einer erworbenen Bindungssicherheit (»earned secure«; vgl. Main 1995) – von einer Sicherheit, die durch die Therapie erst auf den Weg gebracht wurde und durch sie erworben oder gewonnen werden konnte.

In der Phase der Trauerarbeit kann es den Patienten phasenweise noch mal sehr schlecht gehen; sie sind depressiv, suizidal und hadern teilweise mit ihrem Schicksal, dass sie etwa in ihrer Kindheit durch solche Höllenqualen und schlimmen Erfahrungen hindurchgehen mussten und ihnen dadurch so viele Möglichkeiten und Entwicklungen in ihrem Leben versperrt geblieben sind. Es ist wichtig, dass diese Phase ausreichend bearbeitet und in der therapeutischen Beziehung erlebt werden kann, d. h. es ist genügend Raum für die Trauerarbeit erforderlich. Wenn ein Patient viele bindungsrelevante Trennungs- und Verlusterfahrungen durchgemacht hat, gibt es genügend Grund, auch hierüber real zu trauern. Oftmals sind die heftigen Gefühle von Schmerz und Trauer bisher noch nie in eine Beziehung eingebracht worden, so dass jetzt, in der therapeutischen Bindungsbeziehung, erstmals auch Trost, Unterstützung, Verständnis, Anerkennung des Leids und liebevolle Begleitung im Trauern erfahren werden können. Dies ist genau das Gegenteil von dem, was die Patienten oft vorher erlebt haben: nämlich Verleugnung des Schmerzes, reale Traumatisierung, keine Anerkennung der schmerzvollen und leidvollen Erfahrungen, die vielmehr bagatellisiert oder als solche verleugnet wurden.

**Phase 5:** Wenn mehr und mehr traumatisches Material und bindungsaffektgeladene Erfahrungen verarbeitet wurden, kann der Patient zunehmend außerhalb der Therapie explorative neue Wege gehen, sich auf neue Beziehungen, aber auch auf neue berufliche Aktivitäten und andere Weisen der explorativen Erkundung des Lebens einlassen. Zum ersten Mal kann er über einen Abschied von der Therapie nachdenken, gleichzeitig ist diese Phase dann aber auch von Ängsten im Hinblick darauf geprägt, wie der Patient in der Lage sein wird, ohne die therapeutische Unterstützung und die Sicherheit der Therapie den Alltag zu leben und zu gestalten.

## Intervallbehandlung

Aus diesem Grunde biete ich den Patienten immer wieder an, dass sie jederzeit in die Therapie zurückkehren können, wenn sie erneut Angst haben oder unvorhersehbare Dinge geschehen oder wenn sie feststellen sollten, dass der Schritt der Ablösung und Trennung von der Therapie und der Abschied zu früh erfolgt sind. Wenn die therapeutische Bindungsbeziehung von Sicherheit und Schutz geprägt war, werden Patienten immer wieder auf die therapeutische Beziehung zurückgreifen, wenn sie zu späteren Zeiten in Not, Angst und Schrecken geraten und ihnen diese Empfindungen so bedrohlich erscheinen, dass sie glauben, dies nicht alleine bewältigen zu können. Oftmals sind die Behandlungsphasen dann kürzer. Solche erneuten Kurzbehandlungen bezeichne ich dann als »Intervallbehandlung«.

Es ist selbstverständlich, dass der Patient in solchen Fällen auf die sichere emotionale therapeutische Beziehung der früheren Therapie zurückgreifen kann, da die therapeutische Bindung in der Übertragungsbeziehung zwischen Therapeut und Patient mit dem Abschied am Ende der ersten Therapie nicht aufgelöst wird. Vielmehr nimmt der Patient die innere sichere Repräsentation aus der therapeutischen Beziehung mit in sein Alltagsleben hinein und kann dann auch bei schwierigen, komplexen, Angst machenden Situationen auf diese zurückgreifen, ohne dass er den Therapeuten real aufsuchen oder überhaupt kontaktieren muss. Wenn er die Situation aber nicht bewältigen kann und sie ihm als sehr stressvoll erscheint, ist es eine wichtige Erfahrung und Information für den Patienten, dass er sich dann jederzeit wieder bei seiner »therapeutischen sicheren Basis« melden und an den vorigen therapeutischen Prozess anknüpfen kann.

Da die gesamte Vorgeschichte des Patienten mit seinen spezifischen Verletzungen bekannt ist, können solche therapeutischen Intervallbehandlungen in der Regel ohne größere Verzögerung und »Anwärmphase« beginnen. Es ist eine Erfahrung, die ich immer wieder mache, dass Patienten Platz nehmen und auch nach Jahren in der Therapie fortfahren, als ob sie gestern die letzte Stunde gehabt hätten (Bowlby 1995; Brisch 2012c; 2015).

# Spezielle Grundlagen der Bindungspsychotherapie in Bezug auf Kinder im Grundschulalter und ihre Eltern

Kinder haben bis zum Grundschulalter ein inneres Arbeitsmodell von Bindung – eine sogenannte Bindungsrepräsentation – entwickelt. Dieses kann sicher, unsicher-vermeidend oder unsicher-ambivalent sein oder sogar psychopathologisch, wenn es desorganisiert ist oder eine Bindungsstörung besteht. Je nach Ausbildung der Bindungsrepräsentation des Kindes und der Bindungsrepräsentation seiner Eltern gestaltet sich der bindungsorientierte Zugang zum Kind und seinen Symptomen unterschiedlich.

Eine besondere Herausforderung im Grundschulalter bedeuten das gesteigerte Erkundungsbedürfnis der Kinder, ihr Drang nach Bewegung und Aktivität und ihr Wille, etwas über die Welt, die sie umgibt, zu lernen. Sie wollen herumtollen und die Welt der belebten und unbelebten Objekte aktiv – und auf eigene Faust – kennenlernen, erkunden, »auseinandernehmen«, um zu erfahren, was sie »im Innersten zusammenhält«; dazu gehören auch das Smartphone, der Laptop oder die Eisenbahn. Gleichzeitig sind Kinder dieses Alters schon sehr in Beziehungen eingebunden, denn das Beziehnungsnetz erweitert sich: Zu den familiären Beziehungen kommen die zu den Lehrerinnen und Lehrern, Bindungspersonen in der Grundschule, hinzu; es entstehen Freundschaften mit ihren Spiel- und Klassenkameraden und andere Personen werden wichtig, etwa der Fussballtrainer, die Sporttrainerin, die Musiklehrer, welche außerhalb der Grundschule die Sportgruppe anleiten bzw. musikalischen Unterricht geben.

Wie die Beispiele zeigen, müssen sich Grundschulkinder – ohne die Anwesenheit ihrer Hauptbindungspersonen – mit vielen Beziehungen auseinandersetzen; sie nehmen sie unterschiedlich wahr und schätzen sie im Hinblick auf Bindung etwa als sicher, bedrohlich oder angstmachend ein, genauso wie die Situationen, die sie bewältigen müssen. Es ist für die Kinder gar nicht so einfach, etwa in der Schulklasse – bei oftmals großer Dynamik in den Gruppenprozessen – einen sicheren Platz zu finden.

Im günstigen Fall sind die Eltern als Bindungspersonen eine sichere Basis und die Kinder können sich auf weitere Bindungspersonen – etwa die Pädagoginnen und Pädagogen in der Schule – einlassen, eine Entwicklung, die einen großen Schritt zu mehr Autonomie bedeutet. Die »Kreise« der Welterkundung, welche die Kinder in diesem Alter – zwischen 6 und 10 Jahren – ziehen, werden, wenn die Entwicklung gut verläuft, immer größer, bis etwa dahin, dass sie bei Freundinnen oder Freunden übernachten: vielleicht die erste Übernachtung »ganz alleine«, ohne dass Mutter oder Vater in greifbarer Nähe sind! Gelingt dies, sind die Kinder in der Regel sehr stolz und »wachsen«, d. h. spüren den Gewinn in ihrer Autonomie.

Wenn Kinder im Grundschulalter sind, werden bei ihren Eltern als Bindungspersonen eigene Erfahrungen aus dieser Altersperiode aktiviert. Eventuell können die Eltern diese Erfahrungen noch sehr gut erinnern, sie sind für sie »bewusstseinsnäher« als früher, etwa in der Kindergartenzeit, Erlebtes. Die Erfahrungen vor dem zweiten, dritten Lebensjahr, manchmal auch noch aus der Kindergartenzeit unterliegen oft der frühkindlichen Amnesie, können also nicht mehr erinnert werden und stammen somit aus dem vorsprachlichen Bereich.

Wenn die Eltern in ihrer eigenen Grundschulzeit Erfahrungen von Einsamkeit, Trennung, Vernachlässigung, Gewalt oder andere traumatische Erfahrungen durchlebt haben, werden sie jetzt die Schulzeit ihres Kindes als besonders stressvoll erleben. Auch über die Schule hinausgehende Erfahrungen, die das Kind in dieser Zeit macht, wenn es die Welt erkundet, können bei den Eltern alte Erfahrungen in ihrer Erinnerung aktivieren und so zu stressvollen Interaktionen mit ihrem Kind führen. Manchmal wollen die Eltern ihr Kind schützen, damit es nicht ähnlich schwierigen, eventuell sogar traumatischen Erfahrungen ausgesetzt ist, wie sie selbst sie in jener Zeit gemacht haben. Dies kann zu heftigen Streitereien und Auseinandersetzungen zwischen Eltern und Kind führen, wenn Letzteres nicht nachvollziehen kann, warum ihm bestimmte Erkundungen und Erfahrungen verboten werden, die aus seiner Sicht unproblematisch und erwünscht sind. Die Kinder wissen ja in der Regel nichts von den »schlechten Erfahrungen«, die ihre Eltern in jener Zeit gemacht haben und die noch nicht verarbeitet sind.

Eltern, die selbst bindungssicher sind und auch bindungssichere Kinder haben, werden den Wechsel vom Kindergarten in die erste Schulklasse feinfühlig begleiten und ihr Kind dabei unterstützen, dass es zur Lehrerin bzw. zum Lehrer eine sichere emotionale Beziehung aufbauen kann, so dass es sich an diese Person wenden kann, wenn es in der Schulklasse großen Stress, Angst oder auch Bedrohung erlebt.

Solche Eltern sehen wir in der Kindertherapie oder in der Beratung selten, da sie ihrem Kind bei größeren Sorgen, Gefahren oder anderweitigen Aktivierungen des Bindungssystems als sichere Bindungsperson zur Seite stehen und ihm helfen. Das Kind wird sich bei Schwierigkeiten unmittelbar an sie wenden. Gibt es jedoch in einer Familie traumatische Erfahrungen, so ist es gut, wenn sie sich sehr rasch um eine Beratung bzw. eine Psychotherapie ihres Kindes kümmern. Sie können das Kind dabei in der Regel gut unterstützen, begleiten und in der Elternarbeit als aktive Partner mitwirken.

Im Grundschulalter können die Kinder im Allgemeinen in der Kinderspieltherapie ihre innere psychische Welt sehr gut im Symbol- und Rollenspiel zum Ausdruck bringen. In der Regel freuen sie sich auf das Kinderspieltherapiezimmer, erkunden neugierig die ihnen fremden, aber doch für sie interessanten Spielsachen und beginnen mit der Zeit, im Rahmen der Spieltherapie ihre inneren Welten und Konflikte zu spielen, zu inszenieren, im Rollenspiel zu zeigen. In der Art ihrer Spielhemmung bringen sie zum Ausdruck, wo sie ihre großen Konflikte, Ängste und Schwierigkeiten haben. Begleitend dazu findet eine intensive Elternarbeit statt.

Je nach dem Bindungssystem des Kinder oder auch der Eltern gestalten sich der Beginn der Kinderspieltherapie und ihre Entwicklung, aber auch die Elternarbeit bzw. die Elternberatung sehr unterschiedlich.

## Unsicher-vermeidende Bindung

Ist das Kind z. B. unsicher-vermeidend gebunden, so wird es sich in der Kinderspieltherapie eher zunächst an Regelspielen »festhalten«, Gefühle und Affekte vermeiden, wenig inszenieren, im Spiel sehr zurückhaltend sein, oft über Stunden mit nur einem Spiel spielen, etwa mit einem Regelspiel. Der Therapeut bzw. die Therapeutin verzweifelt dann oft immer mehr, weil er bzw. sie nicht spüren und erleben kann, was das Kind im Inneren eigentlich bewegt und beschäftigt, außer eben Verzweiflung, welche der Therapeut (die Therapeutin) in der Gegenübertragung erlebt, und Angst. Es ist also auf Therapeutenseite ein »langer Atem« erforderlich, wobei über kleine feinfühlige Interaktionen dem Kind mit der Zeit ermöglicht wird, so viel Sicherheit zu entwickeln, dass es beginnen kann, etwas von seinen angstmachenden Affekten zu zeigen, die abgespalten und »vermieden« sind. Ein solch geduldiges Vorgehen ist wichtig, wurde dem Kind doch – indem es keine Antwort bekam, bedroht oder zurückgewiesen wurde – sehr früh in der Bindungsbeziehung zu seinen Eltern oder anderen Bindungspersonen vermittelt, dass es Ängste und andere Affekte nicht zeigen, darstellen oder im Spiel zum Ausdruck bringen darf. Es hat also sehr früh gelernt, sich irgendwie selbst zu helfen und nicht andere, etwa im Spiel, um Hilfe zu bitten, indem es dort seine innere Welt darstellte.

Sind auch die Eltern – wie ihr Kind – bindungsvermeidend, wird die Therapeutin (der Therapeut) vermutlich große Schwierigkeiten haben, mit ihnen Termine auszumachen. Die Eltern werden wahrscheinlich kurzfristig Termine absagen, zu spät kommen, sie werden über viele Regeln sprechen, sehr darauf drängen, dass sie Ratschläge bekommen und dass das Kind möglichst rasch behandelt und wieder funktionsfähig gemacht wird. Wenn man das Kind und seine Eltern erlebt, ist es immer wieder erstaunlich, wie sehr die Affekte abgespalten sind und in welchem Maße es um Objektives, Machbarkeit, Reparatur und Reglement geht. Die Eltern haben dabei sehr klare Vorstellungen davon, wie ihr Kind funktionieren, wie es sich verhalten soll; dabei sollen die Symptome einfach »abgeschaltet« oder »weggemacht« werden.

Versuche, mit den Eltern gemeinsam zu verstehen und das »Rätsel« zu lösen, warum das Kind sich so verhält, wie es sich verhält, warum es diese Symptome entwickelt hat, welche innerseelischen Konflikte in den Symptomen zum Ausdruck kommen, werden von den Eltern abgelehnt. Vielmehr wollen sie Handlungsanweisungen und gute Ratschläge, damit sie ihrem Kind helfen können, dass es in der Schule besser »funktioniert« und möglichst gute Leistungen erzielt. Die Orientierung der Eltern verläuft sehr auf der funktionalen Leistungs-, weniger auf der Gefühlsebene. Je mehr und je rascher die Therapeutin (der Therapeut) in den Elterngesprächen über Gefühle zu sprechen beginnt und hierauf einen Fokus legt, desto mehr müssen die Eltern abwehren, sich zurückziehen, Termine absagen, bis dahin, dass sie manchmal die Therapie ganz abbrechen.

Es erfordert somit viel Geduld, mit bindungsvermeidenden Eltern ein therapeutisches Bündnis im Sinne einer sicheren emotionalen therapeutischen Bindung aufzubauen. Genauso verhält es sich beim Kind, das ebenso Gefühle abgespalten hat, besonders seine Not nicht zum Ausdruck bringt, sondern über das scheinbar unermüdliche Spielen von Regelspielen versucht, sich in den Spieltherapien emotional »über Wasser« zu halten, und dabei vermeiden will, sich mit seinen Gefühlen beschäftigen zu müssen. Stellt der Therapeut (die Therapeutin) in der Spieltherapie zu schnell Gefühle in den Mittelpunkt, wird das Kind sich noch mehr zurückziehen, darüber klagen, dass die Spieltherapie langweilig sei, oder sich sogar weigern, zur Spieltherapie zu kommen. Man kann Grundschulkinder nicht dazu zwingen, einen Spieltherapieraum zu betreten und sich dort über ihre Gefühle zu äußern bzw. diese im Spiel zu zeigen, sie müssen dies schon freiwillig tun.

Es braucht also allergrößte Feinfühligkeit der Therapeutin (des Therapeuten), um genau diese vermeidende Abwehrstruktur des Kindes und seine Bindungsangst zu sehen, ihm im Spielzimmer nicht zu sehr räumlich und emotional »auf die Pelle zu rücken«, seine räumliche und emotionale Distanz zu achten und dennoch mit dem Kind in Kontakt zu bleiben. Zeigt das Kind etwas von seiner Not, ist es erforderlich, äußerst vorsichtig auf diese einzugehen. Dies sollte aber ebenso mit einer größeren Distanz erfolgen, damit das Kind endlich etwas von seinen Gefühlen zeigen kann, und nicht mit überschwänglichen Freude darüber, dass das Kind sich öffnet, denn eine solche Reaktion würde ihm wieder zu viel Angst machen und es erneut eher in den Rückzug drängen.

Ist der Therapeut oder die Therapeutin selber eher bindungsvermeidend, so kann eine solche Spieltherapie emotional sehr »unterkühlt« sein; sie mag dann über viele Stunden oberflächlich dahinplätschern, ohne dass sich in der Therapie oder im Leben des Kindes zu Hause irgendetwas an seinen Symptomen ändert. Eine solche Therapie würde eher nicht dazu führen, dass unprozessierte Affekte verarbeitet werden können, weil in der Therapie beim Kind wie beim Therapeuten die Affekte abgespalten wären. In solchen Therapien werden oft z.B. Übungen durchgeführt, Aufgaben erledigt, aber letztlich kaum neue emotionale, gar sichere Bindungserfahrungen gemacht, die alte stressvolle Erfahrungen korrigieren könnten.

## Unsicher-ambivalente Bindung

Grundschulkinder mit einer unsicher-ambivalenten Bindung werden dagegen auf der einen Seite sehr emotional, manchmal fast explosiv ihre Not zum Ausdruck bringen, auf der anderen Seite dann aber, wenn es um die Therapie geht, eventuell einen Rückzieher machen, sich ängstlich verhalten, sehr darauf bestehen, dass die Mutter mit ins Spielzimmer kommt, sich nicht trennen können: ein Verhalten, das für ein emotional sicher gebundenes Grundschulkind nicht mehr altersangemessen ist. Ist die Mutter dann mit ihm im Spielzimmer, so möchte das Kind sie gerne wieder rausschicken. Das heißt, es kann ein sehr ambivalentes Hin und Her geben, einen Wechsel zwischen »Komm her!« und »Geh weg!«, zwischen Nähe suchen und Nähe vermeiden, zwischen »Ich möchte dringend eine Therapie, ich will alleine ins Spielzimmer« und »Nein, ich brauche die Mama dazu, ich kann mich nicht trennen«; zu beobachten ist manchmal auch eine Schein-Autonomie in dem Sinne, dass das Kind die Mutter wegschickt oder am Ende der Therapiestunde nicht wieder zu ihr zurückkehren möchte und sich nicht vom Therapeuten trennen kann.

Die Spielstunden mit solchen Kindern sind ein Wechsel zwischen starken Emotionen und rasch folgender Abkühlung. Sie sind somit für die Therapeutin (den Therapeuten) ein »Wechselbad« zwischen *heiß* und *kalt* – sie geht auf expressiv geäußerte Gefühle des Kindes ein, engagiert sich im Rollenspiel und möchte die vom Kind schon gezeigten Konflikte und Ansätze durch Mitspielen und Intervenieren voranbringen, um oft noch in derselben oder in der nächsten Stunde ein Kind zu erleben, das sich abschottet und zurückzieht. Durch das unberechenbare Wechselspiel zwischen Nähesuchen und emotionalem Rückzug vonseiten des Kindes wird die Vorstellung der Therapeutin (des Therapeuten), man könne jetzt von Stunde zu Stunde intensiv an den inneren, emotional unverarbeiteten Konflikten und Schwierigkeiten arbeiten, oftmals enttäuscht.

Ähnliche Verhaltensweisen finden sich oftmals auch bei den Eltern. Diese rufen oft hocherregt an, wollen ad hoc eine zusätzliche Therapiestunde für ihr Kind oder eine Beratung für sich selbst verabreden, brauchen dringend eine Telefonberatung, sind erschrocken über eventuelle neue Symptome des Kindes, können es kaum erwarten, dass die nächste Elternberatungsstunde stattfindet. Geht die Therapeutin (oder der Therapeut) auf dieses emotional sehr engagierte Verhalten der Eltern ein, die sich offensichtlich große Sorgen machen, sehr viel Angst in Bezug auf die Entwicklung des Kindes haben, wird sie manchmal enttäuscht, weil die Eltern sich dann abrupt zurückziehen, teils die Therapie sogar kurzfristig abbrechen wollen, weil es angeblich keinen Fortschritt gibt oder die Symptome weg sind oder aber durch die Therapie erst viel schlimmer werden, was die Eltern dann sehr beunruhigt, ja erschreckt.

Hier braucht es eine bindungsorientierte therapeutische Haltung, die um diese »Wechselbäder« weiß und sich davon nicht zu sehr irritieren lässt. Die Therapeutin (der Therapeut) muss mit den Eltern emotional im Kontakt bleiben, ebenso mit dem Kind, und dabei gleichzeitig klare Grenzen, Strukturen vereinbaren, zudem die Einhaltung des Settings überwachen. »Überwachen« klingt hart, aber es geht wirklich darum, die Grenzen und Strukturen zu schützen, zu sichern. So passiert es immer wieder, dass aufgeregte Mütter, nachdem sie ihr Kind gebracht haben, dann mitten in der Spieltherapiestunde die Tür aufmachen, um noch einen wichtigen Gedanken anzubringen, ein neues Symptom zu schildern oder auch dem Kind noch etwas zu trinken zu bringen. Sie halten es kaum aus, vor der Tür zu warten, weil sie den Prozess, der in der Spieltherapiestunde abläuft, nicht beobachten und kontrollieren können. Sie behandeln ihr Grundschulkind eher wie ein Kindergartenkind. Es bereitet ihnen Sorge und Angst, dass es sich jetzt autonomer entwickeln und – aufgrund der in der Kindertherapie zunehmend erlebten emotionalen Bindungssicherheit – von ihnen abgrenzen könnte.

Trennungen bereiten Müttern und Kindern mit unsicher-ambivalenter Bindungsdynamik insgesamt große Schwierigkeiten – sowohl wenn das Kind ins Kinderspieltherapiezimmer geht und die Tür geschlossen wird als auch am Eingangstors zur Grundschule oder an der Tür des Klassenzimmers.

## Desorganisierte Bindung

Wenn Kinder im Grundschulalter eine desorganisierte Bindung entwickelt haben, beruht dies in der Regel darauf, dass sie in ihrer früheren Kindheit schon sehr großen Stress erlebt haben. Dies kann dadurch bedingt sein, dass die Eltern oder ein Elternteil ein Trauma nicht verarbeitet haben, das schon durch das Verhalten des Kleinkindes immer wieder aktiviert wurde, so dass großer Stress in der Eltern-Kind-Beziehung entstanden ist. Wenn es bei den Eltern zu solchen stressvollen Reaktivierungen eigener Gefühle kam, konnten sie oft nicht empathisch und feinfühlig im Kontakt mit dem Kind auf dessen Stress reagieren, so dass sie ihm manchmal Angst gemacht, sich manchmal selbst vor den Symptomen oder den Affekten des Kindes gefürchtet, sich gelegentlich auch ängstlich oder hilflos zurückgezogen haben.

Die desorganisierten Verhaltensweisen des Kindes machen den Lehrerinnen und Lehrern größte Schwierigkeiten, weil das Kind manchmal – wie aus heiterem Himmel – mit dem Ausdruck heftiger Gefühle auf sie oder auch Mitschüler zuläuft, Nähe, Kontakt und Trost will, dann, wenn Nähe hergestellt ist, aber manchmal den Kontakt abbricht, ja aggressiv wird, wegläuft, andere Kinder aggressiv behandelt; seine Verhaltensweisen sind insgesamt für alle Beteiligten – Mitschülerinnen und Mitschüler, Lehrerinnen und Lehrer sowie Eltern – oft unberechenbar.

Diese Unberechenbarkeit bereitet auch im Therapiezimmer große Schwierigkeiten. Während das Kind auf der einen Seite kurzfristig im Kontakt sein kann und es möglich ist, eine kurze Spielsequenz oder ein Rollenspiel durchzuführen, kann es sein, dass das Kind den Kontakt plötzlich wieder abbricht, laut brüllt und einen Wutanfall bekommt, Spielgegenstände durch die Gegend wirft und völlig »ausflippt«. Diese hoch affektiven, erregten Zustände, im Timing vollkommen unberechenbar, machen die Therapie mit solchen Grundschulkindern extrem anstrengend und schwierig. Es kann sein, dass ein Kind, das gerade noch im Sandspiel sehr konstruktiv bestimmte Figuren und Konstellationen aufgebaut hat, plötzlich affektiv so erregt wird, dass es alle Figuren durch die Gegend wirft und auch noch versucht, den Sand mit beiden Händen durchs Zimmer oder auch der Therapeutin (dem Therapeuten), die ihm gegenübersitzt, ins Gesicht zu werfen.

Natürlich braucht dieses Kind eine gute Strukturierung, Halt, Grenzen und eine gute affektive Koregulation – und dies von einem Moment auf den anderen, weil diese emotionalen »Ausbrüche« ganz plötzlich und mit großer Kraft geschehen können. Solche »Ausbrüche« zeigen sich in Wutanfällen, darin, dass sich das Kind auf den Boden wirft, oder auch in bedrohlichen Inszenierungen, in denen es droht, sich oder den Therapeuten zu verletzen oder auch Gegenstände im Raum zu zerstören. In der Gegenübertragung bereitet ein solches Verhalten der Therapeutin (dem Therapeuten) größte Gefühle von Stress. Oftmals ist eine gute Supervision notwendig, um weiterhin emotional konstant und verlässlich sowie feinfühlig reagieren und mit dem Kind im Kontakt bleiben zu können. »Feinfühlig reagieren« bedeutet auch, schon die kleinsten Stresssignale des Kindes so gut wie möglich frühzeitig zu sehen und eventuell schon darauf einzugehen, diese Signale anzusprechen und eine emotionale Koregulation zu bewirken, bevor das Kind »ausflippt«. Kommt es zu einem »Ausflippen«, ist der Stress extrem groß. Das Kind kann sich in der Spieltherapie oft nicht mehr steuern und regulieren, es will Grenzen, Regeln, Strukturen durchbrechen, den Raum verlassen, aus dem Kinderspielzimmer laufen. Im Extremfall gehen Dinge zu Bruch, Scheiben werden eingeworfen, so dass die Therapeutin (der Therapeut) einerseits das Setting immer wieder schützen muss, andererseits aber genauso das Kind vor seinen Impulsen – und natürlich auch sich selbst – schützen muss.

Oft sind die Eltern vollkommen überfordert, wenn sie mit solchen affektiven Ausbrüchen des Kindes umgehen sollen, ebenso die Lehrpersonen. Die Kinder gelten oft sehr schnell als impulsiv, hyperaktiv und es steht die Forderung im Raum, sie wegen einer ADHS-Erkrankung (Aufmerksamkeitsdefizit-/Hyperaktivitätsstörung) mit Stimulanzien medikamentös zu behandeln. Stimulanzien sind aber, auch wenn sie die Symptome verändern, keine heilende Therapie, die an den ungelösten Problemen und der affektiv wenig regulierten Selbststeuerung des Kindes etwas verändern kann. Ganz im Gegenteil, die Symptome werden zwar durch solche Medikamente reduziert, die Kinder lernen aber nicht, wie es sich anfühlt, in einer bindungsorientierten therapeutischen Beziehung in seinen Affekten, die so überflutend und unsteuerbar sind, koreguliert zu werden.

Parallel zur Kindertherapie ist entsprechend eine gute Beratung und Begleitung der Eltern notwendig, damit diese lernen, die Affekte des Kindes zu steuern und in einer koregulatorischen Art und Weise auszuhalten, zu benennen und dem Kind dadurch eine neue emotionale Erfahrung zu verschaffen.

Sind die Eltern selbst traumatisiert und triggert das Verhalten des Kindes ihre eigenen Affekte aus der Zeit der Traumaerfahrung, können sie es in der Regel nicht gut emotional steuern und begleiten. In dieser Konstellation ist es notwendig, dass die Eltern selbst eine Therapie beginnen – motiviert und unterstützt durch die Elternberatung während der Kindertherapie –, damit sie lernen, ihre ungelösten traumatischen Erfahrungen und die damit verbundenen heftigen Affekte zu verarbeiten; denn dies ist die Voraussetzung dafür, dass sie ihr Kind in seinen affektiven Ausbrüchen gut emotional begleiten und unterstützen sowie gut koregulieren können.

Es ist immer wieder erstaunlich, wie sich der Beginn einer Elterntherapie positiv auf die Eltern-Kind-Beziehung auswirkt. Sobald die Eltern ihren eigenen Stress in einer eigenen Therapie emotional begleitet und aufgefangen erleben, können sie in der Beziehung zu den Kindern viel präsenter sein, müssen sich nicht zurückziehen oder die Kinder wegschicken, um den Kontakt abzubrechen.

Nicht selten reagierten die Eltern vor der Therapie zu Hause auf Wutanfälle ihres desorganisiert gebundenen Kindes damit, dass sie es z.B. – als »Time-out«-Maßnahme – in sein Zimmer schickten; es sollte erst dann wieder herauskommen, wenn es sich beruhigt hatte. Andere Eltern sind vor ihrem wütenden Kind davongelaufen. Sie konnten es emotional nicht oder nicht ausreichend in seiner Wut begleiten, weil sie von ihren eigenen wütenden Affekten überrollt wurden und Angst hatten, sie könnten ihr Kind misshandeln.

Unter solchen Umständen sehen wir mit Beginn der Therapie der Eltern oder eines Elternteiles eine große Entlastung; die Eltern können jetzt eher mit dem wütenden Kind im Kontakt und emotional verfügbar bleiben, laufen nicht mehr davon und erlernen eher eine Form der »Time-intensive«-Versorgung. Denn ein Kontaktabbruch in der Bindungsbeziehung bedeutet für das Kind immer einen noch größeren Stress, als mit dem tobenden Kind in Kontakt zu bleiben, selbst wenn es brüllt: »Geh weg! Lass mich allein!«; er führt eher dazu, dass es seine Gefühle und Affekte dissoziiert. Ein solches dissoziatives Verhalten des Kindes im Stress, das manchmal durch Schweigen, Schmollen, Ignorieren zum Audruck kommt, würde wiederum den Kontakt zu den Eltern oder anderen Bindungspersonen erschweren oder ganz zum Abbruch führen.

## Bindungsstörungen

Kinder mit Bindungsstörungen können sehr unterschiedliche Verhaltensweisen und Symptome entwickeln, wie sie in den Behandlungsbeispielen im dritten Teil dieses Buchs dargestellt werden. Sind Kinder z. B. indifferent bindungsgestört, so nehmen sie ohne Probleme mit dem Therapeuten Kontakt auf, laufen ins Kinderspieltherapiezimmer und zeigen keinerlei Schwierigkeiten, sich von den Eltern zu verabschieden und zu trennen. Vielmehr findet gar kein Abschied statt, es ist nicht einmal ein »Tschüss!« oder ein »Bis später« zu hören. Die Kinder scheinen gar nicht zu realisieren, dass die Eltern sie zurücklassen. Sie reagieren auch überhaupt nicht befremdet, wenn sie etwa in verschiedenen diagnostischen Untersuchungssituationen verschiedene Therapeutinnen bzw. Therapeuten oder Untersucher kennenlernen. Sie scheinen mit jedem freundlich, emotional positiv im Kontakt zu sein.

Was als hochgradig soziales Verhalten imponiert, ist in Wirklichkeit eine Form der Bindungsstörung mit indifferentem Bindungsmuster. Obwohl diese Kinder im Grundschulalter von ihren Eltern immer wieder ermahnt wurden, nicht mit fremden Menschen mitzugehen, vorsichtig und skeptisch zu sein, zeigen sie keinerlei Scheu vor Fremden. Ganz im Gegenteil, sie suchen die Nähe und den emotionalen Kontakt und den Austausch mit Fremden, bis hin zum Körperkontakt und dahin, dass sie gleich in der ersten Begegnung mit ihnen schmusen. Eine Scheu oder kritische Skepsis gegenüber Fremden scheint es bei ihnen nicht zu geben.

Es wird eine längere spieltherapeutische Behandlung notwendig sein, um mit diesen Kindern ein selektives therapeutisches Bonding aufzubauen, so dass sie dann nach längerer Therapiedauer – dies können 100 und mehr Stunden sein – die Therapeutin oder den Therapeuten vermissen, wenn eine Therapiestunde ausfällt oder die Therapie durch den Urlaub unterbrochen wird, und dies auch zum Ausdruck bringen können. Parallel dazu braucht es eine intensive Elternarbeit, eventuell auch eine eigene Therapie der Eltern.

Oft erscheint ein Kind mit diesem indifferenten Bindungsverhalten den Eltern am Anfang als sehr »pflegeleicht«. Solche Kinder müssen in einer neuen Gruppe nicht eingewöhnt werden. Sie können problemlos von einer Klasse oder Gruppe in die nächste wechseln. Sie nehmen mit jeder Lehrerin und jedem Lehrer Kontakt auf und spielen sofort mit allen Kindern einer neuen Gruppe, scheinbar haben sie ein tolles soziales Verhalten.

Wer allerdings das Muster der Bindungsstörung kennt, wird erkennen, wie indifferent und promiskuitiv ein solches Kind Bindungspersonen nutzt, diese beliebig austauscht, sich an jeden wendet, dabei auch Bindungspersonen gegeneinander ausspielt; so inszeniert das Kind oft zwischen verschiedenen Lehrerinnen und Lehrern ein großes Chaos, indem es etwa behauptet, ein Lehrer habe etwas erlaubt, was der andere verboten hat.

Wir wissen, dass sich aus desorganisierten Bindungen und Bindungsstörungsmustern später Symptome einer Borderline-Störung im jugendlichen Alter entwickeln können. Die unsägliche »Fähigkeit«, Bezugspersonen gegeneinander »aufzuhetzen« und großen Stress zu verbreiten, liegt bereits im Grundschulalter sehr offen zutage und muss eventuell durch gutes Coaching, bis hin zur Supervision der Pädagoginnen und Pädagogen, begleitet und unterstützt werden.

All diesen Bindungsstörungen liegt in der Regel eine längerfristige Erfahrung von großem Stress mit traumatischen Erfahrungen schon im Säuglingsalter zugrunde. Viele dieser Kinder haben Vernachlässigung und körperliche, manchmal auch sexuelle und emotionale Gewalt erfahren, weshalb sie dann eine frühe emotionale Störung im Sinne einer Bindungsstörung entwickelt haben. Solche Kinder brauchen mehrere Jahre Therapie, wenn es denn überhaupt möglich ist, sie in einem ambulanten Setting erfolgreich zu behandeln. Wenn das Agieren, die Aggressivität, die Wutanfälle, der Drang, die Therapeutin oder den Therapeuten zu attackieren, Gegenstände zu zerstören, so ausgeprägt sind, muss die Therapeutin bzw. der Therapeut das Setting durch eine Grenzsetzung gegenüber dem Kind schützen, eventuell auch, indem er das Kind kurzfristig festhält. Gleichzeitig müssen die heftigen Gefühle des Kindes von der Therapeutin bzw. dem Therapeuten in der Gegenübertragung ausgehalten, entschlüsselt und, wenn möglich, zu einem etwas späteren Zeitpunkt vorsichtig und in kleinerer Dosis mit dem Kind verständlich – oft auch durch nonverbale Signale – »ins Gespräch gebracht« werden. Wenn ähnliche Schwierigkeiten auch bei den Eltern zu Hause bestehen, ist auch an eine tagesklinische oder vollstationäre Behandlung des Kindes zu denken. Denn seine Stabilisierung quasi von selbst, rein durch das Älterwerden, ist nicht zu erwarten. Im Gegenteil: Je älter das Kind wird, umso exzessiver und bedrohlicher werden seine Ausbrüche und seine aggressiven Seiten werden sich noch verstärken. Rahmen, Grenzen, Struktur, klares Setting, all dies ist absolut notwendig, zudem eine gute begleitende Supervision der Therapeuten bzw. des Therapeutenteams, das die stationäre Behandlung des Kindes durchführt.

Entsprechend intensiv muss auch die Elternarbeit sein. Ein wöchentlicher Termin zum Austausch zwischen Therapeuten und Eltern ist dringend zu empfehlen, da in der Regel so viele Dinge in kürzester Zeit passieren, dass Therapeuten und Eltern in engem Austausch zusammenarbeiten müssen, damit ein therapeutischer Prozess und damit eine positive Entwicklung des Kindes möglich wird.

Im besten Falle können sich die Kinder durch eine bindungsorientierte Spieltherapie bei gleichzeitig erfolgender bindungsorientierter Beratung der Eltern – nach Möglichkeit nicht nur der Mutter, sondern immer auch unter Einbeziehung des Vaters – so weit stabilisieren, dass sie eine sichere therapeutische Bindung zur Therapeutin oder zum Therapeuten eingehen können. Auf diese Weise wird es möglich, dass in der therapeutischen Beziehung alte unverarbeitete Affekte des Kindes, oftmals aus traumatischen Situationen, gut verarbeitet und damit emotionale Neuerfahrungen gemacht werden. Die Symptome – wie sie in den folgenden Behandlungsbeispielen in Teil 3 des Buchs geschildert werden – können sich dann zurückbilden oder sogar ganz verschwinden, weil in der Spieltherapie andere Möglichkeiten des Ausdrucks von Affekten gelernt wurden. Eine solche Möglichkeit des Ausdrucks und der Verarbeitung kann z. B. das Symbolspiel sein, aber – im Grundschulalter – auch das Gespräch und das Reflektieren mit der Therapeutin (dem Therapeuten) über verschiedene innere emotionale Zustände, Wünsche, Konflikte und Bedürfnisse. Die Entwicklung einer sicheren

Bindungsbeziehung zwischen Therapeutin bzw. Therapeut und Kind, aber auch zwischen Therapeutin/Therapeut und Eltern ist dabei eine grundlegende Voraussetzung für den Erfolg der Therapie.

Wenn die Therapie gelingt, können die Kinder in der Regel – im Sinne einer zielkorrigierten Partnerschaft – ihre eigenen Gefühle, emotionalen Befindlichkeiten gut zum Ausdruck bringen, indem sie diese benennen, darüber sprechen oder sie auch im Spiel zeigen. Sie werden von den erwachsenen Bindungspersonen – den Eltern wie auch der Therapeutin (dem Therapeuten) oder den Pädagoginnen und Pädagogen – verstanden, Ziele werden gemeinsam angeschaut und benannt. Diese dürfen und können unterschiedlich sein, das Kind hat zunehmend eine »Theory of Mind« entwickelt und verfügt damit über eine größere Mentalisierungsfähigkeit und eine zum Teil deutliche innere Wahrnehmung seiner selbst; so wird es ihm möglich, die inneren Gefühle, Gedanken und Handlungsabsichten des eigenen Selbst wie seines Gegenübers wahrzunehmen. Dies ist die Voraussetzung dafür, dass Konflikte zwischen Mitschülerinnen und Mitschülern, aber auch mit den Lehrpersonen geklärt und konstruktive Kompromisslösungen gefunden werden können.

Eigentlich ist zu erwarten, dass das Stadium der Entwicklung einer »Theory of Mind« und der Mentalisierungsfähigkeit bei einem gesund entwickelten Kind bereits im Kindergartenalter erreicht wurde. Ist dies nicht der Fall, dann besteht für das Grundschulkind die Möglichkeit, durch die Kinderspieltherapie nachzureifen. Erst dann ist ein Kind in der Regel schulreif, kann konstruktiv am Lernprozess im Unterricht teilnehmen und Aufgaben lösen, zudem seine inneren emotionalen Schwierigkeiten, Anspannungen und seinen Stress gut selbst regulieren. Dies bedeutet auch, dass die Fähigkeit zur Selbstregulation von Affekten und die zur Mentalisierung über die inneren Konflikte und Affekte deutlich zugenommen haben, was eben ein Zeichen für Schulreife ist. Ein solches Kind kann dann auch sehr gut in einer Gruppe spielen, lernen und handeln, weil es die Bedürfnisse und die Intentionen anderer Kinder, die zur Gruppe gehören, wahrnimmt. Es kann diese vorausahnen, benennen und somit zu einem konstruktiven Spiel und einer gemeinsamen Lernatmosphäre und Lernaktivität beitragen.

Dies sind Fähigkeiten, wie sie spätestens während des Grundschulalters – und ebenso für alle weiteren Entwicklungsphasen – gefordert werden. Problematisch wird es, wenn ein Grundschulkind – etwa wegen früher emotionaler Vernachlässigung – diese Stufe emotionaler Entwicklung noch nicht erreicht hat, während Fähigkeiten dieser Entwicklungsphase aber aufgrund seines biologischen Alters von ihm erwartet werden. Dann klaffen seine biologische und seine emotionale Entwicklung auseinander, was im Alltag zu großen Verhaltensschwierigkeiten im Umgang mit anderen Menschen führen wird.

# Die transgenerationale Weitergabe von Erfahrungen der Eltern an ihre Grundschulkinder

Ausführliche Forschungen in Längsschnittstudien zeigen, dass Bindungserfahrungen der Eltern aus der eigenen Kindheit in die Interaktionen mit ihrem Grundschulkind einfließen. Dies kann positiv bedeuten, dass die Eltern ihre eigenen Kindheitserfahrungen von Schutz, Sicherheit, Unterstützung, liebevoller Versorgung, feinfühliger Pflege, hilfreicher und feinfühliger Exploration der Welt mit ihrem Grundschulkind wiederholen und entsprechend selbst feinfühlig auf die Signale ihres Kindes eingehen können. Haben sie dagegen Erfahrungen gemacht, die von Angst, Zurückweisung, Einsamkeit, Alleinsein oder gar Gewalt, Vernachlässigung, körperlichem und sexuellem Missbrauch geprägt waren, dann besteht ein großes Risiko, dass sie genau dies mit ihrem Kind wiederholen, wenn sie das Erlebte nicht mit Hilfe einer Beratung oder Psychotherapie verarbeiten konnten.

In solchen Fällen wäre es wichtig und hilfreich gewesen, wenn die Eltern bereits präventiv während Schwangerschaft und Säuglingszeit – etwa durch die Teilnahme an Elternprogrammen wie dem SAFE®-Programm – solche Erfahrungen schon angeschaut und dann auch in einer individuellen Beratung und Therapie verarbeitet hätten. Es ist durchaus möglich, solchen Eltern in entsprechenden videobasierten Feinfühligkeittrainings zu helfen, die Signale ihrer Säuglinge und Kleinkinder genauer und differenzierter wahrzunehmen, als sie dies selbst bei ihren Eltern erlebt haben. Für die individuelle Verarbeitung von schmerzlichen, ja traumatischen Erfahrungen ist dagegen eine individuelle Psychotherapie indiziert. Diese gibt die Möglichkeit, in einem geschützten Rahmen die alten schmerzlichen Erfahrungen zu betrachten und in einem haltenden therapeutischen Kontext zu verarbeiten. Auf diese Weise wird eine »Vernarbung« alter Erfahrungen möglich, die mit großem Stress, Angst und Bedrohung verbunden waren. Wenn dies gelungen ist, können Eltern nach unserer therapeutischen Erfahrung trotz dieser schwierigen früheren eigenen Erlebnisse feinfühlig auf ihre Kinder eingehen und diese entsprechend auch so begleiten und betreuen, dass sich eine sichere Bindung an sie entwickeln kann.

Diese Erkenntnis ist für die meisten Eltern neu. Die allermeisten Eltern nehmen sich schon während der Schwangerschaft für die Zeit nach der Geburt sehr bewusst vor, ihr Baby gut und auch bindungsorientiert, mit großer Feinfühligkeit zu versorgen und auf seinen Weg zu bringen. Sie wollen »all das schmerzlich Erlebte« mit ihrem eigenen Kind keinesfalls wiederholen. Ganz im Gegenteil: Mit dem eigenen Kind soll sogar ein Teil der eigenen schmerzlichen Kindheit wieder »heilen«, so wie in vielen Mythologien und Religionsgründungen die Geburt eines Kindes einen Neuanfang und eine Form der Rettung und Heilung symbolisiert.

Leider haben Eltern oft kaum eine andere Möglichkeit, als sich so zu verhalten, wie sie das selbst erlebt haben, weil sie gar keine positiven alternativen Erfahrungen gemacht und auch keine Ressourcen haben, auf die sie zurückgreifen könnten. Es ist unter diesen Umständen ein sehr schmerzliches Erlebnis, wenn die Eltern feststellen, dass sie – trotz guter Absichten – in Situationen, in denen ihr Kind etwa einen Wutanfall bekommt, ihre eigenen Gefühle und Affekte nicht mehr kontrollieren können und »ausrasten«. In einer solchen Situation werden sie dann versuchen, auf irgendeine Weise den »Trigger«, den auslösenden Grund, nämlich das Schreien des Kindes oder sein wütendes Toben, unter Kontrolle zu bringen und den stressvollen Situationen auf diese Weise zu entkommen. Meistens reagieren sie in solchen Situationen nicht feinfühlig oder den Signalen des Kindes adäquat, wie die Fallbeispiele in diesem Buch zeigen. Die Eltern sind dann selbst sehr betroffen, erschrocken, verzweifelt, weil sie genau das wiederholt haben, was sie in ihrer eigenen Kindheit schmerzlich erlebt haben – trotz besseren Wissens.

Die Erfahrung ist, dass solche affektiven Verstrickungen mit dem eigenen Kind allein auf kognitiver Ebene – durch guten Vorsatz, wie etwa: »Ich werde mein Kind nie schlagen!« – nicht zu bewältigen bzw. zu verhindern sind, dass es vielmehr auf verschiedenste Art und Weise zu »Wiederholungen« kommt. Wenn die eigenen Erfahrungen – mit allem psychischen Schmerz, der damit verbunden ist – nicht verarbeitet und damit in der Seele »vernarbt« sind, können sie jederzeit durch das Verhalten von Kindern im Grundschulalter wieder wachgerufen werden. Die Eltern werden dann von Gefühlen überschwemmt, die sie nicht mehr kontrollieren können, und versuchen, wie angedeutet, dieser hoch aufgeladenen Gefühlssituation, die von eigener Ohnmacht und Hilflosigkeit geprägt ist, zu entkommen. Erfahrungsgemäß gelingt ihnen das schlecht oder gar nicht, so dass sie verschiedene Abwehrstrategien entwickeln. Manchmal sperren sie ihr Kind dann einfach in ein Zimmer, obwohl es in Panik oder Wut schreit, oder sie laufen selbst davon; im schlimmsten Fall brüllen sie ihr Kind an, schlagen es oder drohen ihm mit dem Entzug der Bindungsbeziehung. Eine Mutter droht dann vielleicht ihrem Kind an, dass sie es nicht mehr lieb hätte, weggäbe, dass es ins Heim müsse, von bösen Männern mitgenommen werde oder Ähnliches.

Natürlich löst dies beim Kind große Ängste aus. Es wird auf jeden Fall versuchen, seine Gefühle zu unterdrücken, nicht mehr zu weinen, alles ganz schnell »wieder gut« zu machen und »lieb zu sein«, sich den Forderungen der Erwachsenen anzupassen, um den Kontakt zur Bindungsperson nicht zu verlieren – denn ohne seine Bindungsperson könnte es – auch im Grundschulalter – nicht überleben.

Die Eltern unterstellen dem Kind oft auch, dass es sie vorsätzlich »provoziere«; es wisse doch – und sei als Grundschulkind alt genug dazu –, dass sie ein bestimmtes Verhalten von ihm nicht ertragen könnten. Dies – als wütender Vorwurf an das Kind formuliert – bewirkt beim Kind erhebliche Scham- und Schuldgefühle. In der Regel fühlen sich die Kinder bloßgestellt, ertappt und sie geben sich die Schuld daran, dass die Eltern »ausgerastet« sind. Sie sind doch schon »so groß« und hätten es besser wissen, sich anders verhalten müssen! Dabei können Grundschulkinder ihre Affekte erst bis zu einem gewissen Grad gut steuern; besonders, wenn sie nicht sicher gebunden sind, fällt ihnen das sehr schwer.

Andere Bindungspersonen – wie Freunde, Paten, aber auch Lehrerinnen und Lehrer – könnten hier hilfreich sein und das Kind gegenüber stressvollen Erfahrungen beschützen. Die positiven, vielleicht Sicherheit gebenden, schützenden alternativen Erfahrungen in anderen Beziehungen können ein Gegengewicht sein, wenn Eltern mit ihrem Kind zu Hause eigene frühere Erfahrungen reinszenieren, und können einen Teil dieser stressvollen Erfahrung des Kindes ausgleichen.

Noch besser wäre es, wenn sich die Eltern sehr früh Unterstützung in einer Erziehungsberatungsstelle oder auch bei niedergelassenen Kolleginnen und Kollegen – etwa bei Kinder- und Jugendlichenpsychotherapeuten oder bei Kinderpsychiatern – holten. Eine solche Beratung kann sehr genau herausfinden, an welchen Punkten die Eltern »getriggert« werden. Wenn sie selbst die »Trigger« (Auslöser) für ihren großen Stress kennen und wissen, an welchen Stellen sie an ihre eigenen schmerzlichen Kindheitserfahrungen aus der Zeit mit ihren Eltern erinnert werden, ist schon viel erreicht.

Die frühen Erfahrungen vieler Eltern stammen aus einer Zeit, in der Erinnerung und Sprache noch nicht in einer bewusstseinsnahen Form abgespeichert werden. Vielmehr werden die frühen Erfahrungen in sogenannten »prozeduralen« Erinnerungsspuren abgebildet, d. h. sie werden sehr körpernah abgespeichert. Der Körper erinnert sich an die Erfahrungen – mit entsprechenden körperlichen Reaktionen. Es fällt aber sehr schwer, sich *bewusst* daran zu erinnern und diese Erinnerung gar noch in Sprache zu fassen. Vor diesem Hintergrund sind dann auch kreative Therapiemethoden mit Musik, Kunst, Bewegung, Tanz und ähnlichen Ausdrucksformen und Erfahrungsmöglichkeiten manchmal eher in der Lage, einen Zugang zu diesen Erinnerungsspuren zu finden. So wird es möglich, den Eltern selbst bei frühen unbewussten, abgespaltenen Erfahrungen oder sprachlich noch nicht zu fassenden Erlebnissen zu helfen, dass sie im Anschluss an die Therapie selbst auch feinfühliger und bezogener mit dem eigenen Kind umgehen und eine bindungssichere Entwicklung – manchmal erst im Grundschulalter – fördern.

Zu ergänzen ist: Die Dynamiken der transgenerationalen Weitergabe, wie ich sie gerade bezüglich der Eltern beschrieben habe, gelten in gleicher Weise für die Lehrerinnen und Lehrer in der Grundschule!

# TEIL 2

# Bindungs-entwicklung im Grundschulalter

# Gesunde Entwicklung

Es wäre wünschenswert, dass ein Kind bis zum Eintritt in das Grundschulalter (Altersspanne: etwa 6 bis 10 Jahre) eine sichere Bindung an zumindest eine Person entwickelt hat, die für es Schutz und Sicherheit bedeutet. Das Kind sollte bis dahin ein stabiles Arbeitsmodell der Bindung – eine innere emotionale Repräsentation seiner wichtigsten Bindungspersonen – entwickelt haben; dieses ermöglicht es ihm zum einen, bei Angst und Gefahr zur Bindungsperson zu laufen und dort wie in einem »sicheren Hafen« Schutz zu suchen, und sorgt zum anderen dafür, dass das Kind innerlich auf die emotional positive Erfahrung von Schutz und Geborgenheit aus vielen solchen früheren Erlebnissen in seiner Repräsentation zurückzugreifen und sich durch den Rückgriff und die Erinnerung an das gute Gefühl bei Aktivierung der Bindungsrepräsentation emotional selbst beruhigen kann. Jetzt muss die Bindungsperson nicht mehr real vorhanden sein, es genügt vielmehr, an sie und die guten Erfahrungen mit ihr zu denken und sich diese vorzustellen, damit die emotionale Erfahrungswelt einer sicheren Bindungsrepräsentation aktiviert wird. Gelingt dies, so hat es dieselben emotional positiven Auswirkungen und führt zu denselben physiologischen Veränderungen, wie wenn die Bindungsperson real anwesend wäre: Das Kind beruhigt sich, kann seine Angst selbständig – ohne reale Anwesenheit seiner Bindungsperson – regulieren und mit einem inneren Gefühl von emotionaler Sicherheit weiter die Welt erkunden.

Manchmal gelingt dies nur teil- und nur phasenweise – auch in Abhängigkeit von der Schwere der Bedrohung. Es macht einen Unterschied, ob die Aktivierung des Bindungssystems durch eine lebensbedrohliche Situation, wie etwa die Aufnahme ins Krankenhaus nach einem Unfall, hervorgerufen wird oder ob es sich um geringfügigere »Bedrohungen« wie die Verletzung durch einen Sturz und den damit verbundenen Schmerz handelt. Denn wenn die Verletzung weniger gravierend ist, kann die Anwesenheit der realen Bindungsperson durch die innere Erinnerung an diese ersetzt werden, und das Kind kann sich manchmal selbst trösten. Das innere Arbeitsmodell einer sicheren Bindung ist somit die Voraussetzung, dass sich das Kind schon selbst beruhigen und Gefühle selbst regulieren kann, wenn es mittelmäßig gestresst wird. Ist die Gefahr von außen oder auch von innen (extreme Alpträume) sehr groß, so benötigt selbstverständlich das Kind auch noch im Grundschulalter oft die reale Anwesenheit seiner Bindungsperson; diese muss dann auch kommen und vor Ort da sein. Das Kind sucht dann meist Körperkontakt und möchte auf oder in den Arm genommen werden, um sich so zu beruhigen. Insgesamt ist Körperkontakt die beste Methode, um ein aktiviertes Bindungssystem des Kindes zu beruhigen, nicht nur bei Säuglingen und Kleinkindern, sondern auch im Grundschulalter!

Weil die Kinder in diesem Alter bereits eine innere Bindungsrepräsentation – z. B. von Bindungssicherheit – haben, was dem Modell einer gesunden Bindungsentwicklung entspricht, wird es ihnen auch möglich, eine längere Trennung von der Bindungsperson besser zu überstehen. Nach einer kurzen Eingewöhnung zu Beginn des 1. Schuljahrs können sie sich bereits einer Lehrerin oder einem Lehrer langsam anvertrauen und mit dieser bzw. diesem Kontakt aufnehmen. Normalerweise begleiten die Eltern sowie andere Bindungspersonen (z. B. Großeltern) die Kinder am ersten Schultag und noch über die nächsten Tage zur Schule, damit sie den Weg dorthin lernen und sicher ankommen. Insbesondere wenn die Lehrerin (der Lehrer) feinfühlig ist und auf die Signale des Kindes sehr gut eingeht, fühlt es sich relativ rasch auch in der neuen Klasse bei dieser sicher und geborgen und kann die positiven Erfahrungen der sicheren Bindung, z. B. mit seiner Mutter, auf die Lehrerin (oder den Lehrer) übertragen. Dies gelänge insbesondere bei bindungsunsicher-ambivalenten Kindern leichter, wenn die Mutter am Anfang, während der ersten Schultage, immer wieder einmal etwas länger anwesend wäre und dem Kind bei der Gewöhnung an die neue Umgebung beistehen könnte, damit die Trennungsphasen gut gelingen und das Kind diese ohne zu große Angst aushält. Ein solches Vorgehen ist in Deutschland in der Regel aber nicht vorgesehen.

Wenn das Schulkind nach der Trennung länger weint, seine Mutter vermisst, das Bindungssystem somit maximal aktiviert ist, so ist dies bereits ein Hinweis, dass das Kind und seine Bindungspersonen eine individuelle Hilfestellung – eventuell eine Beratung in einer Beratungsstelle – erhalten sollten. Sein Verhalten ließe vermuten, dass das Kind keine Bindungssicherheit verinnerlicht hat, was der Grund dafür sein dürfte, dass ihm die Trennung am ersten oder den folgenden Schultag so extrem schwerfällt.

Die Lehrerin (der Lehrer) wird aufgrund dieser Konstellation eher mit Angst assoziiert, denn sie (oder er) ist für das Kind jemand, der zur Trennung Anlass gab. Unter Umständen würde ein Grundschulkind mit einer sehr stark unsicher-ambivalenten Bindung der Mutter hinterherlaufen, wenn die Lehrerin die Klassentür zumachen möchte und die Eltern bittet, das Klassenzimmer zu verlassen. Wenn das Kind extrem ängstlich ist und großen Stress hat und sein Bindungssystem daher aktiv ist, wird es – auch in diesem Alter – mit Weinen, Protest und Wut reagieren und wird hinter seiner Mutter herlaufen wollen oder diese nicht an der Klassentür gehen lassen, sich anklammern. Für dieses Kind wäre eine Schul-Eingewöhnung notwendig, die aber eigentlich nicht vorgesehen ist. Die Dauer müsste individuell gestaltet werden. Eine solche Eingewöhnungszeit kann nämlich auch bei einem Grundschulkind unterschiedlich lang sein, abhängig vom inneren Arbeitsmodell von Bindung des Kindes, dem seiner Mutter respektive seines Vaters (bzw. derjenigen Peson, die das Kind zur Eingewöhnung begleitet) und dem der Lehrerin oder des Lehrers, die bzw. der die Eingewöhnung vonseiten der Schule unterstützt. Wenn es bei der Eingewöhnung Schwierigkeiten gibt, ist dies keineswegs immer durch ein Problem des Kindes bedingt, ganz im Gegenteil: Das Problem kann auch ganz aufseiten der Mutter, des Vaters oder der Lehrerin (des Lehrers) liegen.

Das Autonomiebedürfnis der Kinder – im Sinne von: »Ich kann alleine zur Schule gehen, alleine Fahrrad fahren« – ist in dieser Zeit enorm. Wenn alles gut läuft, fördern die Eltern die Selbstwirksamkeit des Kindes in entsprechenden Schritten, ohne es zu *unter-* oder zu *über*fordern. So kann das Kind ständig die Erfahrung machen, dass es schon in der Lage ist, neue und wichtige Schritte der Ablösung sowie Autonomie zu erlernen. Dabei sieht man, wie sich das Kind über seine Selbstwirksamkeit und die neue Selbständigkeit durch geglücktes Lernen von neuen Aktivitäten freut. Besonders glücklich ist es, wenn diese Freude von den Bindungspersonen geteilt wird – wenn sie stolz auf ihr Kind sind, glücklich und begeistert; dies muss gar nicht mal offen ausgesprochen werden, denn die Kinder sehen an dem Glanz in den Augen ihrer Bindungsperson, dass diese sich über die Lernfortschritte des Kindes und seine neuen Fähigkeiten freut. Der Stolz, die Wertschätzung und Anerkennung in den Augen der Bindungsperson fördern das Selbstwertgefühl des Kindes, es fühlt sich nicht nur in seiner gelungenen Aktivität wahrgenommen, sondern auch wertgeschätzt. Wird dieses Gefühl verinnerlicht, so wächst langsam und allmählich auch in dem Kind selbst ein Gefühl, das man mit den Worten beschreiben kann: »Ich bin es wert, gesehen, geliebt und gefördert zu werden, meine Eltern lieben mich, so wie ich bin und wie ich mich entwickle, so wie ich die Welt erkunde; und selbst dann, wenn die Dinge schiefgehen, nicht gelingen, freuen sie sich mit mir, unterstützen und motivieren mich, noch mal von vorne anzufangen. Mit dieser Rückendeckung kann ich die ganze Welt erobern.« Manchmal geraten die Kinder geradezu in einen Rausch: »Ich kann schon so groß sein wie Papa und Mama und habe ähnliche Fähigkeiten, wenn auch noch nicht ganz, so doch schon bald!« Sie lieben es, etwa mit dem Vater kleine Wettkämpfe auszutragen, mit ihm vielleicht zu raufen und ihre Kräfte zu messen, mit ihm Fußball zu spielen, um die Wette zu laufen, Fahrrad zu fahren usw., aber auch mit ihm zusammen handwerkliche Tätigkeiten auszuführen, gemeinsam neue Orte zu erkunden. Dabei genießen Kinder den Vater als emotionale Sicherheit und Rückhalt.

Ganz im Vordergrund steht jetzt das Erkundungs- und Lernverhalten des Kindes mit altersangemessenen Aktivitäten. Es will die »Kreise« seiner Exploration immer größer ziehen, will jetzt ein stolzes »Schulkind« sein, das alleine mit dem Bus oder dem Fahrrad zur Schule fährt, sich mit Freundinnen und Freunden in verschiedenen Gruppen trifft und aktiv ist, das mit ihnen Sport treibt –

schwimmen, Ballspiele etc. – und Musik- und andere kreative Gruppen für seine Entwicklung nutzt. In diesem Alter sind die Kinder in ihrem Expansionsdrang kaum aufzuhalten. Daher ist diese Altersgruppe auch besonders unfallgefährdet; Kinder dieses Alters können bei ihren Aktivitäten das Ausmaß der Gefährdung nicht immer abschätzen, wenn sie jetzt schon auf den Autostraßen mit ihren Mountainbikes, Skateboards flott unterwegs sind. Sie genießen den Rausch der Geschwindigkeit und überschätzen sich gelegentlich in ihren körperlichen Fertigkeiten oder ihrer Ausdauer- und Leistungsfähigkeit, oder die Eltern muten ihnen bei Ausflügen zu viel zu, so dass es zu Unfällen kommen kann, die auch zu schwereren Verletzungen führen können. Eine besonders gute, feinfühlige Betreuung durch die Eltern ist für Kinder dieses Alters besonders wichtig, damit sie immer wissen, dass Papa und Mama sie im Auge haben und ihnen auch Grenzen setzen. Diese dürfen nicht zu eng und nicht zu weit sein, und sie müssen den Kindern im Grundschulalter vermittelt werden. Ohne Erklärungen, Diskussionen und auch Kompromisse ist in diesem Alter eine Akzeptanz von Grenzen teilweise nur schwer zu erreichen.

Gleichzeitig ist dies auch eine besonders beglückende Zeit, weil die Eltern sich an den Fortschritten der Kinder, ihrer Neugier, ihrer Wissbegierde unendlich erfreuen können. Die Kinder – und ihre Eltern – sind stolz, wenn sie neue Ziele alleine, oder auch mit den Eltern zusammen, erreicht haben! Das kann die durchgestandene lange Fahrradtour sein, aber auch das gelungene Vorspielen auf einem Musikinstrument, der Sieg beim Fußballturnier oder das Erreichen eines neuen Levels im Computerspiel.

Die Phantasie ist bei Kindern dieses Alters – womöglich noch durch verschiedene Medien wie Filme stimuliert – sehr ausgeprägt, sie nehmen viele Reize auf, die sie manchmal überfordern und die sie im Schlaf und in den Träumen noch nicht gut verarbeiten können, so dass sie nachts manchmal von Alpträumen geplagt werden. Sie wachen dann schweißgebadet auf, haben Angst und suchen die Nähe der Bindungspersonen, die ihnen besonders nachts Schutz und Sicherheit gibt, die sie so nicht immer erleben, wenn sie in ihrem eigenen Bett in ihrem eigenen Zimmer liegen.

Kinder im Grundschulalter sind schon so groß, dass sie in der Nacht selbständig den Kontakt zu den Eltern suchen, wenn sie vor Angst aufwachen oder nicht oder nicht mehr einschlafen können. Es ist immer wieder erstaunlich: Gerade waren die Kinder noch sehr ängstlich und hoch erregt, aber sobald sie sich dann zu den Eltern ins Bett legen können und den Körperkontakt und die Wärme spüren, machen sie einen tiefen Atemzug, drehen sich um und schlafen wieder ein, als wäre nichts gewesen. Dies zeigt doch sehr schön, wie beruhigend es ist, im »sicheren emotionalen Hafen vor Anker zu gehen«. Die Nähe zu den Bindungspersonenen vermag Kinder emotional zu beruhigen, so dass sie unmittelbar in einen affektiven Status kommen können, der – trotz aller gerade noch erlebten Alpträume – das Einschlafen von einem auf den anderen Augenblick ermöglicht; der Tiefschlaf kann dann auch durch Träume nicht mehr so gefährdet und bedroht werden.

Die Erkundung in der Welt findet nicht nur nach außen, sondern auch in der Innenwelt der Kinder statt. In diesem Alter zwischen 6 und 10 Jahren beginnen die Kinder intensiver zu »philosophieren«, zu diskutieren, sie denken über Gott und die Welt nach, stellen die grundlegenden Fragen über den Lebensanfang und das Lebensende, haben eigene Antworten hierzu, die die Erwachsenen oft erstaunen lassen. Entsprechend ihren nun gut entwickelten sprachlichen Fähigkeiten ist es möglich, mit ihnen über solche Themen längere, auch kritische Gespräche zu führen. Es ist wunderbar, Kindern in diesem Alter zuzuhören und mit ihnen ihre Fragen zu diskutieren. Die Kinder denken auch über sich selbst nach, darüber, wie und wann sie auf die Welt gekommen sind, wie ihre Geburt war, welchen Beruf sie einmal erlernen wollen, wenn sie groß sind, was es für Unterschiede zwischen Jungen und Mädchen gibt. Plötzlich wird auch die Kleidung ein Thema, Jungen und Mädchen wollen besondere Markenkleidung tragen, sich damit hervortun und anzeigen, dass sie zu einer besonderen Gruppe gehören. Seinen Körper zu spüren, die Grenzen zu testen, das Bedürfnis, sich vor den Blicken der anderen zu schützen (Schamgefühl), gleichzeitig sich in der eigenen Jungen- bzw. Mädchenpeergruppe für sexuelle Themen zu interessieren und darüber mit Gleichaltrigen zu diskutieren und auch Fragen an die Erwachsenen zu stellen, dies sind wichtige Veränderungen, die schon die Vorpubertät einläuten.

Die Kinder haben von den Eltern gelernt, was richtiges und was falsches Verhalten ist und welche Regeln für bestimmte Lebenssituationen gelten. In diesem Alter werden das Gewissen, die Moralvorstellungen und die Regelkonformität der Kinder differenzierter, moralische Konfliktsituation können diskutiert werden. Die Kinder wissen zum einen genau, wann sie Regeln übertreten haben, sofern diese von den Eltern und Lehrpersonen klar und eindeutig vermittelt wurden. Ihre Fähigkeiten, sich zu entschuldigen und über Wiedergutmachung nachzudenken, werden vielfältiger und sind oft sehr kreativ. Sie überlegen sich sehr genau, wie sie den Bezugspersonen eine Freude machen können, wenn sie diese zuvor etwa mit Worten beleidigt haben. Wenn sie eine Regel erkannt haben, dann pochen sie aber zum anderen nicht mehr so erbarmungslos auf deren Einhaltung wie im Kindergartenalter, sondern können besondere Umstände, die Ausnahmen erforderlich machen, diskutieren und auch selbst ins Feld führen, wenn es darum geht, etwa länger aufbleiben zu dürfen, bei Freunden zu übernachten, einen besonderen Film anzuschauen. Eine gewisse Flexibilität in den Moralvorstellungen und in den elterlichen Normen können sie im Grundschulalter also schon eher nachvollziehen als im Kindergartenalter, und dies führt dazu, dass sie sich mit den Eltern auseinandersetzen wollen und deren Verhalten in langen Diskussionen hinterfragen können bzw. für sich selbst und ihr Verhalten an den Grenzen der Regeln Flexibilität einfordern. Lassen die Eltern Diskussionen zu, kann dies zu einer Weiterentwicklung des moralischen Gewissens führen. Oder die Moralvorstellungen werden sehr rigide und sind gar nicht oder kaum zu hinterfragen.

Wenn die Grenzen und Strukturen, die Normen und Regeln in diesem Alter gar nicht klar sind, können die Kinder sich kaum orientieren; es ängstigt sie, weil sie nicht wissen, wo es »langgeht« und wo sie dran sind. Dies führt dazu, dass sie die Grenzen und Normen immer wieder aufs Neue auf die Probe stellen müssen, indem sie an den vermeintlichen Grenzen provozieren. Sie fordern geradezu heraus, dass die Eltern immer wieder in bestimmten Situationen sehr klar und konsequent »Ja« oder auch »Nein« sagen; und wenn es hier Unterschiede gibt – wenn die Eltern in Situationen einmal »Ja«, dann wieder »Nein« sagen –, führt dies zu unendlichen Probesituationen, bis die Kinder endlich für sich geklärt haben, wo die Grenzen sind, wie die Regeln der Eltern funktionieren, welche Regeln wirklich gelten.

Man kann sich lebhaft vorstellen, in welchem Chaos und in welcher Verunsicherung die Kinder aufwachsen, die diese Klarheit von ihren Eltern nicht bekommen. Wenn sie durch Vater und Mutter ganz unterschiedliche Regeln erfahren oder vonseiten der Eltern und der Großeltern oder der Lehrerinnen und Lehrer, so führt dies zu einer Verunsicherung, die zu ständigen Kämpfen und Auseinandersetzungen an diesen Grenzen führt. Willkürliche Entscheidungen der Erwachsenen führen bei den Kindern in diesem Alter zu sehr viel Angst und Stress. Die Erwachsenen sind in ihren Augen unglaubwürdig, und dies bedeutet für das Kind, dass es sich auf sie als Bindungspersonen nicht eindeutig und mit einem Gefühl von Sicherheit verlassen kann.

# Kinder mit bindungsvermeidenden und bindungsambivalenten unsicheren Bindungsentwicklungen und ihre Verhaltensweisen im Grundschulalter

Haben Kinder ein *vermeidendes Bindungsmuster* entwickelt, so ist die innere Bindungsrepräsentation, die sie angelegt haben, nicht emotional sicher, sondern vielmehr vermeidend. Das heißt, sie gehen davon aus, dass sie sich in Situationen, in denen sie Angst und das Gefühl einer Gefahr haben, nicht auf die Bindungsperson verlassen können, sondern auf eine innere Repräsentation zurückgreifen müssen, die ihnen sagt: »Du musst dir alleine helfen, es gibt keine Hilfe; wenn du um Hilfe fragst, wirst du zurückgewiesen, es fühlt sich dumm an und du siehst dumm aus, wenn du um Hilfe bittest, du kannst dich nicht darauf verlassen, dass andere dir helfen. Hilf besser dir selbst, alles andere wäre Schwäche und Ohnmacht. Deswegen sei tüchtig, beiß auf die Zähne, halte durch, die schmerzvolle Situation wird schon irgendwann vorüber sein.«

Bei einem Kind mit dieser inneren Repräsentation ist es für die meisten Eltern gar kein Problem, ihm ein großes Maß an Autonomie zuzumuten bzw. von ihm zu erwarten. Bindungsvermeidende Grundschulkinder sind schon extrem selbständig, worauf ihre Eltern in der Regel sehr stolz sind. Eventuelle Angst und Stress unterdrücken sie und verhalten sich nach außen »cool«, sie zeigen eine »Pseudo-Sicherheit«, hinter der sich aber bindungsvermeidendes

Verhalten verbergen kann. Ihr Körper reagiert aber auf die innere Anspannung und Angst, auch wenn diese nicht nach außen bzw. gegenüber den Bindungspersonen gezeigt werden; das hohe Erregungsniveau im Körper wird dann oftmals als körperliche Beschwerden zum Ausdruck gebracht. Solche »somatoformen« Beschwerden – etwa Kopfschmerzen, Bauchschmerzen, Übelkeit, Schwindelgefühle – ziehen körperliche Untersuchungen und Abklärungen nach sich, um körperliche Ursachen auszuschließen. Wenn klar ist, dass es sich bei den Beschwerden um körperliche Symptome – ohne organischen Befund – handelt, bei großem inneren psychischen Stress, ist an eine weitergehende psychosomatische Diagnostik zu denken, die auch eine Bindungsdiagnostik mit einschließen sollte. Das Pseudo-Autonomieverhalten der Kinder, auf das die Eltern so stolz sind, wird dann oftmals durch körperliche Symptome des Kindes wieder begrenzt oder sogar ganz gestoppt.

Gruppenaktivitäten bedeuten für bindungsvermeidende Kinder großen Stress, weil sie so viele Beziehungskontakte, die in der Gruppe unüberschaubar und damit ängstigend sind, nicht gut aushalten. Sie kooperieren daher eher punktuell – für eine bestimmte Aufgabe – mit einer Gruppe, ziehen sich dann aber wieder zurück, sind eher für sich alleine und haben wenige oder kaum Freunde. Es fällt ihnen auch schwer, in einer Sportgruppe, etwa einer Fußballmannschaft, zu spielen, weil hier z. B. Kooperation, Zusammenhalt, Teamgeist, sich in andere einfühlen gefragt sind; dies alles fällt ihnen aufgrund ihrer Bindungsvermeidung schwer.

*Bindungsambivalenten Kindern* fallen noch im Grundschulalter Trennungen sehr schwer. Meistens ist das Bindungssystem sowohl bei den Kindern als auch bei den Bindungspersonen, etwa den Müttern – meist die Hauptbindungspersonen –, aktiviert. Da die transgenerationale Weitergabe von Bindungsmustern dazu führt, dass oft auch die Mütter solcher Kinder ein ambivalentes Bindungssystem haben, kommt es häufig in Trennungssituationen, etwa am Eingang zur Schule, zu sogenannten Trennungsverstrickungen: Die Mutter kann sich dann schlecht von ihrem Grundschulkind trennen, sendet in der Trennungssituation Doppelbotschaften aus wie: »Nun geh doch bitte in die Schule, dort kannst du viel lernen, triffst deine

Freunde, eine nette Lehrerin, du musst doch keine Angst haben, dass ich dich vergessen könnte, nicht mehr zu Hause wäre, wenn die Schule aus ist.« Das heißt: Das Kind wird zur Trennung ermutigt, aber in die Ermutigung werden ambivalente Botschaften hineingewoben: Die Mutter fordert das Kind in diesem Beispiel auf, sich in der Welt der Schule wohlzufühlen, versichert ihm, es brauche keine Angst zu haben, sie, die Mutter, nicht mehr zu sehen, wenn die Schule vorbei ist, bringt dem Kind aber zugleich die Idee nahe, dass es genau so sein könne. Entsprechend ist es für das Kind schwierig, sich in dieser Situation, die von verbalen und nonverbalen (Mimik, Gestik) Doppelbotschaften geprägt ist, von seiner Bindungsperson zu trennen.

Solche Doppelbotschaften spiegeln sich dann auch im Verhalten des Kindes wider, das teils Nähe sucht, sich teilweise aber auch zu distanzieren versucht. Sobald das Kind sich distanziert, kommt oft die nächste Botschaft der Mutter, die darauf hinweist, wie gefährlich der Schulweg, ja die Welt überhaupt sei, so dass das Kind erneut Angst bekommt, wodurch sein Bindungssystem aktiviert wird; dies wiederum bedeutet, dass es automatisch wieder mehr Nähe zur Mutter sucht.

Bei einer solchen Konstellation kann bereits die Trennung des Grundschulkindes frühmorgens zu Hause schwierig sein. Das Kind hat manchmal schon abends im Bett Angst vor der Trennung am nächsten Morgen, reagiert morgens mit Erbrechen, Bauchschmerzen, also mit körperlichen Symptomen seiner angstvollen Erregung. Diese Beschwerden verhindern die Trennung, denn mit solchen Symptomen kann das Kind nicht in die Schule gehen. In solchen Fällen ist dringend eine Beratung und womöglich eine Therapie des Kindes und der Bindungsperson notwendig.

# Kinder mit desorganisiertem Bindungsverhalten

Kinder mit desorganisiertem Bindungsmuster werden im Grundschulalter aufgrund ihres Verhaltens gerne als »Chaoten« angesehen. Teilweise scheinen diese Kinder überhaupt keine Trennungsproblematik zu haben, sie stürmen auf die Gruppe zu, mischen sich unter die anderen Kinder, verhalten sich hyperaktiv und impulsiv. Sie sind kaum fähig, an einer Stelle zu bleiben oder mit einem anderen Kind in Ruhe zu spielen. Es kann aber sein, dass das Kind, das sich am einen Tag so wie gerade beschrieben verhält, am nächsten Tag im Klassenzimmer herumbrüllt, bei einer geringfügigen Begrenzung durch die Lehrerin bzw. den Lehrer einen Wutanfall bekommt, aufspringt, durch die Klasse läuft, sich auf den Boden wirft; ein solcher Wechsel im Verhalten ist für alle Beteiligten dann immer sehr verwirrend. Manchmal kann man auch beobachten, dass die Kinder bei einer angstmachenden Situation oder wenn sie hingefallen sind und sich verletzt haben auf die Lehrerin (den Lehrer) zulaufen, auf halbem Wege stehen bleiben, sich umdrehen, weglaufen, einen Wutanfall bekommen, in einer Ecke des Raumes stehen, dabei dissoziieren und in Trance geraten, für einen Moment nicht ansprechbar sind. All dies bedeutet, dass die Kinder unter großem Stress stehen und sich kaum selbst steuern und beruhigen können.

Wir gehen davon aus, dass diese Kinder bereits verschiedene Bindungsrepräsentationen oder – anders ausgedrückt – verschiedene Arbeitsmodelle von Bindung angelegt haben, die nicht zu einem einheitlichen Bindungsmodell integriert sind. Eine dieser Bindungsrepräsentationen kann für eine sichere Bindungserfahrung stehen, eine andere für eine vermeidende, eine weitere für eine ambivalente Bindungserfahrung, wieder eine andere für Gewalt und Bedrohung vonseiten der Bindungsperson, was oft mit einer Bindungsstörung in Zusammenhang gebracht wird. Wie sich das Kind verhält, hängt davon ab, welches dieser verschiedenen Arbeitsmodelle gerade in einer bindungsrelevanten Situation, etwa im Klassenzimmer, aktiviert wird. Es ist möglich, dass das Kind nach einem Sturz zur Lehrerin hinläuft, sich also wie ein Kind mit einem sicheren Arbeitsmodell verhält. In einer anderen Situation wird unter Umständen die bindungsvermeidende Seite aktiviert; jetzt hält das Kind auf seinem Weg zur Lehrerin in einigem Abstand plötzlich inne, weint und lacht nicht, reagiert, als wäre es affektiv und motorisch »abgeschaltet«, »friert« quasi »ein«.

Solche Verhaltensweisen sind, wenn man sie erkennt und aufmerksam beobachtet, sehr extrem und für alle Beteiligten verwirrend. Wenn Lehrerinnen und Lehrer nichts vom desorganisierten Bindungsmuster wissen, werden sie nicht erkennen, dass solche Verhaltensweisen der Beginn einer Psychopathologie sind, sondern die Kinder eher als »Chaoten« beschimpfen oder stigmatisieren, weil diese eben durch chaotisches Verhalten auf sich aufmerksam machen und auffallen. Oftmals werden diese Kinder in unserer Ambulanz dann mit der Verdachtsdiagnosie Aufmerksamkeitsdefizit-/Hyperaktivitätsstörung (ADHS) vorgestellt, denn eine an ADHS erinnernde Symptomatik kommt häufig bei desorganisierten oder unsicher gebundenen Kindern mit beziehungstraumatischen Erfahrungen vor.

Manchmal sind auch die Eltern im Verhalten ihrem Kind gegenüber unberechenbar, d.h. sie verhalten sich teilweise feinfühlig, dann wieder bedrohlich. Sie trösten die Kinder, während sie im nächsten Augenblick mit ihnen schimpfen, ihnen Gewalt androhen oder dem Kind sagen, dass sie es nicht mehr lieb hätten. Sie setzen emotionale Gewalt ein, um das Kind gefügig zu machen. All dies macht das Kind in gewisser Weise »verrückt«; es weiß »weder vor noch zurück«, hat keinen sicheren emotionalen Hafen; es will die Nähe zur Bindungsperson und erhofft sich dort Sicherheit, fürchtet sich aber gleichzeitig vor ihr – eine Ambivalenz, die den Kindern großen Stress bereitet.

Dieser Stress zeigt sich dann in ihrem überaktivierten Verhalten, in ihrem wahllosen Hin- und Herrennen, in ihrem wenig konstruktiven Verhalten bei Aufgabenstellungen und ihren großen Schwierigkeiten, sich emotional auf Klassenkameraden einzulassen. Diese Kinder haben viele zum Freund oder keinen, ihre Freunde wechseln ständig, ein konstruktives gemeinsames Spiel oder gemeinsames Lösen von Aufgaben über längere Zeit ist für diese Kinder oft kaum oder auch gar nicht realisierbar. Sie springen dann von ihrem Platz auf, laufen weg, sind aggressiv, stören das Lernen der anderen Kinder, halten es nicht aus, wenn diese emotional von der Lehrerin (dem Lehrer) begleitet werden, verlangen viel Aufmerksamkeit und sind – wenn sie diese Aufmerksamkeit bekommen – oft desorganisiert, zurückweisend, ablehnend oder sogar in ihrem Verhalten aggressiv. Solche Kinder sind für die Lehrerin bzw. den Lehrer, genauso wie für die Eltern, extrem anstrengend. Sie benötigen eine Kinderpsychotherapie, um auf einen sicheren emotionalen Entwicklungsweg zu kommen.

Das desorganisierte Bindungsmuster, das als Repräsentation im Hintergrund vorhanden ist, gilt wegen seiner unintegrierten, verschiedenen inneren Arbeitsmodelle von Bindung als beginnende Psychopathologie; mit ihm ist ein gewisses Risiko verbunden, dass sich bei späterem noch größerem Stress und Schwierigkeiten eine unintegrierte Persönlichkeit oder gar eine Borderline-Persönlichkeitsstörung entwickelt. Daher sind eine frühzeitige Intervention, Gespräche mit den Eltern und eine frühzeitige Kinderpsychotherapie, die spätestens im Grundschulalter beginnen sollte, dringend vonnöten, denn diese Probleme wachsen sich nicht einfach aus. Wenn das Kind älter wird und in die Pubertät kommt, verschlechtert sich die Symptomatik über die Zeit und führt oft dazu, dass die Kinder im Schulalter als nicht beschulbar gelten oder schon in der ersten Grundschulklasse wegen ADHS medikamentös behandelt werden. Die Medikamente verändern aber an ihren Bindungsproblemen, die den Hintergrund ihres Verhaltens darstellen, nichts.

# Kinder mit Bindungsstörungen

Bei Kindern mit Bindungsstörungen können verschiedene Störungsmuster beobachtet werden. Besonders das Muster der promiskuitiven Bindungsstörung ist extrem auffällig: Kinder gehen dann etwa mit jedem Erwachsenen mit, auch mit fremden Personen, lassen sich an die Hand nehmen, nennen fremde Personen »Papa« und »Mama«, setzen sich bei Fremden auf den Schoß und suchen Körperkontakt oder schmusen sogar mit Fremden.

Auch Kinder, die in ihrem Bindungsverhalten sehr gehemmt sind, sich von niemandem an die Hand nehmen lassen, ständig deutlich Angst haben und unter Anspannung stehen, zeigen ein auffallendes Störungsmuster.

Kinder, die mit ihren Elten eine Rollenumkehr erlebt haben, haben eine Bindungsstörung, die sich darin äußert, dass sie sich ständig um andere sorgen, ihre Mitschüler versorgen, ebenso die Lehrerin bzw. den Lehrer im Blick haben und sich im Klassenzimmer gewissermaßen wie eine zusätzliche Lehrperson verhalten. Ein solches extrem »prosoziales Verhalten« wird oft als sehr sozial eingeschätzt; es erweist sich aber dadurch als pathologisch, dass diese Kinder für sich selbst kaum Hilfe suchen können, wenn sie in Not sind und Angst haben. Wenn ein solches Kind hinfällt, sich verletzt, Angst bekommt, weint es still vor sich hin, weil es sich gar nicht vorstellen kann, dass ein anderer ihm helfen könnte. Die Fähigkeit, die eigenen Bindungssignale und Nöte auszudrücken, ist extrem eingeschränkt oder gar nicht vorhanden. Auch diese Kinder brauchen umgehend und frühzeitig eine Kinderpsychotherapie, verbunden mit einer umfassenden Beratung der Eltern. Manchmal ist für einen Elternteil auch eine Einzelpsychotherapie notwendig, um diese frühe Störung des Kindes zu behandeln und eine gesündere Entwicklung in Gang zu bringen. Die Kinder haben diese Störung entwickelt, weil sie sich sehr früh um einen Elternteil sorgen mussten, der etwa psychisch krank oder suchtkrank war; sie wurden dadurch mit der Zeit für diesen Elternteil zur sicheren Basis.

Bei Bindungsstörungen wäre es notwendig, eng mit dem Jugendamt zu kooperieren, da solche Störungen in der Regel durch frühkindliche Erfahrungen von großem Stress bis hin zu Gewalt, Vernachlässigung und Misshandlung oder dadurch, dass die Kinder Zeuge von Gewalt zwischen den Eltern wurden, entstanden sind. Es ist dann die Aufgabe der Lehrerinnen und Lehrer, bei diesen im Grundschulalter beobachtbaren Bindungsstörungen über eine Meldung nach § 8a beim Jugendamt eine Kindeswohlgefährdung anzuzeigen; das Jugendamt hat dann die Möglichkeit, genauer in der Familie nachzuforschen, wie und warum das Kind eine solche Verhaltensproblematik als Bindungsstörung manifestieren konnte.

# Schutz- und Risikofaktoren

## Bindung als Schutzfaktor

Wenn Kinder im Laufe der ersten Lebensjahre eine sichere Bindung entwickeln konnten, zumindest an *eine* Bindungsperson – wobei dies nicht die Mutter oder der Vater sein muss –, haben sie in gewisser Weise einen »Schutzmantel« entwickelt, der sie eher vor den emotionalen Auswirkungen des Negativen, das ihnen im Leben widerfahren kann, schützt: anders, als wenn sie eine unsichere Bindung entwickelt hätten. Kinder mit einer sicheren Bindung können Belastungen, die im Grundschulalter auf sie zukommen können, besser verkraften: wie etwa die Trennung oder Scheidung der Eltern, den Wechsel der Lehrerin oder des Lehrers, eine Erkrankung und den Tod eines Eltern- oder Großelternteils, eine vorübergehende stressvolle Belastung der Eltern durch Hausbau und Umzug. Sie haben mehr und bessere Bewältigungsmöglichkeiten und können sich dann auch entsprechend bei ihren Hauptbindungspersonen oder bei weiteren Bindungspersonen, etwa in der Schule bei ihrer Lehrerin oder ihrem Lehrer, Hilfe holen. Dies bedeutet: Auch wenn die Hauptbindungsperson aufgrund eigener Belastungen absorbiert ist, zeitlich wie emotional kaum zur Verfügung steht, können sicher gebundene Kinder sehr gut etwa auf den Vater oder andere Personen als sekundäre oder als tertiäre Bindungspersonen zurückgreifen und sich dort Unterstützung und Sicherheit holen. Die Lehrpersonen werden mit der Zeit im Grundschulalter meist zu weiteren Bindungspersonen, auch wenn sie in der Hierarchie der relevanten Bindungspersonen eher weiter unten stehen. Ist die Lehrperson in ihrem Verhalten gegenüber dem Kind aber feinfühliger als die Eltern, so kann sie zur Hauptbindungsperson werden.

## Bindung als Risikofaktor

Wenn die Kinder eher unsicher gebunden sind – also vermeidend, ambivalent – oder sogar bereits den Stress einer beginnenden Psychopathologie bei desorganisierter Bindung haben, sind ihre Bindungsmuster eher Risikofaktoren: Kinder mit unsicher-vermeidender und desorganisierter Bindung können sich schlechter Hilfe holen und haben weniger Bewältigungsmöglichkeiten, wenn sie in großen Stress geraten. Sie ziehen sich dann eher zurück oder können sich bei einer ambivalenten Bindung nur schwer von der Bindungsperson trennen. Zum Beispiel können sie sich wenig auf ihr Arbeitsmodell von Bindung verlassen, weil sie auf der Suche nach Hilfe hoch ambivalente Botschaften senden, in denen sie zwischen »Komm her und hilf mir!« und »Geh weg und lass mich in Ruhe!« schwanken. Damit umzugehen ist für alle Beteiligten oftmals sehr anstrengend, weil es bei diesem ambivalenten Bindungsmuster oft zu Beziehungsverstrickungen kommt. Die weiteren Bindungspersonen, wie Lehrerin und Lehrer, helfen dann etwa, soweit es ihnen möglich ist, wobei sich die Kinder dann oft an sie »anklammern«. Die Lehrerin oder der Lehrer muss sich dann innerhalb des Klassenzimmers ständig in der räumlichen Nähe dieser Kinder aufhalten, damit sie einigermaßen ruhig sind. Wegen der Ambivalenz in diesem Bindungsmuster kann es aber auch sein, dass die Kinder sich ärgerlich und sogar ablehnend bis aggressiv gegenüber der Lehrperson verhalten, wenn diese die Kinder emotional unterstützt.

Unsicher-vermeidend gebundene Kinder scheinen nach außen hin mit dem großen Stress sehr gut zurechtzukommen, sie wirken autonom, selbstbewusst, ja selbstgenügsam. Sie holen sich keine Hilfe, wenn sie schwierige Aufgaben bewältigen müssen. Auf Nachfragen der Lehrperson, ob sie Hilfe benötigen, sagen sie »Nein« und ergänzen, dass sie sehr gut alleine mit der Aufgabe zurechtkämen.

Bei genauer Beobachtung sieht man aber, wie groß ihr Stress ist und mit welcher enormen inneren Anspannung sie zu kämpfen haben. Sie haben ja bereits seit Beginn ihres Lebens gelernt, ihre Gefühle – etwa Wünsche nach Nähe, Schutz, Sicherheit und Geborgenheit sowie Hilfe – zu unterdrücken und gegenüber ihren Bindungspersonen nicht mehr zu zeigen. Zu oft haben sie in der Vergangenheit erfahren, dass sie in solchen Situationen eher zurückgewiesen als unterstützt wurden. Sie haben schon im ersten Lebensjahr gelernt, irgendwie mit ihrem Stress alleine zurechtzukommen, ihn zu verstecken. Dabei blieb aber ihre Fähigkeit, zu spielen, zu erkunden, Freude und Spaß am Leben und den Beziehungen zu haben, ebenso am intensiven Lernen, zum Teil auf der Strecke. Sie sind eher Einzelgänger, ziehen sich zurück, können stundenlang in ihrem Zimmer sitzen und sich »alleine beschäftigen«, etwa mit Computerspielen.

Für die Erwachsenen wirken solche Kinder oft sehr »stabil«, alles scheint in Ordnung zu sein, und in Zeiten von großem familiären Stress sind oftmals die Erwachsenen sehr froh, wenn diese Kinder mit ihrem bindungsvermeidenden Muster so wenig fordern, nach außen hin so zufrieden und selbständig wirken. Die Erwachsenen fühlen sich hierdurch entlastet, weil sie glauben, nach diesem bindungsvermeidenden, so scheinbar »autonomen« Kind nicht mehr schauen zu müssen. Das Gegenteil ist der Fall: Erwachsene müssten erkennen, wie stark belastet auch dieses Kind ist, das in einer Angstsituation oder etwa nach einer Verletzung nicht weint, ruft, protestiert, und sie müssten aktiv auf dieses Kind zugehen.

In der Regel entwickeln die Kinder aber über einen längeren Zeitraum doch Symptome; diese können psychosomatischer Art sein – Einnässen, Einkoten, Schlafstörungen oder Essstörungen –, aber auch Aggressivität, Hyperaktivität und Konzentrationsschwierigkeiten können die Folge sein. Diese Symptome entstehen, wenn die bindungsvermeidenden Kinder ihren großen inneren Stress nicht mehr alleine regulieren und kompensieren können, so dass ihr Stresserleben jetzt psychosomatisch über verschiedene Symptome zum Ausdruck kommt. Dabei sind sie immer noch nicht in der Lage, über das zu sprechen, was sie wirklich bedrückt, was ihnen Angst und Sorge macht. Trifft ein solches Kind auf eine feinfühlige Lehrperson, die seinen Schmerz oder seine Angst wahrnehmen und darauf reagieren kann, so besteht eine Chance, dass es beginnt, sich ihr anzuvertrauen.

# Die Bedeutung der Mutter und des Vaters sowie weiterer Bindungspersonen für Kinder im Grundschulalter

Mutter und Vater spielen im Säuglings- und Kleinkindalter als primäre oder auch sekundäre Bindungsperson oft eine große Rolle; aber schon im Kleinkindalter, noch mehr im Kindergarten- und Grundschulalter kann man beobachten, wie für das Kind weitere Bindungspersonen hinzugekommen sind: Dies können Großeltern, Paten, um viele Jahre ältere Geschwisterkinder, Babysitterinnen, aber auch Tagesmütter und Erzieherinnen sein und im Grundschulalter die Lehrerinnen/die Lehrer des Kindes. Das Netzwerk der Bindungspersonen weitet sich also aus, und die Kinder ordnen dieses erweiterte Netzwerk von Bindungspersonen dann in einer gewissen Prioritätenliste und Hierarchie an, die wir auch »Bindungspyramide« nennen. Sie wissen sehr genau, wer die Haupt- und damit ihre wichtigste Bindungsperson ist, die sie am schnellsten trösten kann, und wer an zweiter oder dritter Stelle steht. Diese Bindungspersonen können die Kinder zwar auch trösten, es dauert aber länger, bis diese sich beruhigen können, weil sie sich bei der zweit- und drittbesten Bindungsperson doch nicht ganz so sicher fühlen.

Während des Grundschulalters können sich auch Verschiebungen in der Prioritätenliste der Bindungspersonen ergeben. Wenn die Lehrerin oder der Lehrer das Kind über viele Stunden am Tag im Unterricht betreut, könnte sie oder er ähnlich bedeutungsvoll werden wie die Hauptbindungsperson, etwa die Mutter. Das heißt: Die Lehrerin – oder eine andere auf der Liste »hochgerückte« Bindungsperson – kann das Kind ebenso schnell und gut trösten wie die Mutter. Von daher ist es von großer Bedeutung, wenn die Lehrperson krank wird oder ganz ausfällt, weil sie nach einem Schuljahr die Schule wechselt oder eine andere Klasse betreut. Das Kind verliert dann eine wichtige Bindungsperson, trauert in der Regel, kann nicht mehr so gut lernen wie zuvor. Eventuell werden die Schulleistungen schlechter. Auch psychosomatische Symptome mit Schlaf- und Essstörungen sind als Zeichen des Trauerprozesses und einer depressiven inneren Verarbeitung nicht selten. Es ist für die Kinder so entlastend, dass sie sich an ihre bevorzugte Lehrerin bzw. ihren Lehrer als weitere Bindungsperson wenden können, wenn sie in der Schule großen Stress haben, sich verletzen, Angst bekommen. Dann muss die Mutter nicht extra in die Schule kommen, sondern die Lehrperson kann das Kind ähnlich gut trösten; die Kinder fühlen sich in ihrem Bindungsnetzwerk dann sehr sicher.

Wenn die Kinder im Grundschulalter motorisch sehr aktiv sind, viel explorieren, greifen sie bei diesen Aktivitäten bevorzugt auf den Vater als Bindungsperson zurück. Väter spielen oft wilder mit ihren Kindern, stehen motorischen Aktivitäten, Sport und auch der Erkundung der Natur manchmal aufgeschlossener gegenüber, während Mütter doch etwas vorsichtiger sein können – natürlich gibt es auch Gegenbeispiele. Die Kinder werden sich bei solchen Aktivitäten zum Zweck der emotionalen Sicherung zunehmend bevorzugt an den explorationsfreudigeren Elternteil wenden, an den anderen, wenn Ersterer nicht verfügbar ist; dabei wissen sie, dass ihre Aktivitäten eventuell nicht so ausgelassen oder herausfordernd sein werden.

In einer Welt, in der die Kinder – von den Vätern abgesehen – bis ins Grundschulalter vielfach überwiegend oder sogar nur Frauen als Bindungspersonen begegnen, haben männliche Bindungspersonen eine große Attraktivität, wie z. B. ein Klassenlehrer, ein Sportlehrer, ein Musiklehrer. Im besten Fall erfahren die Kinder auf diese Weise, dass auch männliche Bezugspersonen feinfühlig mit ihnen umgehen, ihre Signale beachten und somit ihre Erkundung der Welt fördern können. Dies ist für die Entwicklung der männlichen Identität bei Jungen und von Feinfühligkeit bei Jungen und Mädchen von großer Bedeutung. Leider sind die Kinder heute häufig in den ersten

Lebensjahren – einschließlich der Grundschulzeit – nur mit Frauen in intensivem Austausch und Kontakt, so dass natürlich die Fähigkeiten und Eigenschaften und auch die Geschlechterverhaltensweisen ganz anders verinnerlicht werden, als wenn die Kinder auch männliche Bezugspersonen hätten, mit denen sie sich austauschen und auseinandersetzen.

Sowohl männliche als auch weibliche weitere Bindungspersonen in der Schule, in anderen Gruppen und Vereinen können Kindern im Grundschulalter sehr helfen, sich dort neuen Aufgaben und Entwicklungen zu stellen. Sie können sich dann z. B. leichter in Aktivitäten von Gruppen einbringen. All dies gelingt oft nur, weil sie – in der Betreuungsperson oder der Leiterin bzw. dem Leiter der Gruppe – eine weitere Bindungsperson gefunden haben. Auch hier braucht es jeweils für die verschiedenen Gruppen eine gewisse Zeit der Eingewöhnung, die je nach Bindungsmuster unterschiedlich verlaufen kann.

Kinder mit desorganisierter Bindung stellen auch für die weiteren Bindungspersonen in außerfamiliären Gruppen eine große Herausforderung dar. Diese Kinder werden oft als sehr aggressiv, »provokant«, »unberechenbar« und/oder »gruppenzerstörend« eingeschätzt; es fällt schwer, sie als Mitglieder in der jeweiligen Gruppe zu halten. Solche Kinder brauchen Unterstützung, oft eine Kinderpsychotherapie, wie auch die folgenden Beispiele zeigen werden.

# TEIL 3

# Behandlungsbeispiele

In diesem Kapitel werden verschiedene Behandlungsbeispiele von Grundschulkindern und ihren Eltern dargestellt und diskutiert.

Immer wieder zeigt sich, dass die Bindungsmuster der Kinder den Beginn einer Kinderpsychotherapie, aber auch Hilfestellung und Unterstützung für die Eltern erforderlich machen. Eine solche bindungsorientierte Arbeit mit den Kindern und ebenso auch parallel mit ihren Bezugspersonen ist von grundlegender Bedeutung, weil man ein Kind ohne die Kenntnis seiner Bindungsperson(en) kaum verstehen und noch weniger erfolgreich behandeln kann. Die folgenden Beispiele sollen dem Leser eine solche Herangehensweise beim Erkennen der Bindungsdynamik, bei der Diagnostik und der bindungsorierentierten Behandlung verständlich machen.

# Störung in der Entwicklung der motorischen Aktivität und der Aufmerksamkeit (ADHS)

Es ist faszinierend zu beobachten, wie unglaublich rasch ein Säugling im Laufe des ersten Lebensjahres seine Motorik entwickelt. Während er nach der Geburt kaum in der Lage ist, Arme und Beine in einer irgendwie koordinierter Form zu bewegen, kann er sich am Ende des ersten Lebensjahres aufrichten und gezielt die ersten Schritte gehen. Längst gibt es eine Hand-Hand- und Hand-Mund-Koordination, er kann seine vier Extremitäten so koordinieren, dass er in rascher Abfolge krabbeln und sich aufrichten und schließlich auch sicher und rasch zu dem Ort laufen kann, an dem er sein möchte. Das Entstehen dieser Fähigkeit zur Fortbewegung – auch »Lokomotion« genannt – folgt angeborenen Entwicklungsmustern. Auch wenn manche Säuglinge erst sehr spät, z. B. erst im zweiten Lebensjahr, mit dem Laufen beginnen, ist das aufrechte, sichere freie Laufen ein Meilenstein der Entwicklung. Das freie Laufen, der aufrechte Gang, ist auch ein Meilenstein der Evolution, welcher den Menschen von den anderen Säugetieren, in seiner Perfektion selbst von unseren nächsten Verwandten, den Menschenaffen, unterscheidet. Besonders die Fähigkeit, motorische Bewegungen gezielt und exakt auszuführen – z. B. die Bewegung der beiden Hände zu koordinieren, einen Löffel zu nehmen und zum Mund zu führen, eine Pinzette oder einen Stift zu ergreifen oder einen kleinen Kieselstein zwischen Daumen und Zeigefinger zu nehmen –, erfordert eine gesunde motorische und neurologische Entwicklung.

Während diese Fähigkeit bis ins Kindergartenalter in vielfältigen Bewegungen und Übungen – etwa beim Klettern, Schaukeln, Balancieren und Hüpfen, beim weiten Springen mit unterschiedlichen Bewegungen der Beine und der Arme – perfektioniert wird, ist schon im Kindergartenalter, umso mehr dann im Grundschulalter auch gefordert, dass das Kind in der Lage sein sollte, motorische Impulse, die ihm gerade so in den Sinn kommen, zu bremsen bzw. zu stoppen. Größere Kindergartenkinder haben kein Problem, längere Zeit ruhig im Stuhlkreis sitzen zu bleiben, sich auf etwas zu konzentrieren, z.B. einer Kasperle-Theateraufführung zu folgen, und dies trotz größerer innerer Anspannung und Aufregung. Normalerweise würde ein Kind – Ähnliches tun Erwachsene bei großer Aufregung – während des Kasperletheaters vor lauter innerer Unruhe einen extremen Bewegungsdrang verspüren, es wollte sich bewegen, um auf diese Weise motorische Unruhe und Aufregung abzureagieren.

Die Fähigkeit, motorische Impulse trotz innerer Anspannung und Erregung unter Kontrolle zu halten und nicht unmittelbar einem Bewegungsimpuls nachzugeben, wird durch unzählige Hilfestellungen in Interaktionen zwischen dem Kind und seinen Bindungspersonen gelernt und verinnerlicht. Bei plötzlichen motorischen Impulsen helfen die Bindungspersonen dem Kind, diese auszuhalten, den dabei aufkommenden Affekt zu regulieren, sie bieten ihm – wenn möglich – andere motorische Aktivitäten an oder beruhigen es durch Körperkontakt, etwa indem sie es auf den Schoß oder auf den Arm nehmen. Auf diese Weise können dann motorische Affekte gebannt werden und müssen nicht durch spontanes motorisches Agieren auf der Stelle ausgelebt werden.

Schon im Kindergartenalter, aber noch viel mehr im Grundschulalter wird vom Kind erwartet, dass es in der Lage ist, sich für längere Zeit, ja für eine ganze Schulstunde und während eines Vormittags sogar über mehrere Stunden ruhig zu verhalten und dem Unterricht zu folgen. Wären Kinder im Grundschulalter hierzu nicht in der Lage, käme es zu einem chaotischen Hin- und Herlaufen der Schülerinnen und Schüler im Klassenraum, Kinder würden wahllos aufspringen, ihren motorischen, affektiven Impulsen folgen und diese durch wildes Herumrennen und Toben abreagieren.

Damit Kinder im Grundschulalter unterrichtet werden können, müssen sie also bis zum sechsten Lebensjahr die Fähigkeit entwickelt haben, über einen gewissen Zeitraum motorische – und ebenso auch affektive – Impulse alleine (!) zu regulieren. Diese Fähigkeit hat sich, wie skizziert, ursprünglich in der Beziehungserfahrung mit einer sicheren Bindungsperson entwickelt. Man kann vortrefflich darüber streiten, ob Grundschulkinder heute zu lange sitzen, ob dieses viele Sitzen während des Unterrichts nicht mehr altersadäquat ist oder noch nie altersadäquat war. Sicherlich haben Kinder im Alter zwischen 6 und 10 noch ein erhöhtes Bedürfnis, sich auch zu bewegen. Es wäre wünschenswert, dass die Kinder nach jeder Schulstunde mehr Zeit für das Abreagieren von Bewegungsimpulsen bekämen. Pausen mit Möglichkeiten zum freien Rennen und Spielen in einem kindgerechten Spielgelände sind dringend notwendig – eine Forderung, die hier aber nicht weiter diskutiert und ausgeführt werden kann.

Ähnlich wie die Entwicklung hin zur Kontrolle von motorischen Impulsen und zur Fokussierung auf geforderte, motorische Aktivitäten ist auch die Entwicklung der Aufmerksamkeit vom Säuglingsalter bis zum Grundschulalter ein fortlaufender Prozess.

Während der Säugling noch kaum in der Lage ist, seinen Blick und seine Aufmerksamkeit zu fokussieren, steigert sich diese Fähigkeit von Monat zu Monat im Laufe des ersten Lebensjahres. Am Ende des ersten Lebensjahres ist ein Säugling bereits in der Lage, für mehrere Minuten aufmerksam einem konzentrierten Spiel zu folgen – unterstützt, begleitet, strukturiert und emotional gehalten durch eine Bindungsperson. Wird der Säugling abgelenkt und wendet sich seine Aufmerksamkeit auf eine andere Aktivität, lässt er sich durch die Bindungsperson in der Regel relativ rasch wieder auf das vorherige Spiel fokussieren.

Im Kindergartenalter und noch mehr im Grundschulalter wird vom Kind erwartet, dass es durch viele Interaktionen mit seinen Bindungs- und Bezugspersonen gelernt hat, über längere Zeitspannen im konzentrierten Spiel, sowohl mit Bezugsperson als auch mit Spielkameraden, seine Aufmerksamkeit zu fokussieren. Dabei soll es sich nicht von jedem Stimulus, der ihm visuell, akustisch oder auch sensorisch begegnet, ablenken lassen, sondern in der Lage sein, aus der Vielzahl der Reize so weit zu wählen, dass es sich auf diejenigen

Impulse konzentriert, die gerade mit seinem aktuellen intensiven Spiel zu tun haben. Diese Fähigkeit zum hochkonzentrierten Spiel im Kindergartenalter führt dann zur hochkonzentrierten Lern-Aufmerksamkeit im Grundschulalter – mit einem Fokus auf einer Aufgabe während der Unterrichtsstunde. Zweifelsohne folgen die Kinder ihrer Neugier und dem ebenso intensiven motivationalen Bedürfnis nach Exploration. Es kann aber keine konzentrierte Exploration zustande kommen, wenn das Kind jedem Reiz folgt, der gerade seine Sinne erreicht. Auf diese Weise würde es ständig abgelenkt, würde wahllos nach dem Reiz-Reaktions-Prinzip seinen Impulsen folgen und ware nicht fähig, in der Grundschule zu lernen und sich dort gezielt Aufgaben zu widmen.

Sicher gebundene Kinder haben durch Hunderttausende von Erfahrungssequenzen mit ihren Bindungspersonen erlebt, wie sie in ihrer Aufmerksamkeit gesteuert, strukturiert, unterstützt wurden. Wenn sie abgelenkt wurden, wenn Impulse auftauchten, die nicht mehr dem aufmerksamen, konzentrierten Spiel oder der Erkundung dienten, wurde ihr Fokus durch die Bindungsperson wieder ein Stück strukturiert; Affekte, die das Kind überfluteten und in seiner Aufmerksamkeit ablenkten, wurden von der Bindungsperson emotional gehalten. Das Kind wurde getröstet, seine Angst mit ihm ausgehalten; es wurde schließlich ermutigt und in seiner Aufmerksamkeit erneut auf einen Explorations- und Interessefokus zurückgelenkt. Diese Erfahrungen werden schließlich in einer sicheren Repräsentation von Bindung verinnerlicht, und hierzu gehört dann im Grundschulalter auch die wachsende Fähigkeit, motorische Impulse, Aufmerksamkeit und Konzentration selbst regulatorisch zu steuern. Dagegen können unsicher gebundene Kinder all diese Aufgaben nicht so gut bewältigen.

Kinder mit desorganisierter Bindung oder gar einer Bindungsstörung haben größte Schwierigkeiten, ihre motorischen Impulse zu bremsen bzw. zu steuern. Das Gleiche trifft auf ihre Affektsteuerung zu. Diese Kinder reagieren unmittelbar auf Ablenkungsreize, so dass es ihnen extrem schwerfällt, ihre Aufmerksamkeit zu fokussieren oder nach einer Ablenkung durch einen Außenreiz wieder zu ihrem ursprünglichen Fokus der Aufmerksamkeit zurückzukehren.

Im Grundschulalter können diese unsicher bis desorganisiert gebundenen Kinder den normalen Anforderungen der Lehrpersonen – in der Klasse ruhig zu sitzen, sich auf den Unterricht zu konzentrieren und eine Aufgabe zu lösen – nicht entsprechen; denn sie haben wegen fehlender Bindungssicherheit, früheren Traumatisierungen keine sichere Bindungsrepräsentanz entwickelt, und damit fehlen ihnen auch die Fähigkeiten, konzentriert am Unterricht teilzunehmen. Da in einer großen Schulklasse mit 25 und mehr Kindern in der Regel durch Mitschülerinnen und Mitschüler so viele Möglichkeiten von Reizen bestehen, die ständig aufkommen, wird das desorganisierte Kind dauernd in seiner Aufmerksamkeit gestört; es gerät unter emotionale Spannung, so dass diffuse motorische Impulse mit einem Gefühl innerer Unruhe auftreten. Diese werden von ihm ausagiert, indem es z. B. aufspringt, durch den Klassenraum läuft, andere Kinder stört, mit ihnen unaufgefordert interagiert, sich vom Unterrichtsgeschehen kaum oder gar nicht beeindrucken lässt. Indem es seinen Impulsen und seiner je momentanen Neugier folgt und sich stets ablenken lässt, ist ein solches Kind nur schwer beschulbar. Solche Kinder fallen aus der Klassen- und Gruppengemeinschaft heraus, brauchen ständig die Aufmerksamkeit der Lehrperson – oder eine Schulbegleiterin in einem Eins-zu-eins-Kontakt. Häufig erhalten sie, wie in Teil 1 und 2 beschrieben, die Diagnose ADHS. Bevorzugt werden diese Kinder – neben verschiedenen Verhaltenstrainings und Elternschulung – mit Methylphenidat und anderen ähnlichen Psychostimulanzien behandelt. Diese Psychopharmaka haben erhebliche Wirkung auf das sich entwickelnde Gehirn des Grundschulkindes. Dabei wissen wir aus unserer Forschung, dass viele dieser Kinder mit einer ausgeprägten ADHS-Symptomatik vielfältige traumatische Erfahrungen erlitten haben, ebenso ihre Mütter. Kinder mit dieser Symptomatik haben überzufällig häufig Beziehungstraumatisierungen – emotionale Traumatisierungen – erfahren. Je häufiger und je mehr solcher Traumatisierungen bis zum Grundschulalter vorkamen, umso ausgeprägter ist, so zeigt unsere Erfahrung, auch die ADHS-Symptomatik. Alle von uns untersuchten Kinder mit einer ADHS-Symptomatik (Jungen im Grundschulalter zwischen 6 und 9 Jahren) waren bindungsunsicher an ihre Mütter gebunden (Vuksanovic 2015; Vuksanovic et al. 2014, 2015).

Zweifelsohne hat Methylphenidat, wenn es wirkt, einen sehr ausgleichenden und beruhigenden Effekt auf die ADHS-Kinder. Es kommt allerdings durch die Gabe der Psychostimulanz zu keiner Heilung im Gehirn, sondern nur zu einer Symptomveränderung. Sobald das Medikament abgesetzt wird, etwa an Wochenenden oder während der Ferienzeiten, gibt es manchmal einen Rebound-Effekt, d.h. die Symptomatik ist umso ausgeprägter. Viele Kinder nehmen über Jahre, manchmal in steigender Dosis Psychostimulanzien ein.

Die Nebenwirkungen dieser Psychostimulanzien sind erheblich; es seien hier nur Wachstumsstörungen, Appetitmangel, Veränderungen des Pulses, des Blutdrucks, bis hin zu psychotischen Symptomen bei übermäßiger Dosierung erwähnt. Wie sich die Dauergabe von Psychostimulanzien über Jahre auf die gesamte Gehirnentwicklung auswirkt, ist noch offen. Die Langzeiteffekte sind noch nicht genau abzuschätzen, so dass noch unbekannte Risiken für die langfristige Entwicklung der Kinder bis ins Erwachsenenalter hinein nicht auszuschließen sind.

Kinder mit einer ADHS-Symptomatik könnten bindungsorientiert behandelt werden, wenn ihre Bindungsgeschichte und auch traumatische Erfahrungen der Kinder selbst sowie der Bindungspersonen in den Fokus der Behandlung gerückt würden. Eine solche Behandlung würde sich ganz an dem von uns entwickelten ADHS-Modell (Vuksanovic & Brisch 2010) ausrichten und sowohl Gen-Umwelt-Interaktionen als auch Bindungserfahrungen als wesentlich berücksichtigen.

**Beispiel: Diagnostik und Therapie bei einem Jungen mit ADHS**

Mario war 8 Jahre alt, der jüngste von drei Jungen, seine Geschwister waren 10 und 14 Jahre alt. Er besuchte die zweite Klasse der Grundschule. Er wurde erst mit 7 Jahren eingeschult, weil er bereits im Kindergarten erhebliche Verhaltensauffälligkeiten im Sinne von Hyperaktivität und einer Aufmerksamkeitsstörung gezeigt hatte. Er war bereits damals medikamentös mit Stimulanzien behandelt worden. Diese nahm er auch aktuell während der Schulzeit ein, aber nach Einschätzung der Lehrerin verschlimmerte sich seine Symptomatik zusehends, so dass sie den Eltern, Herrn und Frau P., geraten hatte, psychotherapeutische Hilfe oder eine Beratung in einer Erziehungsberatungsstelle aufzusuchen.

Eigentlich war Mario im Klassenverband nicht zu führen, so sagte die Lehrerin, da er ständig aufsprang, durch die Klasse rannte, andere Kinder beim Arbeiten störte, sich auch auf keine Aufgabe länger als einige wenige Minuten konzentrieren konnte. Er wirkte auf die Lehrerin, als ob er ständig »unter Strom« stünde. Die ersten beiden Schulstunden konnte die Lehrerin ihn meistens noch durch einen sehr intensiven Eins-zu-eins-Kontakt »eingrenzen und strukturieren«. Nach der großen Pause, in der 3. und 4. Unterrichtsstunde, war er eigentlich »nicht mehr zu halten«, wie sie sagte.

Daher wurde er auch öfter vorzeitig nach Hause geschickt; die Lehrerin rief dann die Eltern an, die informiert wurden, dass Mario wegen seiner Verhaltensschwierigkeiten aus dem Klassenverband herausgenommen wurde und jetzt auf dem Nachhauseweg war. Dies war vor allem für die Mutter schwierig, weil sie dann sicherstellen musste, dass Mario zu Hause ankam; denn es konnte auch vorkommen, dass er nicht auf direktem Weg nach Hause ging, sondern zuerst einige Zeit durch die Innenstadt bummelte und in das eine oder andere Geschäft ging. So hatte sie über längere Zeit gar nicht davon erfahren, wenn Mario den Unterricht frühzeitig hatte verlassen müssen – schon gar nicht von Mario!

Die Lehrerin hatte große Sorge, dass Mario auf Dauer nicht im Klassenverband verbleiben und nicht beschulbar sein könnte, vielmehr auf eine Schule für Kinder mit sozial-emotionalen Lernschwierigkeiten wechseln müsste; seine Leistungen zeigten zwar eine gute, durchschnittliche Intelligenz, aber er konnte aufgrund seiner Verhaltensschwierigkeiten in der Regelschule weder ausreichend gefördert noch emotional strukturiert und gehalten werden.

Der Lehrerin fiel auf, dass Mario dann bereit war, sich zu konzentrieren und längere Zeit an seinem Platz sitzen zu bleiben, wenn er in der ersten Bank saß, direkt mit Blick- und Körperkontakt zur Lehrerin – diese legte ihm öfters ihre Hand auf die Schulter, wenn er unruhig wurde –, so dass er mit ihr emotional verbunden war. Nur so konnte ihn die Lehrerin beim Lernthema »halten«. Musste sie sich dagegen mit einem anderen Kind beschäftigen oder etwas an die Tafel schreiben und so den Schülern den Rücken zuwenden, dann musste sie damit rechnen, dass Mario von seinem Platz aufstand und andere Schüler provozierte oder störte, so dass viel Unruhe in der Klasse entstand.

Mario war nicht ihr einziger schwieriger Schüler, es gab noch zwei weitere Jungen, die ähnliche Auffälligkeiten zeigten, so dass die Lehrerin mit 28 Kindern in ihrer Klasse – davon drei schwierige hyperaktive Jungen – oft an ihre Grenzen kam. Die Tage in der Schule bedeuteten für sie immer wieder emotionalen Stress und sie erlebte sich aggressiv angespannt, wie sie mir bei unserem telefonischen Austausch über das Verhalten von Mario und die Klassensituation freimütig berichtete.

Die Mutter, Frau P., kam auf Anraten der Lehrerin schließlich zusammen mit Mario zu mir in die kinderpsychosomatische Ambulanz. Mario war für sein Alter groß, hatte blonde Haare, dunkelbraune Augen. Während des ersten Kontaktes sah er sich im Zimmer um und wirkte abwechselnd neugierig und interessiert – was sollte bei mir jetzt passieren? – und gelangweilt, abgelenkt, wobei er mich ignorierte. Er trat wie nebenbei mit mir in Kontakt, indem er mich beiläufig fragte, wie lange »es« – er meinte unseren Termin – bei mir dauern würde, denn er wolle noch zu seinen Freunden. Ich erlebte ihn als skeptisch, kritisch, auch ablehnend bis vorwurfsvoll; während seine Mutter schilderte, warum sie gekommen waren, unterbrach er sie kurz, um die Frage »einzustreuen«, ob sie denn nicht jetzt nach Hause gehen könnten, er finde es bei mir zu »blöd«. Er stand dann auf, ging durch den Raum, versuchte eine Schranktür zu öffnen, dann eine Schublade aufzuziehen.

Daraufhin setzte ich ihm eine Grenze und bat ihn, wieder Platz zu nehmen, was ihm offensichtlich schwerfiel. Er wurde noch angespannter, ärgerlicher und begann, mit seinen Fingern auf dem Tisch herumzutrommeln. Frau P. und ich versuchten, unser Gespräch fortzusetzen, was uns aber durch Marios Stören nur schwer gelang. Wir waren beide immer wieder abgelenkt und Mario mussten teilweise von mir, teilweise von der Mutter Grenzen gesetzt werden, da seine »Trommelspiele« immer lauter wurden.

Als ich Mario fragte, warum er glaube, dass die Mutter mit ihm zu mir gekommen sei, sagte er: »Damit ich in der Schule besser werde«. Seine Leistungen waren in der zweiten Klasse sehr abgefallen, die Noten in den letzten Wochen immer schlechter geworden: Wegen fehlender Konzentration und Aufmerksamkeit gelang es ihm oft nicht mehr, die Hausaufgaben fertigzustellen, Klassenarbeiten vollständig abzugeben. Das bedrückte ihn, wie er selbst sagte, und er wünschte sich, wieder bessere Noten zu schreiben. Schließlich fügte er hinzu, er wünsche sich auch, mit seinen Freunden wieder besser spielen zu können.

Er berichtete dann selbst, dass die Freunde ihn ärgern würden, ihn nachmittags auf dem Spielplatz von Spielen ausschlössen. Es sei auch schon zu handgreiflichen Auseinandersetzungen gekommen, in denen er von den Mitschülern ausgelacht oder gehänselt worden war, weil er sich etwa beim Fußballspiel, wenn er in eine Mannschaft aufgenommen worden war, schlecht konzentrieren konnte und manchmal wie abwesend war. Damit schadete er seiner Mannschaft natürlich mehr, als dass er ihr nützte.

Frau P. berichtete, die Situation mit Mario in der Schule sei so nicht mehr tragbar, und zu Hause gebe es zwischen ihm und seinen beiden älteren Brüdern oft heftige Auseinandersetzungen. Manchmal würden sich die Geschwister schlagen, aber das sei zwischen drei Jungs ja wohl normal. Mario leide oft darunter, dass er der Jüngste sei und sich den älteren Brüdern immer »anpassen und unterwerfen« müsse.

Schon im Kindergarten sei sein Verhalten problematisch gewesen, damals sei er aber auch in einer schwierigen Gruppe gewesen, in der die Erzieherinnen in seinem letzten Jahr dort

mehrfach gewechselt hätten. Als er fünf Jahre alt war, hätte er im Kindergarten seine Lieblingserzieherin Sabine »verloren«. Diese habe wegen interner Schwierigkeiten und Spannungen das Kindergartenteam gewechselt und den Kindergarten schließlich ganz verlassen. Mario habe immer wieder nach ihr gefragt, und sie sehr vermisst, noch heute trauere er ihr nach. Er sei dann phasenweise nicht mehr gern in den Kindergarten gegangen, wäre am liebsten zu Hause geblieben und hätte dort gespielt. Aber sie, die Eltern, hätten darauf bestanden, dass er morgens regelmäßig in seine Kindergartengruppe ging. Sabine hätte ihm offensichtlich im Kindergarten emotionale Unterstützung und Orientierung gegeben und sei auch deshab sehr wichtig für ihn gewesen.
In jener Zeit habe sie, Frau P., auch wenig Zeit für ihn gehabt, die Atmosphäre in der Familie sei insgesamt sehr angespannt gewesen, weil die Großmutter (Frau P.s Mutter) einen Schlaganfall erlitten hatte. Sie habe sich kurzfristig nach der Entlassung aus der Rehabilitationsklinik noch selbst versorgen können, dann habe man allerdings einen Heimplatz für sie suchen müssen, weil sie doch mit allem überfordert gewesen sei. Frau P. hatte nicht damit gerechnet, dass ihre Mutter mit 70 einen Schlaganfall haben könnte: Sie sei noch so fit gewesen, sowohl geistig als auch körperlich. Übergangsweise habe die Großmutter bei ihnen, Familie P., zu Hause gewohnt, da sie dringend Hilfe und Pflege benötigte und man sie nicht mehr alleine lassen konnte. Damit die Großmutter bei der Familie aufgenommen werden konnte, musste Mario sein »Zimmer hergeben«, die drei Jungen hätten dann mehrere Wochen zu dritt in einem Zimmer »gehaust«. Während dieser Zeit sei sie, Frau P., so stark mit ihrer Mutter, mit der Planung der Heimunterbringung und der Besichtigung von Heimen beschäftigt und mit allem vollkommen überfordert – gewesen, dass sie für alle anderen in der Familie, besonders aber für Mario, der in jener Zeit sehr anhänglich gewesen sei, keine Zeit mehr gehabt habe. Die »ganze Geschichte« mit ihrer Mutter habe sie emotional so mitgenommen, dass sie eigentlich selber Unterstützung gebraucht hätte.
In jener Zeit war Mario im Kindergarten »noch unerträglicher«

geworden. Die Mutter bekam häufig Anrufe, weil Mario aggressiv sei, andere Kinder provoziere; seine fehlende Konzentration bei gemeinsamen Gruppenaktivitäten und auch seine Hyperaktivität seien damals das kleinere Problem gewesen. Sie habe Mario bereits zu jenem Zeitpunkt beim Kinderpsychiater vorgestellt, der dann die Diagnose ADHS gestellt und mit einer medikamentösen Behandlung begonnen habe. Seitdem nehme Mario regelmäßig – mit teilweise steigender Dosierung – dieses Medikament ein, so dass er am Vormittag phasenweise auch ruhiger sei. Die Wirkung seien jedoch nicht jeden Vormittag gleich, es gebe »gute und schlechte Tage«.

Mario war vier Wochen vor dem errechneten Termin geboren worden, er war eine Frühgeburt gewesen. Er wurde noch vier Wochen im Inkubator gepflegt, da es zu einigen »Komplikationen« gekommen war: Welche genau das waren, konnte die Mutter nicht mehr sagen. Sie erinnerte sich aber genau daran, wie sie Mario immer am Inkubator und später im Wärmebett besucht und auf den Tag hingefiebert hatte, an dem sie ihn endlich mit nach Hause nehmen konnte.

Zu Hause fühlte sie sich mit ihrem Kind dann vollkommen überfordert und allein gelassen. Marios Vater, Herr P., hatte einige Monate zuvor in einer Firma eine neue Stelle angetreten, mit der eine umfangreiche Außendiensttätigkeit verbunden war, so dass er jetzt oft frühmorgens losfuhr und erst spät abends wiederkam. Die Versorgung der Familie, des frühgeborenen Mario, die Betreuung der beiden älteren Brüder: Dies alles bedeutete für Frau P. damals eine völlige Überforderung, wie sie jetzt, rückblickend, unumwunden zugab. Sie habe versucht, alle so gut wie möglich zu versorgen, aber dies sei ihr »nur recht und schlecht« gelungen. Sie habe Mario häufig weinen lassen müssen, weil sich die beiden Brüder heftig gestritten hätten, so dass sie bei ihnen immer wieder nach dem Rechten schauen musste; besonders die Nachmittage, wenn alle Kinder zu Hause waren, seien sehr aufreibend gewesen.

Mario sei im ersten Lebensjahr ein »Schreibaby« gewesen, er habe sich schlecht beruhigen lassen, habe viel geweint, phasenweise schlecht getrunken, besonders Infekte hätten ihm sehr zugesetzt. Dann habe sie als Mutter sehr viel Geduld benötigt, um ihn zu versorgen, oftmals sei sie aber auch überfordert und gestresst gewesen und haben einfach resigniert, ihn manchmal auch ohne ausreichendes Essen ins Bett gelegt, weil sie es nicht mehr geschafft hätte, stundenlang neben ihm zu sitzen und ihn zu füttern. Er sei damals ein sehr langsamer Esser gewesen, was sie vollkommen verrückt gemacht habe. Sie habe oft gedacht, es sei besser, ihn jetzt ins Bett zu legen, bevor sie vollkommen ausraste und »für nichts mehr hätte garantieren können«.

Aus bindungsdynamischer Sicht hatte Mario einen schwierigen Start ins Leben – als Frühgeburt, mit einer sehr emotional und auch rein organisatorisch ausgesprochen belasteten Mutter, die damals ihrerseits Unterstützung benötigt hätte. Die frühkindliche Entwicklung der ersten Lebensjahre war daher von einer weniger feinfühligen Begleitung Marios geprägt: Auf seine Signale und emotionalen Bedürfnisse war oft nicht eingegangen worden und er hatte sogar Vernachlässigung erlebt. Als er dann in den Kindergarten kam, schien er sich – durch die Erzieherin Sabine als verlässliche Bindungsperson – sehr gut stabilisiert zu haben. Als Sabine dann den Kindergarten verließ und er damit seine Bindungs- und Bezugsperson verlor, wurde Mario erstmals übermäßig auffällig, so dass schließlich eine Behandlung mit Methylphenidat zur »Beruhigung« – wie die Mutter sagte – notwendig erschien, um Mario weiter in der Gruppe zu halten. In jener Zeit hätte Mario die Unterstützung der Mutter benötigt, diese war aber sehr mit sich und der Versorgung der Großmutter beschäftigt, so dass Mario auch in dieser Zeit keine ausreichend feinfühlige Beantwortung seiner Signale erfuhr. Es ist daher nicht verwunderlich, dass Mario trotz medikamentöser Behandlung im Kindergarten entsprechend schwierig, d.h. nur sehr schwer zu steuern und zu strukturieren war.

Diese Problematik verschärfte sich, als Mario in die Schule kam. In der noch viel größeren Gruppe und in einer Situation, in der motorische Ruhe und Konzentration von ihm verlangt wurden, war er in seinen Möglichkeiten, Motorik und Affekte zu steuern und selbst zu regulieren, vollkommen überfordert. Als dann in der zweiten Klasse noch zusätzliche Leistungsanforderungen hinzukamen, verstärkte sich die Überforderung – nicht wegen fehlender Intelligenz, sondern wegen einer fehlenden Affekt- und Motoriksteuerung. Seine Fähigkeiten zur Selbststeuerung von Affekten waren nicht ausreichend entwickelt, weil die frühkindliche Entwicklung und auch spätere Phasen nicht ausreichend dazu gedient hatten, ihm diese Fähigkeiten in einer hilfreichen Bindungsbeziehung zu vermitteln.

Als wir mit Mario zur Bindungsdiagnostik das Geschichtenergänzungsverfahren (Gloger-Tippelt & König 2009) durchführten, zeigte sich, dass er an die Mutter ambivalent und an seinen Vater vermeidend gebunden war.

Bei diesem Verfahren zur Bindungsdiagnostik im Grundschulalter sitzt der Untersucher mit dem Kind an einem Brett mit kleinen Puppenspielfiguren und Möbeln aus dem Puppenhaus. Mit den Figuren spielt der Untersucher jeweils den Anfang von bindungsrelevanten Geschichten (z.B.: ein Kind hat sich das Knie verletzt); diese Geschichten müssen dann von dem Kind ergänzt und zu Ende gespielt werden. Aus der Gestaltung des Spiels und den Antwortgeschichten, die das Kind zur vom Untersucher begonnenen Geschichte ergänzt, kann man valide Rückschlüsse auf das innere Arbeitsmodell von Bindung des Kindes ziehen.

Die ambivalente Bindung an seine Mutter hatte sich bei Mario entwickelt, weil er von ihrer Seite widersprüchliche Signale – Unterstützung wie Zurückweisung oder kein Eingehen auf seine Signale – erlebt hatte, was es ihm zweifelsohne schwermachte, konstant sich selbst zu regulieren und seine Affekte zu steuern. So genügten jetzt, in der Schule, wenige Außenreize und eine leichte innere emotionale Erregung, um ihn abzulenken, so dass er aufsprang, durch die Klasse rannte, andere Kinder provozierte – und eben auf diese Weise seine inneren Spannungen abreagierte.

Aufgrund der Diagnostik und der Entwicklungsgeschichte war klar, dass die beeinträchtigte frühkindliche Entwicklung von Mario eine Nachreifung in einer kinderpsychotherapeutischen

Behandlung erforderlich machte, um so eine emotionale Weiterentwicklung zu ermöglichen; unter den jetzigen Bedingungen war Mario nicht weiter in der Regelschule beschulbar. Aufgrund der Bindungsdynamik und der stressvollen Erfahrungen, die Mario gemacht und noch nicht ausreichend verarbeitet hatte, und wegen der fehlenden Entwicklung zur Selbststeuerung von Motorik und Affekten wurde Mario und seinen Eltern eine kindertherapeutische Behandlung mit entsprechender Elternberatung empfohlen. Da es bei Mario nicht nur darum ging, durch verhaltenstherapeutische Maßnahmen seine Fähigkeiten zu verbessern, sondern auch die Verarbeitung von emotionalen Schwierigkeiten und Stressoren nötig war, wurde für ihn eine bindungsorientierte Kinderspieltherapie organisiert. Mario war anfangs sehr skeptisch, ob ihm diese Therapie werde helfen können; aber er war fasziniert und begeistert, dass jemand zweimal in der Woche für eine ganze Stunde für ihn allein Zeit haben sollte.
Die Probebehandlungsstunden nahm Mario erst skeptisch, dann mit immer größerer Begeisterung auf und kam schließlich sehr gerne zu den spieltherapeutischen Stunden bei einem männlichen Therapeuten. Dabei zeigte der Junge in seinem Spiel eine bisher von ihm nicht bekannte große Kreativität. Er hatte sehr viele Ideen, konnte seine inneren Welten und Phantasien sehr gut im Spiel ausdrücken, besonders die Möglichkeiten des Sandspiels nutzte er sehr ausgiebig.
In den spieltherapeutischen Stunden ging es über viele Wochen immer nur darum, dass Tiere, kleine Kinder, bedürftige Personen verletzt wären und niemand sie in ihren Signalen und ihren Bedürfnissen wahrnähme. Mario selbst schuf dann entsprechende Möglichkeiten zur guten Versorung. Er ließ sich auch dabei helfen, im Spiel gute Versorgungssituationen zu erfinden und mit seiner Phantasie auszuschmücken. Es war sehr schnell klar, dass Mario im jetzt sicheren therapeutischen Kontext seine eigenen Erfahrungen von »emotionaler Vernachlässigung« verarbeitete.
Nach wenigen Wochen berichtete die Mutter in den begleitenden Elterngesprächen, dass sich Mario – laut Lehrerin – in der Schule

jetzt länger konzentrieren könne, und auch zu Hause habe sich die Situation mit den Hausaufgaben etwas entspannt. Mario könne jetzt, wenn er wisse, dass er anschließend mit seinen Freunden spielen könne, längere Zeit an einer Hausaufgabe sitzen und diese auch abschließen. Er brauche dabei aber immer wieder die emotionale Unterstützung und Präsenz der Mutter, die diese ihm jetzt auch, wie wir das in den Elterngesprächen und der Beratung überlegt hatten, geben konnte.

Nach einem Jahr intensiver spieltherapeutischer Behandlung mit einer Frequenz von zwei Stunden pro Woche wurde es Mario möglich, die zweite Klasse abzuschließen; er konnte in die dritte Regelschulklasse der Grundschule versetzt werden. Er hatte bis zu diesem Zeitpunkt das Medikament weiter ununterbrochen genommen, da die Eltern große Bedenken hatten, die Medikation langsam abzusetzen. Weil sich Mario aber so gut stabilisiert hatte, dass er inzwischen auch an Gruppenaktivitäten und Gruppenaufgaben im Klassenverband teilnehmen konnte, wurde mit ihm und den Eltern überlegt, die Medikation doch langsam abzusetzen. Mario selbst fand, dies sei eine gute Idee, denn es sei ihm, wie er sagte, nicht angenehm, dass er »täglich Pillen schlucken« musste. Die Eltern machten zunächst während der Sommerferien einen Versuch, die Medikation unter Anleitung langsam »auszuschleichen«, und waren erstaunt, dass sie keine Veränderung in Marios Verhalten feststellten, als das Medikament zum Ende der Ferien ganz abgesetzt wurde. Dennoch waren sie sehr angespannt und aufgeregt, ob sich Mario ohne Medikation im nächsten Schuljahr in seiner Klasse steuern und regulieren könnte. Weil sie befürchteten, dass es zu erneuten größeren Schwierigkeiten kommen könnte, beschlossen wir, die ambulante Kinderpsychotherapie fortzusetzen. So konnte Mario beim Übergang in die neue Klasse gut unterstützt und begleitet werden. Es war ihm wichtig, dass die Mutter ihn weiter nachmittags bei den Hausaufgaben begleitete, für ihn Ansprechpartner war und zur Verfügung stand, dass er ihr die fertigen Hausaufgaben zeigen konnte. Er genoss sichtlich die emotionale Zuwendung und Präsenz der Mutter und ihr Lob; wenn er Aufgaben nicht gleich lösen konnte, benötigte er Ermutigung oder Hilfe und Erklärungen, die er inzwischen von der Mutter gut annehmen konnte.

Auf diese Weise wurde es möglich, dass Mario in der Grundschule verbleiben konnte, ein Wechsel in eine Sonderschule stand nicht mehr zur Debatte. Mario selbst veränderte sich nach Absetzen der Medikation: Er wurde aufgeschlossener, wacher, noch neugieriger, konnte sich bei allem Interesse aber jetzt viel besser konzentrieren und längere Zeit im Spiel einem Phantasieimpuls sowie einer Aufgabe in der Schulklasse folgen. Das frühere »Sprunghafte« an ihm, die Hektik und das »innere Getriebensein« waren verschwunden, so dass Mario in der Klasse wie zu Hause viel umgänglicher war, wie Frau und Herr P. in einem abschließenden Elterngespräch übereinstimmend berichteten.

In der abschließenden Bindungsdiagnostik zeigte sich, dass Mario zu seiner Mutter inzwischen eine sichere Bindungsbeziehung entwickelt hatte, die Bindung zu seinem Vater war weiterhin vermeidend. Herr P. war auch nur zu ganz wenigen Elterngesprächen mitgekommen, wobei es unklar blieb, ob dies nur mit seiner beruflichen Außendiensttätigkeit zu erklären war oder ob der therapeutische Prozess ihm auch selbst Angst machte und er deswegen die Gespräche mied.

Dieses Beispiel zeigt, wie sehr die AHDS-Symptomatik mit der fehlenden Entwicklung von motorischer und affektiver Selbstregulation einhergeht; wenn bindungsdynamische Faktoren in der Biografie und Anamnese erfragt und beachtet werden, kann eine AHDS-Symptomatik sehr leicht als Entwicklungsproblematik erkennbar werden. Aus diesem Grunde ist eine kinderpsychotherapeutische Behandlung, in welcher der Therapeut als weitere Bindungsperson emotional erlebt wird und mit ihm neue emotionale Erfahrungen im Sinne einer sicheren Bindung gemacht werden können, von großem Gewinn. Auf diese Weise wird es sogar möglich, langjährige medikamentöse Behandlungen zu beenden und einen emotionalen Reifungsprozess auf den Weg zu bringen. Die Beratung der Eltern über die Entstehung der ADHS-Symptomatik und ihre Miteinbeziehung in den therapeutischen Prozess sind von großer Bedeutung. Das Beispiel zeigt, wie eine Mutter doch zur sicheren Bindungsperson werden kann, auch wenn der Start so schwierig war. Die Mutter aus unserem Beispiel, Frau P., war hierüber sehr glücklich!

# Schlafstörungen

Die Entwicklung eines gesunden, ungestörten Schlafes ist eine wesentliche Voraussetzung für eine gesunde körperliche und seelische Entwicklung. Schlafstörungen, Unterbrechungen des Schlafs, Schwierigkeiten mit dem Einschlafen, frühzeitiges Aufwachen, Angst- und Alpträume während der Nacht und damit gestörte Schlafepisoden beeinträchtigen die Ruhe- und Erholungsphasen eines Kindes, so dass hierdurch eine eigene Stressbelastung entsteht. Grundschulkinder sitzen dann müde in der Klasse, können dem Unterricht nicht folgen, schlafen sogar im Unterricht ein.

Für Säuglinge im ersten Lebensjahr ist es relativ typisch, dass sie mehrfach in der Nacht aufwachen, weil sie Hunger haben und gefüttert werden müssen. Im zweiten Lebensjahr können Kinder unter gehäuft auftretenden alptraumartigen Nachtschreck-Episoden (Pavor nocturnus) leiden, die sie aufwachen lassen. Diese Alpträume dienen typischerweise dazu, dass die Kinder wichtige emotionale Inhalte und Erfahrungen aus Erlebnissen des Tages verarbeiten können. Diese Nachtschreckalpträume mit ängstlichem Erwachen sind auch noch für das Kindergartenalter typisch; dagegen würde man im Grundschulalter erwarten, dass das Kind längere Schlafphasen hat bzw. durchschläft und nur selten von Alpträumen geplagt wird, die es nachts am durchgehenden Schlaf hindern oder aufschrecken lassen.

Wachsen Kinder unter emotionaler Deprivation, Vernachlässigung auf oder haben sie wegen familiärer Belastungen und Schwierigkeiten dauernd Ängste, entwickeln sie kein sicheres Bindungsmuster. Daher fällt es ihnen schwer, sich abends von den Eltern zu verabschieden, sich zu trennen und sich in den Schlaf fallen zu lassen. Sie haben keine emotionale Sicherheit – kein Urvertrauen –, dass ihnen eine Bindungsperson zu Verfügung steht, wenn sie nachts aufwachen, und sie dann trösten wird. Kinder können sich nur dann gut in den Schlaf verabschieden, wenn sie innerlich die emotionale Sicherheit haben, dass sie bei nächtlichen angstvollen Zuständen getröstet und ihre Ängste von einer Bindungsperson beruhigt werden. Nur dann, wenn sie dies verinnerlicht haben, können sie ruhig ein- und durchschlafen.

Im Grundschulalter sollte die Trennungsphase zum Einschlafen kein größeres Problem mehr sein. Wir würden erwarten, dass das Kind bereits ein so sicheres emotionales Arbeitsmodell von Bindung verinnerlicht hat, dass es sich abends problemlos fürs Bett fertig machen und dann mit einem Gute-Nacht- und Schlafritual von seinen Bindungspersonen verabschieden kann. Viele Kinder im Grundschulalter lieben es, wenn ihnen zum Einschlafen noch vorgelesen wird. Sie genießen den individuellen Kontakt mit der Bindungsperson während des Vorlesens, so dass sie oftmals dabei in einen entspannteren Zustand geraten und manchmal schon während des Vorlesens oder kurz danach einschlafen. Manche Kinder lieben es auch, selbst noch etwas für sich alleine in einem Buch zu schmökern oder ein Hörspiel anzuhören, um so die Einschlafphase zu überbrücken.

Natürlich sollten die Bücher, mit denen sich Kinder zum Einschlafen beschäftigen, nicht so aufwühlend und spannend sein, dass die Kinder aufgrund der Bilder und Phantasien, vielleicht sogar Ängste, die durch das Vorlesen oder Lesen angeregt werden, dann nicht mehr einschlafen können. Es wäre aber nicht mehr altersgerecht, wenn ein Schulkind erwarten würde, dass seine Mutter noch neben seinem Bett sitzt, ihm die Hand hält und so lange im Zimmer bleibt, bis es eingeschlafen ist. Die Existenz kleiner Hilfsmöglichkeiten – ein Schlaflicht, eine Tür, die einen Spalt weit offen ist, damit das Kind bei Bedarf die Bindungsperson herbeirufen kann, die Möglichkeit, selbst in der Nacht aufzustehen und sich Hilfe bei den Bindungspersonen zu holen – spricht dafür, dass das Arbeitsmodells einer sicheren Bindung mit den entsprechenden Bindungspersonen, etwa den Eltern, vom Kind verinnerlicht ist.

Bindungsvermeidende Kinder würden es bevorzugen, wenn sie

alleine einschlafen können, die Anwesenheit des Erwachsenen wirkt auf sie eher störend. Noch auffälliger ist, dass sie in der Nacht, wenn sie Angst haben, eher nicht aufstehen, um die Bindungsperson zu suchen; dies ist zwar für die Erwachsenen sehr angenehm, weil sie in ihrem eigenen Schlaf nicht gestört werden, entspricht aber nicht den Gegebenheiten der Evolution. Ein bindungssicheres Kind würde die Eltern nachts aufsuchen, wenn es von Angst und Alpträumen geplagt wird. Ein bindungsvermeidendes Kind hat die Erfahrung gemacht, dass es mit seiner Angst nicht ernst genommen oder zurückgewiesen wird, so dass es nach einiger Zeit, etwa im Grundschulalter, schon gar nicht mehr aufsteht, um die Erwachsenen zu suchen. Es versucht vielmehr, mit seiner Angst auf irgendeine Weise selbst zurande zu kommen und diese eher zu verdrängen, nicht wahrzunehmen oder durch dissoziative Prozesse abzuspalten.

Bindungsunsicher-ambivalente Kinder würden im Grundschulalter eher größere Schwierigkeiten zeigen, sich zu trennen; sie brauchen noch mehr Rückversicherung, wollen die Eltern länger am Bett sitzen haben, stehen immer wieder gerne auf, wollen etwas trinken, müssen beobachten, ob die Bindungspersonen tatsächlich im Haus sind. Wenn die Eltern weggehen und ihr Grundschulkind durch einen bekannten Babysitter versorgen lassen wollen, so ist dies mit größeren Schwierigkeiten und Ängsten verbunden und braucht eine längere Zeit der Versicherung, dass die Eltern wiederkommen werden, und der Eingewöhnung.

Kinder mit desorganisierter Bindung oder Bindungsstörungen haben ein inneres Arbeitsmodell, das selbst schon durch viele Ängste und Unsicherheiten geprägt ist. Womöglich wurden die traumatischen Erfahrungen der Eltern verinnerlicht, etwa dass diese selbst nachts von Ängsten geplagt und überwältigt werden. Hinzu kommen kann die Erfahrung, dass das Kind vielleicht schon bis zum Grundschulalter Gewalt und Übergriffe zwischen den Bindungspersonen – etwa den Eltern – erlebt hat. Wenn solche Auseinandersetzungen nachts stattgefunden haben, haben sie in besonderem Maße Angst verursacht, so dass das Kind in der Regel keinen durchgehenden, ungestörten Schlaf hatte. Im Gegenteil, solche Erfahrungen führen dazu, dass Kinder für Schlafstörungen prädestiniert sind;

wenn sie einzuschlafen versuchen, werden sie von ihren Erfahrungen überwältigt. Sie befürchten entsprechende Ängste, die immer wieder in der Nacht als Flashbacks und innere Bilder mit Erinnerungen und unangenehmen Körpersensationen auftauchen könnten.

Es ist typisch für traumatisierte Menschen, so auch für traumatisierte Grundschulkinder, dass sie von Schlafstörungen geplagt sind. Dies sind meist Einschlafstörungen, können aber auch Alpträume sein, die flashbackartig immer wieder bestimmte Bilder und Sequenzen, die den Kindern Angst machen, wiederholen und ihren Schlaf stören; die Kinder wachen dann nass geschwitzt und voller Angst aus dem Schlaf auf, manchmal verbunden mit Schreiattacken. Wenn Kinder unter dieser extremen Form von Schlafstörungen leiden, bedingt durch frühere traumatische Erfahrungen – besonders im Kontext von Bindungstraumatisierungen –, benötigen sie dringend Hilfe und eine Psychotherapie, damit sie lernen, wie es sich anfühlt, emotional sicher zu sein. Das Gefühl emotionaler Sicherheit ist aber, wie schon angedeutet, eine Grundvoraussetzung, um sich dem Schlaf anzuvertrauen und entspannt ein- und durchzuschlafen. Sichere Bindung und ein gesunder, entspannter Schlaf einerseits sowie Bindungstraumatisierungen und Schlafstörungen andererseits sind also im Grundschulalter eng miteinander verbunden (Brisch 2007a).

**Beispiel: Mädchen mit einer Einschlafstörung und immer wiederkehrenden Alpträumen**

Maya war ein 10-jähriges Mädchen mit kurzen rotbraunen Haaren, Sommersprossen und blauen Augen. Sie wirkte auf den ersten Blick sympathisch, schaute mich im Erstgespräch mit fragenden Augen an, die eine Mischung aus Neugier, Skepsis und ängstlicher Vorsicht auszudrücken schienen.

Ihre Mutter, Frau R., war mit Maya zu uns in die kinderpsychosomatische Beratung geschickt worden, weil das Mädchen seit einem Jahr kontinuierlich unter Einschlafstörungen und Alpträumen litt. Maya konnte seit einem Jahr nicht mehr alleine einschlafen. Die Mutter musste immer bei ihr am Bett sitzen, ihr die Hand halten; jede Nacht wachte das Kind mehrmals auf, hatte

Alpträume, schrie, war schweißgebadet, konnte dann auch von der Mutter kaum getröstet werden. Wenn Maya in ihrem eigenen Bett einschlief, was nur selten vorkam, kam sie nach dem ersten Aufwachen mit einem Alptraum sowieso zur Mutter und legte sich zu ihr ins Bett; sie konnte anscheinend nur in ganz engem Körperkontakt mit der Mutter ein- und durchschlafen. Sie wollte dann von der Mutter im Arm gehalten werden, kuschelte sich ganz eng an sie und brauchte trotzdem auch in dieser Position noch manchmal eine ganze Stunde, bis sie wieder einschlief. Es konnte vorkommen, dass sie in der Nacht zwei- bis dreimal schreiend aus einem Alptraum aufwachte.

Sie selbst berichtete der Mutter, dass dieser Alptraum immer wieder ähnlich ablaufe: Ein Tiger schleiche sich zu ihr ins Zimmer, er sei groß, gewaltig, stark und bewege sich ganz leise. Sie wache dann auf, weil sie seinen Atem spüre, und wenn sie die Augen aufschlage, sehe sie seine großen gefährlichen Augen. Sie bekomme dann einen riesigen Schreck, schreie laut los und schlage um sich, weil sie denke, der Tiger werde sie gleich fressen und sie sei tot. Sie habe Panik, Todesangst, wisse sich keinen Ausweg mehr und könne dann auch nicht mehr gut einschlafen, weil sie befürchte, der Tiger könne jederzeit zurückkommen. Sie würde sich so wünschen, dass jemand den Tiger aus ihrem Kopf vertreiben könne, damit sie endlich einmal eine Nacht ruhig schlafen könne.

Maya lebte bei ihrer alleinerziehenden Mutter, sie war Einzelkind. Frau R. war tagsüber in einem kaufmännischen Beruf tätig; sie hatte, wie sie selbst sagte, zu ihrer Tochter Maya eine enge Beziehung.

Frau R. war ungeplant schwanger geworden und ihr damaliger Partner, Mayas Vater, hatte sie noch vor der Geburt verlassen. Dieser hatte bereits eine Familie mit mehreren Kindern und wollte kein weiteres Kind aus diesem »Seitensprung«. Obwohl Frau R. wusste, dass die Beziehung mit Mayas Vater nichts Dauerhaftes war, war sie seinerzeit, während der Schwangerschaft, sehr enttäuscht gewesen und hatte sich tief verletzt und gekränkt gefühlt, als der Mann die Beziehung beendet hatte. Sie hatte damals kurzfristig eine Psychotherapie begonnen, diese aber nach der Entbindung, die komplikationslos verlaufen und zum Termin erfolgt war, nicht fortgesetzt. Sie war von der Versorgung des Säuglings und davon, dass Maya ständig herumgetragen werden wollte, so in Anspruch genommen und auch »ausgelaugt«, dass sie die Kraft und Energie nicht mehr aufbrachte, einen Babysitter zu organisieren, um Maya allein lassen und die Psychotherapie fortsetzen zu können.

Ihre Depression, unter der sie damals schon während der Schwangerschaft gelitten hatte, habe, so sagte Frau R., auch nach der Geburt noch weiter bestanden; sie habe Maya bis zum 8. Lebensmonat gestillt, schließlich nach dem Abstillen Antidepressiva eingenommen und sei wegen Depressionen weiterhin über drei Jahre in psychiatrischer Behandlung gewesen. Die medikamentöse Behandlung und die Gespräche mit dem Psychiater hätten ihr so weit geholfen, dass sie nach einer dreijährigen Elternzeit wieder mit einer Halbtagsbeschäftigung in ihrem alten Beruf gearbeitet habe, als Maya in den Kindergarten gegangen sei.

Maya sei immer ein fröhliches, aufgewecktes Kind gewesen, neugierig, gut in sozialen Kontakten. Sie habe im Kindergarten schnell Freunde gefunden und sei dort sowohl bei den Kindern als auch bei den Erzieherinnen sehr beliebt gewesen. Sie, Frau R., sei als Mutter sehr stolz darauf gewesen, eine so clevere und aufgeweckte Tochter zu haben, obwohl der Start mit der Schwangerschaft und dem ersten Lebensjahr so schwierig gewesen sein. Ihre Eltern hätten sich scheiden lassen, als sie acht Jahre alt war. Sie habe damals sehr darunter gelitten, ihren Vater nicht mehr zu sehen, und habe sich geschworen, alles definitiv anders und besser zu machen als ihre Eltern. Umso enttäuschter und verzweifelter sei sie damals während der Schwangerschaft gewesen, als sie realisierte, dass sich ihr eigenes Schicksal zu wiederholen drohte.

Als Maya 6 Jahre alt war, habe sie, Frau R., langsam »ihre Fühler wieder ausgestreckt«, um zu sehen, ob sie nicht doch noch einen Partner finden könnte. Sie sei damals ja erst 36 Jahre alt gewesen. Schließlich habe sie über das Internet einen netten Partner kennengelernt, der geschieden war und ebenfalls eine neue Beziehung suchte. Man habe sich von Anfang an gut verstanden, besonders gut habe ihr gefallen, dass sich dieser neue Partner auch um Maya kümmerte, sich auf sie bezog, gerne mit ihr spielte; der Traum von einer heilen Familie mit Vater, Mutter, Kind schien sich für sie doch noch zu verwirklichen.

Maya selbst hatte zu ihrem leiblichen Vater keinen Kontakt mehr, der zwar seine Unterhaltszahlungen regelmäßig leistete, aber ansonsten mit seiner Tochter keinen Kontakt haben wollte. Interessanterweise hatte Maya auch nie länger oder intensiver nach ihrem leiblichen Vater gefragt, sondern schien in der Beziehung zu ihrer Mutter ausreichend emotionale Stabilität und Sicherheit gefunden zu haben, um gut aufwachsen zu können. Als der neue Freund der Mutter, Fred, ins Haus kam und dort einzog, schien sie überglücklich zu sein und »himmelte« den neuen Partner der Mutter geradezu an. Sie wollte jede freie Minute mit ihm verbringen, tat alles, um ihm zu gefallen, ja, manchmal schien es der Mutter so, als wären beide, Mutter und Tochter, gleichermaßen in Fred verliebt. Fred war bezaubernd, charmant, hilfsbereit, emotional genauso, wie die Mutter sich das immer gewünscht und vorgestellt hatte.

Zwei Jahre später, im Alter von 8, begann Maya plötzlich immer zickiger und komischer zu werden. Sie entwickelte Symptome, begann nachts einzunässen, so dass die Mutter mit ihr schließlich zum Kinderarzt und Urologen ging, um organisch abklären zu lassen, warum sie mehrfach in der Woche, jetzt regelmäßig, einnässte. Erst im Laufe der Untersuchung erzählte Maya der Mutter, sie wolle nicht mehr, dass Fred abends zu ihr ins Zimmer komme. Die Mutter verstand diese Botschaft erst nicht, weil es für sie sehr selbstverständlich und normal war, dass sowohl sie als auch Fred sich von Maya abends verabschiedeten und manchmal noch längere Zeit im Zimmer blieben, um Maya vorzulesen, was sie ausgesprochen liebte.

Sowohl die Mutter als auch Fred hatten jeweils ein eigenes Vorlesebuch für Maya, und beide schienen sich rührend um das Mädchen zu kümmern. Dass Fred, wenn er abends an der Reihe war, um Maya vorzulesen, länger bei ihr im Zimmer blieb und anfing,

Maya unter der Bettdecke zu streicheln und zu liebkosen und schließlich auch sexuell zu stimulieren, und ihr panische Angst machte, hatte die Mutter nicht mitbekommen. Erst durch Mayas Äußerungen und die gesamte Entwicklung mit ihren Verhaltensproblemen, ihrer emotionalen Instabilität, ihren Ängsten und Launen sowie dem nächtlichen Einnässen dämmerte es der Mutter, dass hier etwas nicht in Ordnung sein könnte.

Sie hörte sehr genau auf das, was Maya ihr zu berichten hatte, und zunehmend vertraute sich Maya ihr mehr an und begann schließlich zu weinen und erzählte, dass sie nicht wolle, dass Fred sie streichle und im Intimbereich berühre. Die Mutter war erschrocken, verwirrt und konnte erst gar nicht glauben, was ihre Tochter ihr berichtete; sie schwankte zwischen Unverständnis, Überraschtsein, Schock; sie wollte zugleich nicht glauben und doch verstehen, was sie von ihrer Tochter hörte. Sie versprach Maya, dass sie ab sofort bei ihr im Bett einschlafen dürfe. Sie stellte sicher, dass nur noch sie es war, die Maya vorlas. Zudem konfrontierte sie Fred mit Mayas Aussagen, der diese bagatellisierte; Fred leugnete, Maya sexuell missbraucht zu haben.

Schließlich kam es zu einem großen Eklat zwischen der Mutter und Fred, der dazu führte, dass Fred noch am selben Abend die Wohnung verließ und auszog. Obwohl die Mutter sehr traurig war, waren beide doch auch erleichtert, weil Fred als die Quelle von Angst, Bedrohung und Sorge jetzt verschwunden war. Es dauerte Wochen, bis Maya wieder allein in ihrem Bett einschlafen wollte, nach einiger Zeit las sie auch alleine noch abends in ihrem Bett, sie genoss es aber weiterhin sehr, wenn die Mutter länger an ihrem Bett saß und ihre Hand hielt und ihren Erzählungen über ihre Erlebnisse während des Tages zuhörte.

Die Welt war somit nach außen wieder in Ordnung, aber innerlich blieben Angst und Schrecken und das Gefühl von Bedrohung. In der Folge entwickelte Maya immer mehr Alpträume und die oben geschilderte Symptomatik.

Es war nicht schwer, der Mutter sowie auch dem Mädchen selbst zu erklären, dass die Erlebnisse mit Fred doch zu einer größeren

Angst und Verunsicherung in Mayas Seele geführt hatten und es notwendig sei, Angst und Schrecken gut zu verarbeiten, und dass Maya hierzu eine Hilfestellung benötigte.

Die Mutter war dem Thema »Kinderpsychotherapie« gegenüber sehr ambivalent, weil sie damals in ihrer Psychotherapie selbst keine so gute Erfahrung gemacht hatte. Sie war unsicher, ob nicht die Zeit doch alle Wunden heile und man schlussendlich alleine über so schwierige Erfahrungen hinwegkommen müsse. Es sei ja schließlich auch nichts Schlimmeres passiert, Fred habe Maya zwar angefasst und sexuell stimuliert, sie könne sich aber nicht vorstellen, dass diese Erlebnisse der Grund für Mayas Alpträume wären. Vielleicht sehe sie auch zu viel Fernsehen, habe vielleicht mit Freundinnen im Internet gesurft und dort Erschreckendes gesehen oder sei mit Computerspielen konfrontiert worden, die nicht für ihr Alter geeignet waren. Die Mutter suchte intensiv nach alternativen Erklärungen für Mayas Verhalten.

Wie sich dann in weiteren Einzelgesprächen mit Frau R. herausstellte, hatte sie immense Schuldgefühle, weil sie nicht bemerkt hatte, was Fred ihrer Tochter angetan hatte. Die Tatsache, dass dies für Maya eine traumatische Erfahrung gewesen sein könnte und dass ihre Tochter dies alles über längere Zeit, von ihr als Mutter vollkommen unbemerkt, erlebt hatte, beunruhigte sie sehr. Sie war voller Schuldgefühle, weil sie ihre Tochter nicht habe ausreichend schützen können, so dass sie schließlich in einem Beratungsgespräch in Tränen ausbrach.

Nach einem weiteren Gespräch war die Mutter schließlich, wenn auch zögerlich, damit einverstanden, dass Maya in eine kinderpsychotherapeutische Behandlung – in eine Spieltherapie – gehen sollte. Es war ihr ganz wichtig, dass die Therapie von einer Frau und nicht von einem Mann durchgeführt wurde, weil sie nach der Erfahrung mit Fred zu Männern keinerlei Vertrauen mehr hatte, wie sie selbst sagte – auch nicht zu Psychotherapeuten. Dass sie zu mir gekommen war und mit mir sprach, sei eine Ausnahme, aber sie wollte auf gar keinen Fall, dass ihre Tochter von einem männlichen Kinderpsychotherapeuten behandelt würde. Dies konnte ich gut nachvollziehen, wurde an dieser

Intervention der Mutter doch deutlich, dass sie selbst ihren Schock und ihre Angst über den sexuellen Missbrauch an Maya noch nicht verarbeitet hatte. Die Mutter bat schließlich darum, genau aus diesem Grund weiter zu einzelnen Beratungsgesprächen zu mir kommen zu können, weil sie zu mir Vertrauen gefasst habe, während ihre Tochter bei einer Kindertherapeutin eine ambulante Therapie begann.

In der Kinderspieltherapie waren die Erlebnisse mit Fred anfangs kein Thema, vielmehr berichtete Maya von ihren Alpträumen und Ängsten, von dem Tiger, der nachts neben ihrem Bett und über ihr stand, sie zu fressen und zu vertilgen drohte. Wenn sie dies spielte und inszenierte, geriet sie in große Erregung und es wurde deutlich sichtbar, in welcher inneren Panik und Stresssituation sie war. Im Kinderbindungsinterview zeigte sich, dass Maya an ihre Mutter sicher gebunden war; dies erklärte auch, warum es Maya möglich gewesen war, sich relativ bald ihrer Mutter anzuvertrauen.

Die gesamte Symptombildung erklärte sich zweifelsohne durch die traumatische Erfahrung und den extremen Stress, der bei Maya über längere Zeit durch den sexuellen Missbrauch entstanden war und der von der Mutter als Bindungsperson nicht ausreichend koreguliert worden war. Hätte die Mutter selbst den sexuellen Missbrauch ihrer Tochter schneller verarbeitet, hätte sie wahrscheinlich ihrer Tochter rascher als sichere Bindungsbasis zur Verfügung stehen können. Diese Verarbeitung musste die Mutter aber nun erst einmal selbst in weiteren Gesprächen bei mir vollziehen, nachdem sie längere Zeit zwischen Ängsten, Schuldgefühlen, Wut und Enttäuschung geschwankt hatte und auch große Traurigkeit empfand, weil diese – zu Anfang so hoffnungsvolle – Beziehung mit Fred so geendet hatte und gescheitert war. Es war viel Trauerarbeit und affektive Verarbeitung in der sicheren therapeutischen Beziehung mit mir als Therapeut erforderlich.

Währenddessen erlebte die Tochter in der Kinderspieltherapie mit der Kindertherapeutin, mit der sie sich, wie sie sagte, rasch »angefreundet« hatte, eine emotional sichere Basis. Maya ging ausgesprochen gerne in die Kinderspieltherapie und entfaltete dort eine große Phantasie, mit kreativen Ideen im Sandspiel und auch besonders im Malen. In vielen Stunden malte sie, was sie innerlich bewegte und beschäftigte, und berichtete sehr ausführlich von ihren Phantasien, Träumen, Ängsten. Ihr intrapsychisches Erleben konnte von der Kindertherapeutin sehr gut emotional begleitet und in der Verarbeitung unterstützt werden.

Auch hier wurde bei Maya mit der Zeit deutlich, wie sehr sie einerseits Fred vermisste, mit dem sie doch auch so viele Positives erlebt hatte, welche Angst und welchen Schrecken dieser Mann auf der anderen Seite aber auch bei ihr ausgelöst hatte. Mit Beginn der Pubertät und dem Wachsen der Brüste und der ersten Schambehaarung schämte sie sich für ihren Körper, dessen zunehmende Veränderung, was dadurch zum Ausdruck kam, dass sie in Bildern oft asexuelle Wesen malte, die weder Mann noch Frau waren, sondern irgendetwas dazwischen. Diese Schwierigkeit ging weit über die normalerweise mit der Pubertät verbundenen Probeme mit der geschlechtlichen Identität hinaus. Sie waren der Versuch, dem sexuellen Thema insgesamt auszuweichen und sich mit dem Thema »Geschlecht und Geschlechtsentwicklung« nicht auseinandersetzen zu müssen. Die Therapeutin begann in ihren Interventionen vorsichtig auf ihre Bilder einzugehen und half Maya herauszufinden, ob diese Wesen, die sie in ihren Bildern malte, Mann oder Frau sein könnten. Durch die Unterstützung der Therapeutin kam Maya zunehmend mehr dazu, ihre Gedanken und Fragen zu äußeren, etwa dazu, wie sich die körperlichen Veränderungen für sie anfühlten. Noch während der Zeit der Kinderspieltherapie hatte sie ihre erste Menstruation, worauf sie von ihrer Mutter gut vorbereitet worden war. Sie konnte mit der Mutter direkt darüber sprechen, als sie die ersten Anzeichen einer Periodenblutung bei sich bemerkte. Einerseits war sie erschrocken, andererseits auch sehr stolz darauf, und sie konnte diese Gefühle und Erfahrungen schließlich auch mit ihrer Kindertherapeutin teilen.

Im Rahmen einer sicheren emotionalen Begleitung und Unterstützung mit Bindungssicherheit in der Spieltherapie konnte

Maya die Erfahrungen von Angst und Schrecken aus der Situation des sexuellen Missbrauchs langsam hinter sich lassen; die Alpträume wurden seltener, schließlich konnte sie sich gar nicht mehr daran erinnern, wann sie den letzten »Tigertraum« gehabt hatte. Auch die Mutter konnte in der Erwachsenenbehandlung mit mir ihre jetzt zweite Enttäuschung mit einem Mann so weit verarbeiten, dass sie schließlich wieder Hoffnung schöpfte, dass die pubertäre Entwicklung ihrer Tochter Maya gelingen könnte. Zwei Jahre nach Abschluss der Behandlung suchte mich die Mutter nochmals auf. Maya war jetzt 14 Jahre alt, als sie ihren ersten Freund »mit nach Hause brachte«. Die Mutter war in ihr Zimmer »geplatzt« und hatte gesehen, wie Maya und ihr Freund einander geküsst hatten, wie sie nebeneinander auf dem Bett in ihrem Kinderzimmer lagen, und war voller Angst aus dem Raum gegangen, innerlich erstarrt; sie hatte nach Luft geschnappt und wusste nicht, wie sie darauf reagieren sollte. In dieser Situation rief sie mich an und wir vereinbarten neue Termine, denn offensichtlich war das beginnende, jugendliche Sexualverhalten ihrer Tochter – das sich nach ihren Schilderungen im ganz normalen Rahmen bewegte – für sie so stressvoll, dass sie zunächst einmal »erstarrte«. Fast hätte sie dadurch vergessen, mit ihrer Tochter über Verhütung zu sprechen, mit ihr zum Frauenarzt zu gehen und zu besprechen, ob Maya die »Pille« nehmen sollte. So hätte es passieren können, dass Maya ungeplant schwanger geworden wäre, und es hätte sich damit in gewisser Weise die Geschichte der Mutter wiederholt. Durch die therapeutische Unterstützung sah die Mutter selbst, wie sie jetzt die Dinge für ihre Tochter anders regeln und auf den Weg bringen konnte und dass trotz der Schrecken der Vergangenheit für Maya nun die Möglichkeit einer guten Entwicklung mit einer Beziehung zu einem Jungen bestand.

# Trennungsängste und Panikanfälle

Kinder, die in ihrer emotionalen Entwicklung Bindungssicherheit erfahren und ein entsprechendes Arbeitsmodell von Bindung verinnerlicht, somit eine sichere innere Repräsentation von Bindung haben, auf die sie in Momenten der Trennung zurückgreifen können, haben keine größeren Schwierigkeiten, sich zu trennen und die Welt zu erkunden. Ihre Bindungspersonen sind ihre sichere Basis, ihr »emotionaler Hafen«, und sie wissen, dass sie sich dort in Situationen von Angst und Gefahr wieder einfinden können. Trennung gelingt also umso leichter, je sicherer ein Kind emotional an seine Bezugspersonen gebunden ist.

Mit dem Urvertrauen, dass es eine sichere Bindungsbasis gibt, und indem diese erlebt und verinnerlicht wurde, kann ein Kind sich trennen und selbständig seine Umwelt erkunden. Es wird aber auch möglich, sich auf eine innere Reise zu begeben, d. h. sich von der Bindungsperson zu lösen, von deren Gefühlen, Gedanken und Handlungsabsichten, und sich auf einen eigenen inneren Prozess der Reflexion einzulassen, über sich nachzudenken, seine eigenen Interessen, Gefühle und Motivationen wahrzunehmen, sich so von dem Urteil der Bindungspersonen, Erwachsenen und anderer unabhängig zu machen und eine eigene Meinung zu entwickeln, in kritischer Auseinandersetzung mit sich selbst.

Wenn Kinder unsicher-vermeidend gebunden aufgewachsen sind, so haben sie scheinbar überhaupt gar keine Probleme, sich zu trennen: Sie zeigen eine Pseudo-Bindungssicherheit in ihrem Verhalten, aber in ihrem emotionalen Stresserleben sind sie wesentlich mehr gestresst als bindungssichere Kinder, d.h. sie können sich trennen, aber auf Kosten einer höheren inneren Erregung. Sie haben nicht das

Urvertrauen und die Sicherheit, dass sie bei Bindungsstress und Belastung zu ihrer sicheren Basis zurückkehren können; ganz im Gegenteil, sie haben verinnerlicht, dass sie bei Angst und Gefahr alleine zurechtkommen und Probleme und Schwierigkeiten mit sich selbst ausmachen müssen. Sie bleiben, getrennt von ihren Bindungspersonen, in einem gewissen Status der inneren Erregung, die natürlich mit der Zeit abgespalten ist und nicht mehr bewusst wahrgenommen wird. Auf der körperlichen Ebene zeigt sich die psychische Erregung aber in Form einer erhöhten Ausschüttung von Stresshormonen und kann psychosomatische Bewerden aller Art verursachen (vgl. auch den Abschnitt über »Kinder mit bindungsvermeidenden und bindungsambivalenten unsicheren Bindungsentwicklungen und ihre Verhaltensweisen im Grundschulalter« in Teil 2).

Kinder mit unsicher-ambivalentem Bindungsmuster haben größere Schwierigkeiten, sich zu trennen, sie suchen die Trennung, während sie gleichzeitig die Nähe zur Bindungsbasis wünschen, sie sind in ihrem Trennungsverhalten hin- und hergerissen; sie können die Außenwelt nicht gut erkunden und sich dazu trennen, noch können sie sich auf innere emotionale Erkundungsprozesse einlassen, weil sie ständig mit dem Außen, dem Gegenüber und dessen Reaktion, beschäftigt sind. Kinder mit bindungsambivalentem Muster sind ständig auf der Hut vor Gefahren, müssen sich ständig rückversichern, ohne dabei innerlich zur Ruhe zu kommen.

Kinder mit einer desorganisierten Bindungsentwicklung haben, wie oben beschrieben (vgl. den Abschnitt »Kinder mit desorganisiertem Bindungsverhalten« in Teil 2), keine sichere Basis verinnerlicht, vielmehr haben sie verschiedene Arbeitsmodelle von Bindung angelegt, die in verschiedenen Situationen jeweils aktiviert werden können und das Verhalten des Kindes prägen. So kann ein Kind in einem Trennungsprozess gerade kurzfristig auf ein sicheres Arbeitsmodell zurückgreifen, im nächsten Moment kann es aber Angst vor der Trennung haben, so dass es in der Trennung zwischen bindungssicherem Verhalten und Panikanfällen hin und her wechselt.

Bei Kindern mit Bindungsstörungen gibt es oft keinerlei Anzeichen von Bindungs- oder Trennungsangst, sie können sich beliebig an wechselnde Personen wenden, auch an solche, die ihnen ganz fremd sind; am deutlichsten ist dies beim Muster der promiskuitiven oder indifferenten Bindungsstörung (vgl. den Abschnitt »Kinder mit Bindungsstörungen« in Teil 2). Die einzige Ausnahme sind Kinder mit einem überaktivierten Bindungsbedürfnis, das auch einer besonderen Art der Bindungsstörung entspricht. Sie sind geprägt von Hypervigilanz (erhöhte Wachheit oder Wachsamkeit), eine Trennung ist überhaupt nicht möglich, sie brauchen ihre Bindungspersonen bis ins jugendliche Alter und Erwachsenenalter sozusagen »zur ständigen Verfügung«, die Bindungsperson muss real vorhanden sein. Eigenständige kleine Schritte, Wege, Trennungen sind ohne die Präsenz einer Bindungsperson nicht möglich.

Es ist offensichtlich, dass Kinder mit einer Bindungsstörung erhebliche Probleme in Trennungssituationen haben können und dass diese Probleme sich in Trennungsängsten und Panikanfällen zeigen können.

**Beispiel: Mädchen mit Trennungsängsten und Panikanfällen nach Flucht und Migration**

Emily war ein 8-jähriges Mädchen, das – so die Schulbehörde – jetzt definitiv eingeschult werden sollte. Sie war bereits mehrfach auf Anraten des Kinderarztes und ihrer Mutter, Frau O., von der Einschulung zurückgestellt worden, weil ihr eine noch nicht ausreichende emotionale Stabilität bescheinigt wurde, so dass eine Trennung von den Bindungspersonen, besonders von ihrer Mutter, bisher nicht möglich war. Emily war – abgesehen von einem missglückten Versuch – nicht in den Kindergarten gegangen, größere Trennungen waren nicht möglich. In der Regel nahm die Mutter ihre Tochter immer mit – egal, wo sie hinging, »auf Schritt und Tritt«.

Ein Versuch, Emily in den Kindergarten zu integrieren und nach längerer Eingewöhnung eine Trennung von der Mutter zu ermöglichen, scheiterte am verzweifelten Weinen von Emily – und ihrer Mutter. Wann immer die Mutter versuchte, sich von Emily zu trennen, bekam diese große Angst. Jede Trennung erschien ihr als eine gewaltige Zumutung, löste Panik aus. Emily fing dann an zu zittern und zu schreien, ihre Augen waren weit aufgerissen und voller Angst und ihr brach der Schweiß aus. Manchmal kollabierte sie, so dass die Erzieherinnen im Kindergarten und auch die Lehrerin, als Emily vor einem Jahr schon einmal eingeschult werden sollte, schnell resignierten. Es kam zu einer erneuten Zurückstellung mit Attest.

Dass das Mädchen laut Schulbehörde dieses Jahr definitiv eingeschult werden sollte, machte Frau O. große Angst, so dass die Schulärztin ihr »Druck machte«, sie solle mit Emily in eine Beratungsstelle gehen, damit sie und ihre Tochter bei der Einschulung und der damit verbundenen Trennung Unterstützung bekommen könnten. Die Erziehungsberatungsstelle hatte Emily mit ihrer Mutter an unsere psychosomatische Ambulanz überwiesen, weil man sich dort mit dieser intensiven Form einer Psychopathologie im Zusammenhang mit Trennungsängsten und Panikanfällen überfordert sah; man hatte in der Beratungsstelle ein solches Ausmaß der Störung und eine solche Intensität der Symptomatik noch nicht erlebt. Emily und ihre Mutter wurden uns von der Beraterin der Erziehungsberatungsstelle angekündigt – man wollte dort sichergehen, dass Frau O. und ihre Tochter wirklich zu uns kämen, weil deutlich war, dass die Mutter ebenso große Angst vor der Trennung hatte wie Emily und sie die bisherigen Versuche, sie bei der Trennung zu beraten und zu begleiten, vorzeitig abgebrochen hatte, bevor überhaupt ein therapeutischer oder beraterischer Prozess initiiert werden konnte.

Als ich Emily und ihre Mutter zum ersten Mal in unserer Ambulanz sah und sie zum Erstgespräch begrüßte, versteckte sich Emily halb hinter ihrer Mutter, hielt ihre Hand fest, versuchte, sie aus dem Raum herauszuziehen, wollte entschieden wieder gehen; sie verhielt sich so, obwohl sie ein großgewachsenes 8-jähriges Mädchen war, mit langen Zöpfen und einem hübschen Sommerkleid, wie ein kleines Mädchen, das sich selbst in der Nähe seiner Mutter nicht sicher fühlte und die fremde Umgebung und mich scheute bzw. Angst vor mir hatte. Die Mutter nahm sie schließlich auf den Arm, was grotesk aussah, weil Emily schon so groß war.

Die Mutter trug ihre 8-jährige Tochter ins Behandlungszimmer und setzte sich – mit dieser auf dem Schoß – auf den Stuhl mir gegenüber. Schon diese Szene brachte zum Ausdruck, dass eine Trennung zwischen Emily und ihrer Mutter kaum bzw. nicht möglich war. Frau O. betonte leicht vorwurfsvoll, dass sie dringend, ja sofort Hilfe benötige, dass sich die Dinge ganz schnell ändern müssten, weil Emily in wenigen Monaten in die Schule gehen solle und niemand wüsste, wie dies gelingen könne. Trennungen seien das allergrößte Problem, Emily könne nicht alleine sein, sie, Frau O., habe schon alles versucht, nichts habe geholfen; sie sei ratlos, der Kinderarzt habe vorgeschlagen, dass man ihre Tochter notfalls medikamentös behandeln könne, falls eine psychologische Beratung erfolglos sei. Die Mutter wollte von mir wissen, was sie tun müsse, damit sich Emily von ihr trennen könne.

Ich unterstützte die Mutter sehr und lobte sie dafür, dass sie den Weg zu mir gefunden hatte, in dem Wissen, dass es nicht leicht sei mit dieser Symptomatik und mit Emily. Sie mache sich wahrscheinlich große Sorgen, wie es jetzt weitergehen könne und wie ihre Tochter die bevorstehende Trennung durch die Schule verkraften werde. Frau O. betont nochmals, allein bei dem Gedanken, dass Emily in die Schule gehen solle, werde ihr »schwindlig« – bei den großen Trennungsschwierigkeiten, die Emily habe, sei dies für sie, die Mutter, vollkommen unvorstellbar. Auf meine Nachfrage, wer denn die Trennungsschwierigkeiten habe, wurde die Mutter ärgerlich und meinte: natürlich Emily, wer sonst!

Die Mutter berichtete, dass sie mit ihrer Familie aus einem nordafrikanischen Land geflohen sei, als dort der Bürgerkrieg ausgebrochen war. Sie sei nach langem Zögern mit ihrer Familie – ihrem Mann und ihren drei Kindern, ihren Großeltern und ihren Eltern – auf einem Schlauchboot über das Mittelmeer geflohen. Emily sei damals ein Jahr alt gewesen. Als sie zu schildern begann, wie das Schlauchboot vor der italienischen Küste gekentert war und sie mit Emily gerettet wurde, dass aber ihre Großeltern (die Eltern ihrer Mutter) sowie ihr Mann ertrunken seien, brach sie in Tränen aus. In dem Moment umklammerte sie Emily noch enger und Emily drehte sich von mir weg, Mutter und Tochter lagen einander in den Armen und beide weinten.

Es wurde sehr schnell deutlich, dass Emily unter großer Angst und Bedrohung aufgewachsen war und Mutter und Tochter sich voller Panik aneinandergeklammert hatten und emotional voneinander abhängig waren, um sich gegenseitig etwas emotionale Sicherheit zu geben – wie zwei Ertrinkende, die sich aneinanderklammern; beide hatten die Trennung und Verluste in der Familie aufgrund von Flucht und Vertreibung nicht verarbeitet. So konnte ich Frau O. im zweiten Gespräch sagen, ich könne gut verstehen, dass sie sich nicht von Emily trennen könne, weil sie ja nicht wisse, ob es ihr in der Schule gut ginge, ob Gefahren drohten, ob sie sie überhaupt wiedersehen würde, wenn sie sie weglasse. Die Mutter nickte, begann erneut zu weinen, und wir sprachen darüber, wie angstbesetzt und voller Schrecken all das war, was sie auf ihrer Flucht erlebt hatte. Trennung bedeute, dass man den anderen verliere, dass der andere sterben könne, sie habe dies real erlebt und fürchte nun, sie könnte auch noch Emily verlieren. Die Mutter weinte noch mehr und nickte mit dem Kopf, schluchzte und konnte nicht mehr sprechen. Ich tröstete sie, zeigte Verständnis für ihre Sorgen und ihre Angst.

In unserem dritten Gespräch versuchte ich ihr zu erklären, dass sie zunächst ihre Angst und Sorge, ihre schrecklichen Erlebnisse verarbeiten müsse, bevor sie sich von Emily trennen und sie in der Schule abgeben könnte. Die Mutter betonte nochmals, sie könne Emily nicht in die Schule gehen lassen, weil sie nicht wisse, welche Gefahren ihr dort drohten: ob sie vielleicht geraubt würde, ob sie wiederkommen, was man ihr antun könnte. In Frau O. brachen vielfältige Ängste vor möglichen Gefahren auf – Gefahren, die Kinder im Bürgerkrieg in ihrem Herkunftsland drohten, aber nicht unbedingt in Deutschland –, ihre Sorgen, was alles passieren könne, sprudelten nur so aus ihr heraus.

Während ich all dies mit ihr besprach, war Emily immer dabei, saß bei ihrer Mutter auf dem Schoß. In der dritten Stunde saß sie unmittelbar neben der Mutter und hielt dabei weiterhin engen Körperkontakt zu ihr. In der vierten Stunde fragte ich Frau O., ob eine Mitarbeiterin zu unseren Gespräche dazukommen könnte, was sie bejahte. Die Mitarbeiterin bot Emily Buntstifte an und fing an, mit ihr ein wenig zu malen, während ich weiter mit der Mutter im Gespräch war. Wir waren also jetzt zu viert im Raum, die Mitarbeiterin im engeren Kontakt mit Emily, während ich mit der Mutter weiter über Vertreibung, Flucht und Tod sowie Verluste von Familienangehörigen sprach. Emily ließ sich ein wenig aufs Malen mit den Buntstiften und den Kontakt mit der Mitarbeiterin ein, saß aber weiterhin mit Körperkontakt neben ihrer Mutter.

Über viele Stunden arbeiteten wir so zu viert. Dabei versuchte die Mitarbeiterin, mit Emily einen spielerischen Kontakt aufzubauen, was auch immer besser gelang. Emily konnte sich jetzt von der Mutter schon so weit trennen, dass sie anfing, den Inhalt der Spielkisten auf dem Boden zu erkunden, in der sie Bilderbücher, Duplo-Steine und Spielsachen für kleinere Kinder fand, die sie offensichtlich interessierten. Immer wieder brachte sie zunächst die Spielsachen zur Mutter, zeigte dieser, was sie gefunden hatte, und freute sich darüber, was sie hier alles entdecken konnte. Sie schien keine größere Angst mehr zu haben, dass die Mutter ihr verloren gehen könnte, weil sie in den Therapiestunden erlebte, dass die Mutter bei ihr bleiben konnte und eine Trennung weder von mir noch jemand anderem forciert wurde.

Nach vielen Stunden war es möglich, dass die Mitarbeiterin Emily im Beisein der Mutter das Spielzimmer zeigte, das neben meinem Zimmer liegt, um auf diese Weise das Mädchen für ein gemeinsames Spiel dort zu interessieren. Als wir vereinbarten, dass die Tür zwischen beiden Räumen offen blieb und Emily hin und herlaufen könne, konnte Emily dem zustimmen, und auch die Mutter war beruhigt, weil sie die Mitarbeiterin ja schon seit vielen Stunden kannte und zudem genau wusste, dass Emily nebenan war, also quasi in Sicht- und Hörweite.

Im Gespräch mit der Mutter eruierte ich, wer eine sichere Basis für sie sein könnte. Hierbei wurde schnell klar, dass ihre eigene Mutter für sie die größte Stütze war. Diese hatte die bedrohliche Überfahrt über das Mittelmeer überstanden, aber selbst dabei ihre

Eltern verloren. Ich fragte Frau O., ob es möglich wäre, dass ihre Mutter mit zur Therapie käme.

Im darauffolgenden Gespräch waren also Frau O., deren Mutter und Emily im Therapiezimmer. Emily und ihre Mutter waren sehr erfreut darüber, dass die Großmutter mit zur Therapie kommen konnte, und es entwickelte sich eine sehr fröhliche, gemeinsame Atmosphäre. Während Emily der Großmutter das Spielzimmer zeigte und mit der Mitarbeiterin fröhlich ins Therapiezimmer nach nebenan ging, konnte ich mit der Mutter an unsere vorherigen Gespräche anknüpfen. Ich erklärte ihr kurz, später auch der Großmutter, wie wichtig sie war, um Frau O. Sicherheit zu vermitteln, was die Großmutter bereitwillig aufnahm. Sie sagte mir, im Alltag der Familie sei es ohnehin so, dass alle mit ihren Sorgen und Nöten immer zu ihr kämen.

Als der Einschulungstermin immer näher rückte, besprach ich mit dem Rektor der Schule – später auch mit der zukünftigen Klassenlehrerin, Frau A. –, dass die Großmutter, Frau O. und Emily gemeinsam zum ersten Schultag kommen sollten und dass es möglich sein müsse, dass Mutter *und* Großmutter noch eine ganze Zeit Emily in die Klasse begleiten und bei ihr bleiben würden. Dies sei notwendig, weil die Mutter viele traumatische Verluste erlitten habe, die Großmutter ebenso, und die ganze Familie, besonders die Mutter und Emily, die Großmutter für ihre emotionale Sicherheit benötigten. Die Großmutter könne helfen, Emily über längere Zeit einzugewöhnen, und sich davon überzeugen, dass das Mädchen in der Klasse »sicher« sei. Die Lehrerin war sehr verständnisvoll, hatte aber Zweifel, ob der Rektor der Schule dies akzeptieren würde. In einem Telefonat mit dem Rektor erklärte ich ihm die besondere Situation eines traumatisierten Mädchens mit Trennungsängsten und Panikanfällen und einer traumatisierten Mutter und Großmutter. Der Rektor war zunächst unwirsch und fand, das geplante Vorgehen sei vollkommen übertrieben, wenn Mutter und Großmutter mit im Klassenzimmer blieben, könne sich dies zudem herumsprechen und »Schule machen« – dann wollten vielleicht noch mehr Eltern über den ersten Einschulungstag hinaus bei ihren Kindern im

Klassenzimmer bleiben. Er konnte sich angesichts des Alters von Emily und der bisher fehlgeschlagenen Trennungsversuche aber auf eine Zeit der »Eingewöhnung« von zwei Monaten einlassen, in der dann aber »wirklich die Trennung durchgezogen werden« sollte. »Je früher, desto besser!«, sagte er zum Schluss des Gesprächs.

Die Lehrerin war dagegen, wie gesagt, sehr verständnisvoll und konnte meine bindungsdynamischen Überlegungen im Zusammenhang mit der traumatischen Trennung gut verstehen; sie akzeptierte, dass die Mutter, die Großmutter und Emily gemeinsam in den Unterricht kamen. Frau A. erklärte auch den anderen Kindern, es werde für eine gewisse Weile notwendig sein, dass Emily von ihrer Mutter und von ihrer Großmutter begleitet würde, weil sie eine besondere Lebensgeschichte habe, die besondere Sicherheit und die Unterstützung durch die beiden Frauen erforderlich mache. Für die Kinder in der Klasse war diese Erklärung ausreichend, und die Anwesenheit von Mutter und Großmutter war fürderhin kein großes Thema mehr, nichts, das gestört hätte – im Gegenteil, die Kinder interessierten sich für die Anwesenden, die, dunkelhäutig, so anders aussahen als ihre Eltern.

In Anwesenheit der Mutter und der Großmutter war es für Emily kein größeres Problem, in der Klasse in einer Bank Platz zu nehmen; relativ bald entdeckte sie auch ihre Tischnachbarin als »Freundin«. Sie wurde von den anderen Kindern freudig begrüßt und aufgenommen, konnte bald in den Pausen mit den anderen Kindern spielen, wenn sie sah, dass Mutter und Großmutter auf einer Bank saßen und warteten. Es wurde möglich, dass auch die Lehrerin Emily immer mehr emotional begleitete und unterstützte und für sie eine weitere sichere emotionale Basis wurde. Frau A. konnte jederzeit bei mir anrufen, erhielt von mir emotionale Unterstützung und Coaching, und nach vier Wochen konnte ein erster Versuch gemacht werden, den Abstand zwischen Emily, Mutter und Großmutter zu vergrößern: Die beiden Frauen saßen nun während des Unterrichts vor der Tür des Klassenzimmers, wobei dessen Tür noch während der ersten drei Stunden offen blieb. Emily durfte jederzeit aus der Bank in der ersten Reihe aufstehen und sich vergewissern, ob Großmutter und Mutter noch dort saßen, was sie auch mehrfach tat; dass die beiden dort waren, gab ihr große Sicherheit.

Die Mutter – und ebenso die Großmutter, auch wenn diese weniger darüber sprach – war mindestens so aufgeregt wie Emily, weil die Trennung jetzt immer näher rückte. Emily ging zwischendurch immer mal wieder kurz zum »Auftanken« vor die Tür zu ihrer Mutter und ihrer Großmutter und hielt die Hand ihrer Mutter – so holte sie sich emotionale Unterstützung. Schließlich war es erstmals möglich, dass Mutter und Großmutter für eine Schulstunde spazieren gingen, um dann in den Pausen zwischen den Schulstunden wieder anwesend zu sein, was Emily tolerierte. Sukzessive wurde es dann möglich, dass Frau O. und ihre Mutter nur noch in der großen Pause zu Besuch kamen und Emily unterstützten, während das Mädchen die beiden Schulstunden vor und die zwei nach der Pause ohne die Begleitung der beiden Frauen im Klassenzimmer sitzen konnte. In einer weiteren Trennungsphase war es notwendig, dass Emily einen Fensterplatz hatte und die Mutter und die Großmutter auf dem Schulhof auf einer Bank saßen, so dass das Mädchen die beiden sehen und mit ihnen Blickkontakt haben konnte. All diese Maßnahmen dienten dazu, dass Emily, die zweifelsohne durch die Traumatisierungen und die Ängste und den Stress der Mutter innerlich sehr verunsichert war, emotionale Sicherheit erleben konnte.

Frau O. erlebte ihrerseits in den Trennungssituationen emotionale Unterstützung und Bindungssicherheit durch ihre Mutter, Emilys Großmutter. Emily konnte sich immer an ihre Lehrerin wenden, wenn sie Angst, etwas nicht verstanden hatte oder auch mal einen Konflikt mit anderen Schülerinnen hatte; dadurch, dass sich Frau A. sehr feinfühlig gegenüber dem Mädchen verhielt, war auch sie, wie oben gesagt, zu einer emotional sicheren Basis geworden. Emily stabilisierte sich zunehmend und konnte jetzt vormittags am Unterricht teilnehmen, ohne dass Mutter und Großmutter in der Schule blieben. Es war ihr aber noch sehr wichtig, dass sie von beiden am Ende des Unterrichtstages an der

Schule abgeholt wurde. Sie war, wie die Lehrerin mir berichtete, sichtlich erleichtert, wenn sie und ihre Mutter sich begrüßten, und das zeigte, dass es doch noch anstrengend für Emily war, jetzt den ganzen Vormittag »alleine« in der Schulklasse zu verbringen.

Als schließlich die Eingewöhnung des Mädchens in die Schule gelungen war, konnten wir darüber sprechen, dass Emily zweimal in der Woche an einer ambulanten Kinderspieltherapie teilnehmen sollte. Sie kam deshalb zu der ihr schon bekannten Mitarbeiterin und Kindertherapeutin, während ich weiterhin in regelmäßigen Abständen die Mutter – und phasenweise auch die Großmutter – sah, um beiden weiterzuhelfen, dass sie ihre Trennungs- und Verlusterfahrungen so weit verarbeiten konnten, dass schließlich beide, aber auch Emily, Schrecken und Angst zumindest zum Teil hinter sich lassen konnten; so konnte die Mutter wieder eher oder vielleicht erstmals zur sicheren Basis für Emily werden.

Zusammenfassend gesagt, wird deutlich, dass bei so schwerwiegenden, traumatischen Trennungs- und Verlusterlebnissen, wie sie in diesem Beispiel vorlagen, eine Trennung des Kindes von der Mutter, die selbst schwer traumatisiert war, nicht gelingen konnte. Eine normale »Eingewöhnung« der Grundschulkinder in die 1. Klasse, bei der die Eltern nur am ersten Schultag dabei sein dürfen, wäre bei Emily zum Scheitern verurteilt gewesen. Die bindungsorientierte Aufklärung des Rektors und der Lehrerin sowie deren Begleitung in diesem speziellen Eingewöhnungsprozess, das Einbeziehen der Klasse mit Information der Mitschülerinnen und Mitschüler – all das war notwendig, damit diese schwierige Eingewöhnung gelang.

Durch die weitere ambulante Kinderspieltherapie wurde es möglich, dass Emily an die schon zuvor langsam aufgebaute emotionale Beziehung mit der Mitarbeiterin anknüpfen und sich auf eine Therapie einlassen konnte – auch die Therapeutin wurde für sie zur sicheren Basis. Durch meine parallele psychotherapeutische Arbeit mit der Mutter und phasenweise der Großmutter, die trotz eigener Traumatisierung eine sichere Basis für Emilys Mut ter darstellte, beruhigte sich schließlich das gesamte, hoch ängstliche familiäre System. Emily konnte in die Schule gehen, und eine gesunde emotionale sowie kognitive Entwicklung wurde möglich. Sie konnte die Anforderungen der Schule gut bewältigen und fand in der Klasse eine gute Freundin.

# Leistungsversagen und -verweigerung sowie Störung des Sozialverhaltens mit aggressivem Verhalten

Mit dem Übergang vom Kindergarten in die Grundschule beginnt aus der Sicht der meisten Eltern für die Kinder der »Ernst des Lebens«. Mit ihr fängt die schulische Laufbahn an, der Weg, der nach den Erwartungen vieler Eltern zu schulischem Erfolg, einer guten Berufsausbildung oder einem Studium und nachfolgender Karriere führen soll – was in den Augen der Eltern von größter Bedeutung für ein erfolgreiches, glückliches Leben ist. Schulische Bildung mit guten Noten, sprich: Leistungen, ist für viele Eltern die Voraussetzung, dass ihr Kind in unserer leistungsorientierten Gesellschaft überlebensfähig sein wird, seinen Lebensunterhalt verdienen und etwa eine Familie gründen kann. Aus diesem Grund sind die Grundschule und das Grundschulalter mit einer besonderen Erwartungshaltung der Eltern verbunden, ja manchmal sogar der Großeltern und der gesamten Verwandtschaft. In anderen Kulturen, z.B. im asiatischen Raum, bedeutet es für die gesamte Familie ein großes Glück und eine gesellschaftliche Aufwertung, wenn ein Kind in der schulischen Laufbahn erfolgreich ist, bzw. es ist eine große Schande, wenn ein Kind in der Schule »versagt«.

Beim Übergang auf die Schule und darin, wie ein Kind mit den neuen Anforderungen zurechtkommt, zeigt sich jetzt im Grundschulalter, wie stabil das Fundament der Bindung und der seelischen Gesundheit eines Kindes ist: Kinder mit einer sicheren Bindung werden den Übergang vom Kindergarten in die Grundschule mit einer gewissen Eingewöhnungsphase sehr leicht bewältigen. Sie werden von Anfang an testen, ob die neue Lehrerin, der neue Lehrer ebenso als sichere Basis von ihnen genutzt werden kann, wie sie dies von ihren Eltern kennen. Das heißt, sie werden sich darauf verlassen, dass die Lehrperson sie bei Fragen und Unklarheiten unterstützen wird, dass sie ihnen helfen wird, Aufgaben gut zu lösen. Sie werden also auf die Lehrperson nach Möglichkeit als sichere Basis zurückgreifen, um durch den Kontakt emotionale Unterstützung, Schutz und Sicherheit zu bekommen und sich mit den Bildungsanforderungen erfolgreich auseinanderzusetzen zu können.

Kinder, die bindungsvermeidend sind, tun sich viel schwerer, den Lehrer um Hilfe zu bitten; sie werden eher versuchen, Aufgaben alleine zu lösen, auch wenn sie merken, dass sie dies nicht alleine bewältigen können. Dieses Verhalten entspricht der Erfahrung, die sie mit ihren Bindungspersonen gemacht haben: Auch hier mussten sie mit schwierigen Situationen, die ihnen Angst machten, die sie überforderten, deren Bewältigung eigentlich über ihre Möglichkeiten ging, letztendlich alleine zurechtkommen. Solche Kinder lehnen typischerweise Hilfe ab, wenn der Lehrer sie fragt, ob sie Unterstützung benötigen, weil er sieht, dass sie bei einer Aufgabe nicht weiterkommen; sie versichern ihm, dass sie es alleine schaffen.

Bei Kindern mit unsicher-ambivalenter Bindung gibt es sehr viele Ängste und Unsicherheiten, ob sie die schulischen Anforderungen bewältigen können, und dies schon bei kleinsten Anforderungen; auch wenn sie die zur Lösung der Aufgabe erforderlichen Kenntnisse haben, trauen sie sich nicht zu, diese anzuwenden. Daher bitten sie den Lehrer häufig um Hilfe, obwohl sie die Antwort eigentlich wissen oder die Aufgabe gut lösen könnten. Insofern brauchen sie mehr Unterstützung als z. B. sicher gebundene Kinder. Unsicher-ambivalent gebundene Kinder »kleben« daher an der Lehrperson, durch ihre ständigen Bitten um Hilfe sind sie anstrengend, gehen den Lehrpersonen oft auf die Nerven, werden dann kritisiert und zurückgewiesen. Dies verunsichert sie erneut, kränkt sie und aktiviert ihr Bindungssystem gegenüber dem Lehrer, was zu noch mehr Fragen an diesen führt – eine Entwicklung, die sich immer fortsetzen und verstärken kann.

Kinder mit desorganisierter Bindung sind in der Art, wie sie den Lehrer um Hilfe bitten, unberechenbar und sprunghaft: Manchmal dringen sie fordernd aggressiv auf Hilfe, können scheinbar keine Minute warten, ein andermal weisen sie die Unterstützung, die ihnen vom Lehrer angeboten wird, abrupt zurück oder sind motorisch unruhig, springen auf und rennen durch die Klasse, werfen womöglich noch Gegenstände umher (s. hierzu in diesem Buch auch das Behandlungsbeispiel eines Kindes mit ADHS).

Kinder mit promiskuitiver Bindungsstörung sind übermäßig zutraulich, suchen einen inadäquaten, distanzlosen Körperkontakt zum Lehrer, wollen beim Lehrer auf dem Schoß sitzen, gern mit ihm nach Hause gehen. Dagegen gilt für Kinder mit Bindungsstörungen mit Hemmung des Bindungsverhaltens genau das Gegenteil: Obwohl die Atmosphäre insgesamt entspannt ist, sind sie misstrauisch, haben vor dem Lehrer Angst, fühlen sich beobachtet und unterstellen ihm, dass er ihnen Böses wolle und sie benachteilige. Ihr Verhalten kann zwischen ängstlich gehemmter Zurückhaltung und aggressiven Ausbrüchen wechseln. Besonders in angstmachenden Situationen, also bei schwierigen Hausaufgaben oder Klassenarbeiten, zeigen sie eine extreme affektive Spannung, sind manchmal kaum zu beruhigen, ängstlich gehemmt oder aggressiv, so dass sie sich den Aufgaben überhaupt nicht widmen können, sondern total verweigern oder blockieren.

Zusammenfassend gesagt: Psychisch gesunde, bindungssichere Kinder sind den Anforderungen der Grundschule gewachsen – entsprechend ihren intellektuellen Begabungen. Sie nutzen die Lehrpersonen als sichere Basis, um sich bei Schwierigkeiten Hilfe zu holen, und können von daher eine gute schulische Entwicklung haben. Kinder mit unsicherer, desorganisierter Bindung oder sogar einer Bindungsstörung haben größere Schwierigkeiten, sich auf die kognitiven Aufgaben des Leistungsangebotes zu konzentrieren. Besonders in angstmachenden Situationen, d. h. bei Leistungstests und wenn ihre kognitiven Fähigkeiten herausgefordert werden, sind sie extrem gestresst, sie können den Lehrer nicht als sichere Basis nutzen und es kommt zu verschiedenen Formen von Verhaltensauffälligkeiten. Solche Kinder brauchen dann eine psychotherapeutische

Hilfestellung, weil sich alleine durch pädagogische Maßnahmen, intensiveres Üben oder auch verhaltenstherapeutische Reglements – wie Time-out: das Kind muss sich bei Fehlverhalten, wenn es etwa unaufmerksam war oder aggressiv, alleine draußen vor die Tür des Klassenzimmers auf den Flur stellen – die den kognitiven Schwierigkeiten zugrunde liegenden Bindungsprobleme nicht beheben lassen.

Eine besondere Schwierigkeit ergibt sich, wenn der Lehrer keine sichere Bindungsperson ist, sondern seinerseits bindungsvermeidend oder unsicher-ambivalent gebunden ist oder gar traumatisiert wurde und gegenüber den Kindern ein desorganisiertes Bindungsverhalten zeigt. Ein solcher Lehrer kann für die Kinder keine sichere emotionale Basis sein, sondern wird ihnen drohen, Angst machen, sie kränken, verletzen, überstark kritisieren – wird insofern emotionale Gewalt anwenden. Sein Verhalten gegenüber den Kindern ist unberechenbar, bis zu aggressiven Ausbrüchen, auch mit physischer Gewalt. Vor solchen Lehrern fürchten sich die Kinder zu Recht und unter diesen Bedingungen sind die Kinder nicht in der Lage, ihre kognitiven Fähigkeiten voll zu entfalten und zur Aufgabenlösung zu nutzen. Ein solcher Lehrer benötigt Supervision bzw. eine Psychotherapie, um aus seinen emotionalen Bindungsverstrickungen herauszufinden, so dass er sie nicht mit den Kindern ausagiert. Leider gibt es für Lehrpersonen immer noch keine Verpflichtung zur psychotherapeutischen Einzel- und Gruppenselbsterfahrung, bevor sie als junge Lehrerinnen und Lehrer mit der Unterrichtstätigkeit beginnen, sowie zur kontinuierlichen Supervision und Weiterbildung während des Berufslebens.

**Beispiel: Leistungsversagen und -verweigerung sowie Störung des Sozialverhaltens und Aggressivität bei einer 8-Jährigen**

Leistungsversagen und -verweigerung, Störung des Sozialverhaltens, Aggressivität ebenso wie ADHS sind Symptome, die viel häufiger bei Jungen als bei Mädchen diagnostiziert werden. Diese Symptome können aber auch bei Mädchen beobachtet werden, wie anhand des folgenden Behandlungsbeispiels deutlich wird.

Isabel besuchte die zweite Grundschulklasse. Ihr Sozialverhalten war bereits im Kindergarten hoch problematisch gewesen, sie war gegenüber anderen Kindern oft aggressiv gewesen, galt in ihrem Verhalten als unberechenbar. Sie wurde aus diesem Grund ein Jahr später eingeschult, mit der Idee, dass ein weiteres Jahr im Kindergarten ihr zu einer besseren emotionalen Stabilisierung verhelfen könne. Jetzt, mit acht Jahren, war ihr Verhalten in der zweiten Grundschulklasse so auffällig, dass sich die Lehrerin keinen Rat mehr wusste. Sie wandte sich an den schulpsychologischen Dienst und bat um Hilfe.

Isabel sprang während des Unterrichts immer wieder auf, lief durch die Klasse, zwickte andere Kinder und zog sie an den Haaren, störte sie so beim Lernen – das Verhalten, das sie schon im Kindergarten gezeigt hatte, hatte sich noch verstärkt. Sie konnte dem Unterricht kaum folgen, machte fast keine Hausaufgaben mehr und hätte eigentlich aus der Klasse herausgenommen werden müssen. Es stand auch zur Debatte, dass sie in eine Schule für Kinder mit emotionalen Lern- und Entwicklungsstörungen gehen solle.

Allen Beteiligten – Eltern, Lehrer, Jugendamt – war unklar, was eigentlich mit Isabel los war. Durch Gespräche und Beratungen mit dem Jugendamt wurde rasch ein Schulbegleiter für Isabel organisiert, dessen Anwesenheit bei ihr zu einer gewissen Beruhigung führte. Ihr Verhalten war nicht mehr ganz so unberechenbar und aggressiv, weil sie von ihrem Schulbegleiter gelegentlich auch festgehalten wurde, um ihr ein deutliches Zeichen zu geben, dass sie während des Unterrichts auf ihrem Stuhl sitzen bleiben musste.

Isabel wurde zu weiteren diagnostischen Abklärung in der kinderpsychosomatischen Ambulanz vorgestellt. Im Gespräch mit der Mutter, Frau M., erfuhren wir, dass Isabel ein Einzelkind war. Die Mutter berichtete, sie habe eine Fehlgeburt gehabt, als Isabel 14 Monate alt war, und sechs Monate später eine zweite Fehlgeburt. Als sie dies berichtete, stiegen ihr die Tränen in die Augen und sie begann zu weinen. Sie hätte sich, so sagte sie, immer mehrere Kinder gewünscht, sich aber nach den zwei Fehlgeburten nicht mehr getraut, erneut schwanger zu werden. Sie beide, ihr Mann und sie, litten bis heute darunter, dass sie zwei Kinder verloren habe. Sie sei einfach zu schnell nach Isabels Geburt schwanger geworden. Ungeplant, aber letztlich doch gewünscht, und sie könne bis heute nicht verstehen, warum sie kein zweites Kind habe austragen können.

Es wurde deutlich, dass die Mutter seit diesen Fehlgeburten offensichtlich depressiv war; sie schilderte auch, dass das Leben für sie ganz grausam gewesen sei, sie sich jeden Tag habe zwingen müssen, morgens aufzustehen und die kleine Isabel zu versorgen; ohne ihre kleine Tochter, so glaube sie, hätte sie nicht mehr weiterleben wollen. Die Verantwortung für Isabel brachte sie dazu, ihre Suizidgedanken zu verwerfen. Eine Therapie machte die Mutter während dieser Zeit nicht.

Isabel sei ein eigentlich fröhliches und unbeschwertes Kind gewesen, aber sie habe schon immer »unberechenbare Seiten« gehabt, erzählte Frau M. Man habe nie genau gewusst, weder sie noch ihr Mann, wie sie am besten getröstet werden wollte; wenn sie sich verletzt habe, habe sie geschrien und getobt, selbst auf ihrem Arm oder dem ihres Vaters. Im Alter von zwei bis drei Jahren habe sie lang andauernde Wutanfälle gehabt, in denen sie kaum gehalten und getröstet werden konnte, so dass sie, Frau M., sie öfter einfach in ihr Zimmer getragen habe mit dem Hinweis, sie solle sich ausbrüllen – sie könne wiederkommen, wenn alles wieder gut sei. Sie habe dies auch aus Ratlosigkeit getan, weil sie selbst in jener Zeit immer noch sehr depressiv gewesen sei und sich mit diesem »wütenden Bündel von Kind« vollkommen überfordert gefühlt habe. Ihr Mann sei den ganzen Tag über auf Montage gewesen, sei manchmal über mehrere Tage nicht nach Hause gekommen, wenn er im Ausland unterwegs gewesen sei.

Alle ihre Pläne, mehrere Kinder zu haben, später wieder halbtags berufstätig zu sein, hätten sich irgendwie zerschlagen. Mit drei Jahren sei Isabel zwar dann in den Kindergarten gegangen, sie habe aber eine lange Eingewöhnungsphase benötigt. Zeitweise habe sie wie ein Klammeräffchen an ihr gehangen, an manchen Tagen sei sie aber vollkommen unkompliziert in die Gruppe hineingelaufen und habe sich wahllos von unterschiedlichen Personen auf den Arm nehmen lassen: von jeder beliebigen Erzieherin, die gerade vorbeigekommen sei. Ein solch distanzloses Verhalten verstehe sie als Mutter bis heute nicht. Das sei aber nicht immer so: Manchmal klammere sie sich an sie und könne sich auf niemand anderen einlassen. Man wisse bei ihr einfach nicht, wo man dran sei.

Im Kindergarten gab es nach dem Bericht von Frau M. immer wieder Phasen, in denen Isabel sehr »launisch« war, wie die Erzieherinnen das nannten. Auf Nachfrage erklärte die Mutter, dies bedeute, dass es schwer war, Isabel einzuschätzen, und dass die Erzieherinnen nicht gut vorhergesagen konnten, was das Mädchen wirklich interessierte, wo es mitspielen wollte; Isabel hatte große Schwierigkeiten in Gruppenaktivitäten, konnte oftmals an bestimmten Tagen im Stuhlkreis nicht ruhig sitzen, wurde dann oft eins zu eins betreut, damit sie überhaupt am Vormittag im Kindergarten führbar war. Man habe sich schließlich darauf geeinigt, dass Isabel nur vormittags in den Kindergarten gehe, nachmittags zu Hause von der Mutter betreut werde, weil sie »ein schwieriges Kind« gewesen sei. Dies habe ihre Pläne, so die Mutter, dann sehr bald durchkreuzt, wieder berufstätig zu werden. Sie habe schlussendlich auch keine Stelle gefunden, sondern darauf gehofft, dass sie wieder arbeiten gehen könne, wenn Isabel in die Schule ginge. Weil Isabel in der Schule auch eine Nachmittagsbetreuung bis 16 Uhr hätte, könne sie dann auch mit dem beruflichen Wiedereinstieg mehr arbeiten.

Jetzt gestalte sich, so Frau M., der Aufenthalt in der Schule als sehr schwierig, sie sei schon dreimal von der Lehrerin der Schule angerufen worden, dass sie Isabel aus der Klasse abholen solle, weil diese ein anderes Kind verletzt habe und dann den Rest des Vormittags nicht mehr am Schulunterricht teilnehmen dürfe. Vor diesem Hintergrund traue sie sich gar nicht, sich für eine berufliche Tätigkeit zu bewerben. Sie wisse aber zudem auch nicht, wie es mit Isabel weitergehen solle, da ja jetzt zur Diskussion stünde, ob sie überhaupt in der Regelschule beschulbar sei.

In den testdiagnostischen Spielstunden und auch in der Bindungsdiagnostik zeigte sich, dass Isabel ein desorganisiertes Bindungsmuster hatte. Diese Entwicklung ihrer Bindung konnte sehr leicht durch ihre emotionalen Belastungen aufgrund der Depression der Mutter verstanden werden. Offensichtlich war Frau M. in dieser Zeit für die Signale von Isabel nur wenig verlässlich verfügbar, und auch in der Phase der Trotzanfälle stand sie nicht empathisch zur Verfügung, um Isabel in diesen schwierigen affektiven Zuständen einigermaßen gut emotional begleiten zu können. In ihrer Not hatte sie Isabel dann in das Kinderzimmer »eingesperrt«.

Die im Hinblick auf die Schule und auch schon den Kindergarten geschilderten Verhaltensweisen von Isabel, die als Störungen der Emotionen und des Sozialverhaltens diagnostiziert werden konnten, waren gut aufgrund der Entwicklung einer desorganisierten Bindung und der damit verbundenen Verhaltensstörung zu erklären.

In den diagnostischen Spielstunden war auffällig, dass sich Isabel nur kurzfristig konzentrieren konnte, so dass auch die Diagnose »Aufmerksamkeitsstörung« nahelag; aber die entsprechenden Verhaltensweisen – Unkonzentriertheit, im Raum umherwandern, sich nur kurz auf eine Aufgabe konzentrieren können – sind auch für desorganisierte Bindungsmuster typisch. Als Isabel anfing, Kartons mit Puzzleteilen aus dem Regal zu werfen, und die Teile sich auf dem Boden ausbreiteten, setzte die Therapeutin dem Mädchen mit einem »Stopp« Grenzen, wiederholte dies auch einmal lautstärker.

Darauf reagierte Isabel sehr ängstlich, zitterte, setzte sich in die Kissenecke des Spielzimmers, nahm eine Embryostellung ein und lutschte am Daumen. Diese ängstliche Zurückgezogenheit ist ebenso für Probleme aufgrund einer desorganisierten Bindung typisch.

Neben der Behandlung von Isabel war es wichtig, die Belastungen der Mutter aus ihrem eigenen Leben zu verstehen und anzuerkennen, sie zu unterstützen und ihr zu ihrer Entlastung zu erklären, wie sich Isabels Verhalten entwickelt hatte. Frau M. reagierte zunächst mit noch mehr Schuldgefühlen, doch gelang es dann, sie zu motivieren, selbst eine psychotherapeutische Behandlung zu beginnen. Sie hatte dies schon oft erwogen, hatte sich aber nicht getraut und auch nicht gewusst, was genau sie tun musste, um einen Therapeuten oder eine Therapeutin zu finden und die Kostenfrage zu regeln. Um aus dem Dilemma ihrer Geschichte heraus- und mit ihren unverarbeiteten Gefühlen zurechtzukommen, entschloss sie sich jetzt zur Psychotherapie. Ihr Mann war dabei eine große Stütze; wenn es seine Berufstätigkeit erlaubte, fuhr er sie sogar zu den Therapiestunden und wartete bis zum Therapieende. Zusammen mit seiner Frau nahm er auch an einigen Paargesprächen teil, da er auf seine Art ebenso noch unter dem Verlust der beiden Kinder litt, wie er sagte.

Isabel konnte sehr bald von der großen Aufmerksamkeit, die ihr in den therapeutischen Spielstunden zuteil wurde, profitieren. Das Mädchen kam zweimal in der Woche zur ambulanten Kinderspieltherapie und nutzte die emotionale Präsenz sowie die ungeteilte Aufmerksamkeit des Therapeuten. Geriet Isabel unter Stress, war sie frustriert, so konnte sie von einem Augenblick auf den andern aggressiv werden und gleichsam »explodieren«; ganz plötzlich nahm sie Gegenstände und schleuderte sie durch den Raum, warf sich auf den Boden und »legte, wild strampelnd, einen Wutanfall hin«, wie ihre Mutter es nannte – ein Verhalten, das man eher von einer Zweijährigen kennt. Es sah aus wie eine große dramatische Inszenierung, war letztendlich aber Ausdruck ihrer inneren Not, ihrer Angst vor Bestrafung und vor all diesen Gefühlen – Alleinsein, Verlassenheit, emotionale Überforderung –, die sie wahrscheinlich im zweiten und dritten Lebensjahr erlebt hatte und mit denen sie nicht zurechtzukommen wusste. Der Kindergarten war, trotz guter Strukturen, kein ausreichender Halt gewesen, um die emotionalen Anspannungen und Unsicherheiten verarbeiten zu können. Bereits im Kindergartenalter wäre es sinnvoll gewesen, eine Kinderspieltherapie zu beginnen.

Aufgrund ihrer guten kognitiven Fähigkeiten war es Isabel möglich, die Spieltherapiestunden sehr kreativ zu gestalten. Sie entwickelte eine große Vielfalt an Phantasien, die sie im Spiel – therapeutisch feinfühlig begleitet – umsetzen wollte und konnte. Ich war von ihren phantasievollen Spielideen fasziniert – etwa von den Rollenspielarrangements und Isabels Regieanweisungen. Im Rollenspiel mit mir, aber auch im Spiel mit Puppen und dem Kasperletheater ging es immer wieder Kindern schlecht, die starben, von den Eltern vergessen, zurückgelassen wurden, oder sie wachten nicht mehr auf, wenn sie einsam und alleine eingeschlafen waren. Alle diese Inszenierungen sprachen sehr dafür, dass Isabel in der Spieltherapie einiges von dem reinszenierte, was sie während der Depressionsphase und Erkrankung der Mutter erlebt hatte.

Aufgrund der intensiven Spieltherapie und der individuellen Psychotherapie für die Mutter kam es relativ rasch zu einer Stressentlastung in der Mutter-Kind-Beziehung und zu einer deutlichen Abnahme von Isabels Symptomatik im Klassenverband, so dass der Schulbegleiter nicht mehr notwendig war. Isabel konnte jetzt viel konzentrierter und aufmerksamer dem Unterricht folgen, die aggressiven Verhaltensstörungen traten nur noch in Phasen besonders großer Stresssituationen auf. Es war notwendig, dass ich als Isabels Kindertherapeut, mit Einverständnis der Eltern, auch den Lehrer – Isabel war jetzt in die nächste Klasse gewechselt – über Isabels »Hintergrund« informierte, damit er ihr Verhalten verstehen konnte. Mit einigen Anleitungen war es dem Lehrer möglich, auch während des Regelschulunterrichts Isabel besondere Aufmerksamkeit zu schenken, manchmal nur auf sie einzugehen. Isabel reagierte darauf sehr positiv und konnte sich dann auch besser in die Klasse integrieren und mitarbeiten.

Insgesamt nahm die Behandlung von Isabel eine sehr positive Wendung. Aus einem Kind, das von Schulausschluss bedroht war bzw. möglicherweise auf eine Schule für Kinder mit emotionalen Lernstörungen und Entwicklungsstörungen gehen sollte, wurde eine kaum mehr auffällige Schülerin, die, bei hoher Intelligenz, eine gute Entwicklung nahm und sehr gute Schulleistungen zeigte. Als Isabel neun Jahre alt war, wurde die Spieltherapie auf nur noch eine Stunde pro Woche reduziert. Isabel genoss diese Spielstunden weiterhin sehr.

Besonders erfreulich war es, dass die Mutter nach einem Jahr eigener individueller Psychotherapie freudestrahlend im Elterngespräch berichtete, dass sie wieder schwanger sei; sie freue sich riesig, ebenso ihr Mann, umso mehr, weil sie eigentlich das Kapitel »Schwangerschaft und Kinder« für sich resigniert abgeschlossen hatten. Jetzt sehe sie eigentlich ganz optimistisch in die Zukunft, die individuelle Psychotherapie habe ihr doch sehr geholfen, den Schmerz und die Trauer über die verlorenen Kinder zu verarbeiten.

Wie bereits weiter vorne in den einleitenden Bemerkungen zu »Leistungsversagen und -verweigerung« ausgeführt, gibt es einen engen Zusammenhang zwischen der Fähigkeit zur kognitiven Leistung, dem Interesse an Bildungsangeboten und der Bindung. Kinder mit sicherer Bindung können in der Regel das Bildungsangebot der Grundschule sehr gut nutzen und sich auf die Ratschläge und Hilfestellung des Lehrers oder der Lehrerin einlassen, vorausgesetzt, die Lehrpersonen sind feinfühlig und selbst bindungssicher. Kinder mit unsicherer Bindung oder sogar einer Bindungsdesorganisation haben dagegen größte Schwierigkeiten, da sie in Stresssituationen eher mit Rückzug oder aggressivem Ausagieren und Störungen des Sozialverhaltens reagieren. Unter diesen Bedingungen ist es ihnen dann nicht mehr möglich, ein Leistungsverhalten, wie es von der Schule gefordert wird, zu zeigen. Sie geraten dabei oft in einen Teufelskreis mit Ausagieren, daraufhin werden sie etwa aus der Klasse für eine gewisse Zeit ausgeschlossen oder ziehen sich selbst zurück. Danach kommt es zu einer erneuten Provokation, Leistungsverweigerung sowie aggressivem Verhalten gegenüber Lehrpersonen und Mitschülern. Nach mehreren, zeitlich befristeten Ausschlüssen aus dem Klassenverband auf Beschluss des Rektors und der Lehrerkonferenz droht schließlich der Schulausschluss. Dies ist dann oft der Beginn einer schwierigen Schulkarriere, die häufig einen regulären Schulabschluss gefährdet.

Immer wieder sehen wir aber auch Kinder, die bisher durchaus durchschnittliche bis sehr gute Leistungen gezeigt haben, denen die Schule und das Lernen Spaß gemacht und die sich deren Leistungsanforderungen ohne Probleme gestellt haben. Ab einem bestimmten Zeitpunkt beginnen die Schüler dann plötzlich – wie aus heiterem Himmel und ohne dass man von außen Gründe dafür erkennen könnte – Leistung und Lernen zu verweigern. Dies geschieht immer häufiger, es kann zu einem kompletten Leistungsversagen und damit Schulversagen kommen. Für andere – etwa Lehrer und Eltern und Freunde – ist dieses Verhalten oft überhaupt nicht nachvollziehbar, da es in völligem Gegensatz zum bisherigen Verhalten des Kindes in der Schule steht.

Solche dramatischen Wechsel im Leistungsverhalten des Kindes sind immer ein Anlass, unmittelbar nachzuforschen, wo die Ursachen liegen. In der Regel sind solche Änderungen nicht damit zu erklären, dass die Kinder vorzeitig in die Pubertät kämen und bereits im Grundschulalter anfingen »zu bocken und sich zu verweigern«, oder dadurch, dass sie wegen Hochbegabung im Regelunterricht unterfordert wären und sich langweilten. Oftmals liegt hinter der Leistungsverweigerung eine emotionale Problematik, die erkannt und dann auch therapeutisch bearbeitet werden muss. Oft fühlen sich die Kinder von den Eltern und Lehrern nicht verstanden, sehen sich zunehmend der Drohung von Sanktionen ausgesetzt – wie z. B. Strafarbeiten, »Nachsitzen« –, die sie dann ebenfalls verweigern, lehnen auch zusätzliche Lern- und Nachhilfeangebote ab, so dass sich – von außen betrachtet – die Situation zuspitzt und immer dramatischer wird.

Das folgende Beispiel zeigt, wie ein solches Verhalten im Spektrum von Leistungsverweigerung bis Leistungsversagen verstanden und therapeutisch behandelt werden kann.

**Beispiel: Ein 10-jähriger Junge mit Leistungsverweigerung nach dem Verlust des Großvaters als wichtige Bindungsperson**

Alex war ein großgewachsener, sportlich aktiver 10-jähriger Junge, der in seiner Klasse bisher eine wichtige Rolle gespielt hatte und in vielem ein Vorbild gewesen war. Er konnte sehr gut organisieren, war in den letzten zwei Jahre Klassensprecher gewesen, genoss Respekt vonseiten seiner Klassenkameradinnen und Klassenkameraden. Er war in der Klasse ein »Leistungsträger«, so die Lehrerin. Seine Noten waren gut bis sehr gut, und es bestand kein Zweifel, dass Alex einmal eine Empfehlung erhalten sollte, nach der Grundschule aufs Gymnasium zu gehen. Noch in der dritten Klasse hatte er sehr gute Schulleistungen gezeigt, ging gerne in die Schule, die Aufgaben, die die Schule von ihm erwartete, schien er »mit links« zu erledigen.

Er war wissbegierig, neugierig, konnte sich stundenlang mit kleinen Experimenten beschäftigen, liebte die Natur, war gerne draußen, stromerte zusammen mit seinem Großvater mütterlicherseits durch den Wald. Er hatte ein sehr ausgeprägtes Wissen über Tiere und die Natur, was ihm besonders sein Großvater vermittelt hatte. Die Eltern wohnten auf dem Land, und unweit der elterlichen Wohnung wohnte der Großvater, der ein pensionierter Förster war. Jede freie Minute verbrachte der Junge bei seinem Großvater, der ihm in Alex' Augen nicht nur die Natur, sondern die Welt erklärt hatte. Der Herzenswunsch des Jungen war, einmal selbst Förster zu werden. Stunden und Tage hatte er mit dem Großvater im Wald verbracht, mit ihm zusammen handwerkliche Arbeiten ausgeführt, im Winter die Tiere gefüttert, im Sommer mit ihm über Stunden auf dem Hochsitz gesessen und mit dem Fernglas die Tiere beobachtet. Seine Wissbegierde war unendlich und er schien alles in sich aufzusagen, was der Großvater ihm erklärte.

Während Alex mit seinem bereits sehr pubertierenden 13-jährigen Bruder Jonas und seinen Eltern im Sommer im Urlaub gewesen war, hatte die Familie die Nachricht erhalten, dass der Großvater, während er auf einem Hochsitz saß, einen Herzinfarkt erlitten hatte. Diese Nachricht kam völlig unerwartet, da der Großvater bisher körperlich fit und gesund gewesen und mit 70 Jahren auch noch nicht so alt war. Der plötzliche Verlust des Großvaters bedeutete für die ganze Familie einen großen Schock. Alex hatte sich zunächst geweigert, mit zur Beerdigung zu gehen, weil er nicht wahrhaben wollte, dass der Großvater gestorben war und er ab jetzt mit ihm nicht mehr all diese wunderbaren Aktivitäten in der Natur unternehmen konnte.

Als Alex nach den Sommerferien wieder in die Schule kam, jetzt in die vierte Klasse, war er, so die Lehrerin, schweigsam, ruhig, in sich zurückgezogen und er »verweigerte die Leistung«, wie sie sagte; er war nach ihrer Beobachtung »vollkommen verändert«. Sie hatte durch die Mutter vom Tod des Großvaters erfahren, aber niemand hatte einen Zusammenhang zwischen der Veränderung in Alex' Verhalten und dem Tod des Großvaters hergestellt. Das Leben sollte ja schließlich weitergehen, so die Mutter im Erstgespräch.

Die Eltern waren mit Alex auf Anraten des Kinderarztes, zu dem sie eine sehr vertrauensvolle Beziehung hatten, zu mir in die kinderpsychosomatische Ambulanz gekommen. Sie fragten sich, ob Alex' Probleme – die Müdigkeit, die Weigerung, morgens aufzustehen und in die Schule zu gehen, die Lustlosigkeit und schließlich auch die Weigerung, in der vierten Klasse die Hausaufgaben zu machen und zu lernen – nicht durch eine somatische Erkrankung veruracht sein könnten. Die ganze Familie hätte im Sommer eine schlimme Virusgrippe durchgemacht, so auch Alex, und sie, die Eltern, fragten sich, ob seine Veränderung nicht mit einer »Resterkrankung« oder einer »Gehirninfektion« durch den Virus zusammenhängen könnte.

Der Kinderarzt hatte bereits sorgfältige Untersuchungen durchgeführt, und es gab im Blutbild von Alex keinerlei Anhaltspunkte, dass er unter einer organischen Erkrankung oder der Restsymptomatik einer Virusinfektion leiden könnte. Nach dem Erstgespräch bei mir hatten die Eltern den Kinderarzt gedrängt, Alex stationär in die Kinderklinik aufnehmen zu lassen. Dort wurden erneut verschiedene Bluttests durchgeführt, die aber alle ohne pathologischen Befund waren. Während der stationären somatischen Diagnostik in der Kinderklinik sah ich Alex dann nochmals: Er machte einen depressiven Eindruck, war in sich zurückgezogen, antwortete mir nur sehr einsilbig und nahm alles, was man mit ihm machte – auch die körperlichen Untersuchungen, Blutentnahmen und Ultraschalluntersuchungen, das EEG – vollkommen desinteressiert zur Kenntnis, er ließ alles »über sich ergehen«, wie er selbst sagte.

Als ich ihn erneut in der Ambulanz sah, in der ersten spieldiagnostischen Stunde, zeigte Alex wenig Interesse an den Spielsachen im Spielzimmer. Erst als er eine Minikegelbahn entdeckte, blühte er etwas auf und widmete sich diesem Spiel. Er wollte gemeinsam mit mir spielen und dabei gewinnen. Während er spielte, begann er zu erzählen, dass der Großvater ein begeisterter Kegler gewesen sei und ihn manchmal mitgenommen habe, wenn er mit dem Kegelverein zu Turnieren gefahren sei. Auch er, Alex, könne schon ganz gut kegeln und wolle später mal so erfolgreich werden wie sein Großvater.

Über das Kegeln kamen wir ins Gespräch, und Alex berichtete mir dann mehr von seinem Großvater, schließlich auch, dass dieser tot auf dem Hochsitz gefunden worden und vermutlich an einem Herzinfarkt plötzlich verstorben sei. An dieser Stelle konnte er kaum weitersprechen, schluckte mehrfach, und ich sah, wie ihm die Tränen in die Augen traten, wobei er dagegen ankämpfte, weinen zu müssen. Plötzlich sprang er auf, er wollte nicht mehr weiterspielen und die Spielstunde beenden. Er sagte, er fände die Spieltherapiestunde doof und langweilig, während er aufstand und gleichzeitig erklärte, er wolle nicht wiederkommen. Ich versuchte, ihn zu trösten, indem ich ihm sagte, ich spüre, wie unendlich traurig er sei und dass er im Großvater einen so großen »Schatz« verloren habe. Daraufhin brüllte er mich an: »Niemand auf der Welt kann meinen Großvater ersetzen!«, und heulte los. »Ja«, sagte ich, »dein Großvater war einmalig, und niemand auf der Welt kann ihn ersetzen oder so tun, als wäre es nicht so schlimm, dass er gestorben ist.« Daraufhin wurde sein Schluchzen ruhiger und wir saßen lange Zeit so nebeneinander, schweigend und beide sehr traurig.

Es wurde relativ rasch klar, dass Alex im Grunde genommen sehr depressiv war und um den Großvater, dessen Tod jetzt ein halbes Jahr zurücklag, weiterhin intensiv trauerte. Ich erklärte den Eltern den Zusammenhang und machte ihnen deutlich, wie wichtig es sei, dass Alex weiter zu mir zu spieltherapeutischen Stunden käme, damit die unverarbeitete Trauer, die sich in depressivem Rückzug und in körperlicher und seelischer Erschöpfung zeigte, bearbeitet werden könne. Die von der Schule diagnostizierte »Leistungsverweigerung« war im eigentlich Sinne keine Verweigerung, sondern hing damit zusammen, dass es Alex aufgrund seiner depressiven, affektiven Grundstimmung extrem schwerfiel, sich zu irgendeiner Aktivität und Leistung zu motivieren. Auf Nachfragen berichteten die Eltern, dass Alex kaum mehr nach draußen ginge, keine Lust habe, mit seinen Freunden zu spielen, auch mit seinem geliebten Montainbike kaum mehr unterwegs sei und keine Lust zeige, raus in die Natur zu gehen. Ganz im Gegenteil – wenn sie, die Eltern, ihn auf seine früheren Aktivitäten im Wald, sein Interesse an der Natur ansprächen und ihn motivieren wollten, daran anzuknüpfen, so bewirkten sie nur aggressive Antworten und Verweigerung.

Es zeigte sich, dass die »Verweigerung« nicht nur die Schule und Leistungsanforderungen betraf, sondern viel umfassender war und auch viele Bereiche der Freizeit mit einschloss. Alex war ein 10-jähriger Junge, der sich in einem tiefen Trauerprozess befand, nachdem er unerwartet seinen geliebten Großvater verloren hatte, der für ihn für Bindungssicherheit und Welterkundung stand. Es wurde in den weiteren Spielstunden sehr schnell deutlich, dass der Großvater sich feinfühlig mit Alex beschäftigt hatte und für ihn, im Bindungssinne, eine sichere Ressource gewesen war, die er in vollem Umfang genutzt hatte, um »die Welt zu erkunden«. Besonders die Liebe zur Natur und deren Erkundung hatten Großvater und Alex intensiv miteinander verbunden. Der Verlust des Großvaters ohne Abschied, ohne Vorbereitung, war für Alex ein großer Schock. Er hatte eine liebevolle, unersetzliche Bindungsperson verloren, der Verlust war für ihn äußerst schmerzlich.

Alex konnte längere Zeit nicht gut darüber sprechen. Erst über viele Spielinteraktionen und viele »Kegelstunden« taute er in der Spieltherapie allmählich ein wenig auf und begann immer mehr von seinen Erlebnissen mit dem Großvater zu erzählen. Dabei wechselten seine Affekte über die Zeit zwischen Trauer und Angst, er klagte dabei auch über körperliche Schmerzen, weinte; ganz anders war es, wenn er begeistert und freudig von den Unternehmungen mit dem Großvater, den Kegelabenteuern, den

Angelausflügen mit dem Boot und vielen anderen wunderschönen Erfahrungen berichtete, die ja jetzt – so Alex – alle nicht mehr möglich wären.

Ja, es war klar, es gab keinen Ersatz für den Großvater, dieser war mit all seinen Erfahrungen für Alex »unersetzlich«. So bestand die Therapie darin, ihn in seinem Trauerprozess und seinem großen Schmerz zu begleiten und aufzunehmen, was es für ihn bedeutete, eine so liebevolle Bindungsperson so plötzlich und ohne die Möglichkeit des Abschieds verloren zu haben. Vater und Mutter waren für ihn sichere Bindungspersonen und eine große Ressource, aber eben nicht ein Ersatz für den Großvater. Der Vater bemühte sich, so wie wir das in den Elterngesprächen vorbesprochen hatten, sehr darum, jetzt mit Alex mehr zu unternehmen, denn es zeigte sich, dass der Junge früher fast die gesamte Freizeit entweder mit Freunden oder mit dem Großvater verbracht hatte. Hier und da wandte sich Alex jetzt auch wieder seinen Freunden zu, zumindest traf er sich wieder zum Montainbikefahren draußen in der Natur mit seinem allerbesten Freund Tom. Als Tom sich schließlich für die Pfadfinder interessierte, konnte er Alex dazu motivieren mitzugehen. In der Pfadfindergruppe konnte Alex mit seinem Wissen über die Natur und die Tiere glänzen und eine wichtige Rolle einnehmen. Jetzt waren die Erfahrungen mit dem Großvater eine echte Ressource, um in der Pfadfindergruppe Fuß zu fassen. Ein älterer Leiter der Pfadfinder schätzte Alex' umfassendes Wissen besonders und nahm Alex in seine Gruppe auf; ein bisschen konnte dieser Mann für Alex die Rolle des Großvaters übernehmen.

In den nächsten Monaten – die Therapie dauerte insgesamt ein Jahr – kam Alex zunehmend, wenn auch langsam aus der Depression heraus und die Problematik in der Schule mit der sogenannten Leistungsverweigerung schien sich aufzulosen. Alex war auch dort in den Unterrichtsstunden wieder emotional und kognitiv präsenter, konnte sich wieder auf den Unterricht konzentrieren und zeigte auch wieder Freude und Motivation, zu lernen, sich den ihm gestellten Aufgaben zu stellen und diese so gut wie möglich zu erledigen.

Die Eltern waren über diese Entwicklung sehr froh und waren erleichtert, von der Lehrerin wieder eine positive Rückmeldung zu Alex' Verhalten zu bekommen. Alex war also keineswegs in eine vorgezogene Pubertät »hineingerutscht«, wie die Eltern anfangs einmal vermutet hatten, weil sie Rückzug und Leistungsverweigerung bei fehlender Motivation als Verhalten von ihrem älteren, jetzt 14-jährigen Sohn kannten.

Der gute Rückhalt bei den Eltern, das Engagement des Vaters, der sich mehr um Alex kümmerte und ihn zu seinen Freizeitaktivitäten – er war begeisterter Bergwanderer – mitnahm, sowie die positive Bindungsübertragung auf mich in der Spieltherapie halfen sehr, den Trauerprozess zuzulassen und die depressive Entwicklung mit der bedrohlichen Symptomatik wieder aufzulösen. So fand Alex wieder auf einen gesunden Entwicklungsweg zurück und er hatte eine gute Ausgangsbasis für die weiteren Entwicklungsaufgaben, etwa die bevorstehende Pubertät.

# Besondere Probleme von Pflege- und Adoptivkindern

Bei Pflege- und Adoptivkindern ist oft die Entwicklung einer sicheren Bindung an die Pflege- und Adoptiveltern möglich, besonders, wenn sie schon als Säugling zu diesen kamen und wenn ihre neuen Eltern selbst bindungssicher sind. Werden die Kinder später, vielleicht erst im Kindergartenalter, von Pflege- bzw. Adoptiveltern aufgenommen, so geschicht dies meistens, weil sie wegen massiver Bindungstraumatisierungen aus einer Familie herausgenommen wurden. In solchen Fällen sind die Pflege- und Adoptiveltern mit einem Kind konfrontiert, das unter zahlreichen schwerwiegenden Traumatisierungen leidet, die vielleicht bereits im Säuglingsalter begonnen haben. Beim Kind haben sich dann oft bereits erhebliche Verhaltensstörungen entwickelt, die im Kindergartenalter erkennbar werden: etwa eine Bindungsstörung mit Hemmung des Bindungsverhaltens, aggressive Verhaltensweisen oder eine promiskuitive Bindungsstörung (vgl. den Abschnitt »Kinder mit Bindungsstörungen« in Teil 2 dieses Buchs).

In der Regel sprechen Pflege- und Adoptiveltern heutzutage sehr früh mit ihrem Kind darüber, dass es in Pflege genommen oder adoptiert wurde, oft vor dem sechsten Lebensjahr. Die Kinder unterscheiden dann häufig ihre Pflege- oder Adoptiveltern und, davon abgegrenzt, ihre »Bauchmama« oder ihren »Bauchpapa«, d. h. ihre biologischen Eltern. Dies gilt auch, wenn sie ihre biologischen Eltern nicht kennen, weil sie als Säugling adoptiert, vielleicht sogar in einer Babyklappe abgegeben wurden, so dass die Eltern und die Herkunft des Babys anonym waren; anonyme Adoptionen erfolgen heute so, dass das Kind zu einem späteren Zeitpunkt seine Identität erfahren und damit die Anonymität der Geburt aufheben kann.

Spätestens in der Grundschule wird auch das Kind, das früh adoptiert oder in eine Pflegefamilie aufgenommen wurde, damit konfrontiert, dass es nicht das leibliche Kind seiner Eltern ist. Oft ist in den Familien im Umfeld – und damit auch den Mitschülerinnen und -schülern – bekannt, dass das Kind zur Pflege in die Nachbarsfamilie aufgenommen oder adoptiert wurde. Fatal wäre es, wenn das Kind über seine Herkunft nicht aufgeklärt wäre und erst in der Grundschule von Klassenkameraden erführe, dass es ein Pflege- oder Adoptivkind und nicht das leibliche Kind seiner Eltern ist. Solches dürfte heute in der Regel nicht mehr passieren, weil das zuständige Team vom Jugendamt die Pflege- bzw. Adoptiveltern entsprechend instruieren wird, frühzeitig und kindgerecht mit ihrem Kind über seine Herkunft zu sprechen. – Die Frage der Identität und der »Wurzeln« taucht dann erst später wieder in der Pubertät auf, dann oft massiv.

Im Grundschulalter können sich sicher gebundene Adoptiv- und Pflegekinder in der Regel ganz gesund und normal entwickeln, auch die kognitiven Herausforderungen der Schule gut bewältigen, gemäß ihren intellektuellen Begabungen. Sind Kinder dagegen schon sehr früh in ihren Herkunftsfamilien durch ihre Bindungspersonen traumatisiert worden, so bringen sie eine entsprechende psychische Belastung mit, die eine Ursache für verschiedene Verhaltensstörungen sein kann. Oft sind auch die intellektuellen Fähigkeiten und somit die Leistungsmöglichkeiten dieser Kinder beeinträchtigt, da sie aufgrund der fehlenden Bindungssicherheit auch die Bildungsangebote nicht in ausreichendem Maße nutzen können. Sie bleiben dann weit unter ihren intellektuellen Fähigkeiten, weil sie, besonders in bindungsrelevanten Situationen oder bei aufkommender Angst, im Klassenzimmer versagen, die Leistung verweigern, sich zurückziehen oder die typischen Symptome einer ADHS zeigen. Oftmals werden sie wegen einer Störung des Sozialverhaltens oder auch wegen einer ADHS bei uns – oder anderen entsprechenden Einrichtungen – vorgestellt.

Spätestens jetzt, im Grundschulalter, wäre es wichtig, dass diese Kinder eine kinderpsychotherapeutische Behandlung beginnen, damit sie die frühkindlichen Bindungstraumatisierungen möglichst rasch verarbeiten können. Auf diese Weise können sie innerlich emotional frei werden und infolgedessen die kognitiven Angebote der Schule und auch von Freizeitaktivitäten besser nutzen. Typischerweise sind solche Kinder oft nicht in der Lage, in Gruppen sozial zu »funktionieren«, sie werden vielmehr häufig ausgeschlossen, weil sie auf kleinste Zurückweisungen mit heftigen aggressiven Ausbrüchen reagieren, wahllos auf andere Kinder – sowie auch auf ihre Pflege- und Adoptiveltern – »losgehen«, diese angreifen und verletzen, so dass die Pflege- bzw. Adoptiveltern manchmal an ihren Kindern »verzweifeln«. Manche überlegen dann auch, das Pflege- bzw. Adoptionsverhältnis wieder aufzulösen.

Sowohl die Kinder als auch die Pflege- und Adoptiveltern brauchen unter diesen Bedingungen dringend Unterstützung. Bei Pflegeeltern kommt noch hinzu, dass die Kinder nicht selten Umgang mit den Herkunftseltern haben, zu denen die Pflegeeltern die Kinder oft begleiten müssen, damit der Umgang stattfinden kann. Dies fällt den Pflegeeltern – öfter auch den Kinder selbst – sehr schwer, weil es mit einem großen Maß an Stress verbunden ist. Die Pflegekinder verweigern dann oft den Umgang und die Pflegeeltern werden von Mitarbeitern des Jugendamtes oder auch vom Familiengericht mit der Behauptung konfrontiert, sie motivierten und unterstützten das Pflegekind nicht ausreichend, so dass es Lust und Interesse verspüre, seine leiblichen Eltern zu treffen. Dabei wird dann vollkommen verkannt, dass das Pflegekind aus den früheren traumatischen Erfahrungen viele emotionale Erlebnisse »abgespeichert« hat, die mit großer Angst, ja mit Todesangst verbunden sind. Wenn das Kind die leiblichen Eltern trifft, werden diese früheren, mit großer emotionaler Belastung verbundenen Erinnerungen natürlich wieder wach und können entsprechende psychische und auch körperliche Stress-Symptome auslösen, bis hin zu Erbrechen, Einkoten, Schlaf- und Essstörungen.

**Beispiel: Ein Pflegekind mit Bindungstraumatisierung und fehlender Gruppenfähigkeit**

Leon war mit zwei Jahren seinen leiblichen Eltern weg- und vom Jugendamt in Obhut genommen worden, weil seine extreme

Vernachlässigung, Kleinwüchsigkeit und ausgeprägte Entwicklungsretardierung aufgefallen waren. Bei der stationären Untersuchung in der Kinderklinik hatten sich beim Röntgenscreening, das aufgrund von Hämatomen unterschiedlichen Alters durchgeführt worden war, keine frischen, aber verschiedene alte Rippenfrakturen gezeigt. Daher konnte man davon ausgehen, dass Leon auch zu früheren Zeiten körperliche Gewalt erlitten hatte, wenn sich auch nicht mehr rückwirkend ermitteln ließ, wer Leon misshandelt hatte.

Die Pflegeeltern, Herr und Frau L., die Leon aufnahmen, gingen zunächst von einer Bereitschaftspflege aus; sie hatten die Vorstellung, Leon werde nach vier Wochen auf eine Dauerpflegestelle vermittelt. Als nach einem Jahr immer noch keine solche Stelle für Leon gefunden war, entschieden sich Herr und Frau L., Leon jetzt als Dauerpflegekind aufzunehmen. Dies hatte den Vorteil, dass ihm kein weiterer Wechsel in seinem Bindungs- und Bezugssystem zugemutet werden musste.

Als die Pflegeeltern Leon aufnahmen, fiel auf, dass er in seiner motorischen, seiner sozialen und auch seiner Sprachentwicklung weit zurück war. Mit zwei Jahren begann er gerade, sich an Gegenständen hochzuziehen, und konnte noch keinen Schritt machen, ohne sich festzuhalten. Er lautierte zwar, konnte aber noch kein einziges Wort sprechen. Er war oft in sich zurückgezogen, nahm keinen Blickkontakt auf, saß in der Ecke und wippte vor sich hin; er befand sich immer wieder in dissoziativen Zuständen, in denen er nicht ansprechbar war und auf die Zuwendung, die Ansprache der Pflegeeltern, den Körperkontakt – etwa wenn sie ihn auf den Arm nehmen wollten – mit Schreianfällen reagierte. Er wirkte dann geradezu panisch, konnte eine halbe Stunde »wie am Spieß« schreien und war für die Pflegeeltern »nicht mehr erreichbar«. Manchmal trugen sie ihn herum, auch wenn er sich dagegen wehrte; der Körperkontakt schien ihn in gewisser Weise zu »triggern«. Frau und Herr L. vermuteten, dass Leon bei Körperkontakt panische Angst bekam, er könnte – wie in früheren Situationen – körperlich misshandelt werden.

Alle vier Wochen fanden Umgangskontakte mit den leiblichen

Eltern statt, in denen Leon von einer Sozialpädagogin als Begleiterin unterstützt wurde. Sobald Leon das Gebäude betrat, in dem der Kontakt stattfand, schien er abzuschalten, fiel in einen dissoziativen Zustand, eine Absence. Er lachte dann nicht mehr, starrte vor sich hin, begrüßte auch seine leiblichen Eltern nicht. Diese versuchten über eine Stunde mit ihm zu spielen, Leon nahm aber kaum Kontakt mit ihnen auf, so dass sie sehr schnell das Interesse an Interaktionen mit Leon verloren. Sie schimpften dann auf die Pflegeeltern: Diese hätten Leon verwöhnt, früher habe er sich nie so verhalten, er habe immer gern mit ihnen gespielt, Herr und Frau L. hätten ihnen Leon entfremdet.

Der Umgangsbegleiterin fiel auf, dass die Eltern in den Spielinteraktionen sehr unfeinfühlig waren, sich nicht auf das Kind einstellten, sondern vielmehr erwarteten, dass Leon sie durch sein Lachen beim Spiel unterhalten sollte. Ihnen ging es sehr darum, dass er sich über die mitgebrachten Spielzeuge freuen sollte, sie wollten ihrerseits von Leon Lob, Zuwendung, seine Aufmerksamkeit. Bei den leiblichen Eltern zeigte sich das ganze Spektrum an eigener Bedürftigkeit nach emotionaler Zuwendung und Unterstützung – etwas, womit Leon in dieser Situation komplett überfordert war. Je mehr die Eltern versuchten, mit ihm in Kontakt zu treten, ihn kitzelten oder unfeinfühlig zu Bewegungsspielen animieren wollten, umso mehr dissoziierte Leon und schaltete ab. Er blickte dann starr vor sich hin und nahm keinen Blickkontakt mehr auf.

In den Tagen und Nächten, die auf einen solchen Kontakt mit den leiblichen Eltern folgten, hatte Leon vermehrt Schreianfälle, manchmal musste er sich schon auf der Nachhausefahrt übergeben: All dies waren Zeichen von großem Stress, den diese Umgangskontakte bei Leon ausgelöst hatten. Nach einem Jahr gelang es den Pflegeeltern, die Kontakte mit den biologischen Eltern durch richterlichen Beschluss auszusetzen, so dass sie jetzt nur noch vierteljährlich, später nur noch halbjährlich stattfanden. Die biologischen Eltern konnten zwar mit den Pflegeeltern Kontakt aufnehmen, um sich nach dem Wohlbefinden und der Entwicklung von Leon zu erkundigen, machten von dieser Möglichkeit aber erstaunlicherweise keinen Gebrauch. Dies war umso auffälliger, als sie bei den richterlichen Anhörungsterminen immer betonten, wie sehr sie ihr Kind vermissten, dass sie selbst es kaum aushielten, nicht zu wissen, wie es Leon ginge, wie er sich entwickle, welche Fortschritte er mache; sie seien todunglücklich, weil sie auf ihr leibliches Kind verzichten müssten.

Mit dreieinhalb Jahren ging Leon zum ersten Mal in den Kindergarten. Die Eingewöhnung gestaltete sich vollkommen problemlos, schon am ersten Tag stürmte er in die Kindergartengruppe, wie ein Wirbelwind, und bewirkte gleich in der ersten Stunde viel Durcheinander. Er suchte deutlich die Aufmerksamkeit sowohl der anderen Kinder als auch der Erzieherinnen. Seine Pflegemutter, die zunächst noch im Raum, später vor der Tür wartete, schien Leon nicht zu vermissen. Vielmehr sagte er immer wieder, dass es ihm im Kindergarten gefalle und er jetzt jeden Tag dorthin gehen wolle. Nach wenigen Tagen war die Eingewöhnung beendet, allerdings hatte Frau L. hierbei kein gutes Gefühl, denn sie hatte bereits andere Eingewöhnungen im Kindergarten durchgeführt und es kam ihr sehr merkwürdig vor, wie scheinbar unproblematisch Leon sich in der Gruppe aufhielt und dass er sie überhaupt nicht zu vermissen schien.

Schon nach wenigen Wochen wurde der Aufenthalt von Leon im Kindergarten immer schwieriger, weil er eine geringe Frustrationstoleranz zeigte, bei kleinsten Anlässen »ausflippte«, zunächst oft über viele Minuten schrie, sich dann in eine Ecke »beleidigt« – wie eine Erzieherin sagte – zurückzog und schmollte; vermutlich handelte es sich bei dem von der Erzieherin so beschriebenen Verhalten in Wirklichkeit um eine seiner dissoziativen Phasen. Die Auseinandersetzungen in der Gruppe wurden immer heftiger und Leon reagierte immer häufiger mit Schreianfällen und dissoziativen Rückzügen. Nach vielen Gesprächen und »Verhandlungen« mit den Erzieherinnen, so berichtete die Mutter, konnte sie erreichen, dass Leon vormittags von 9 bis 12 Uhr im Kindergarten »toleriert« wurde, in dieser Zeit oft eine Eins-zueins-Betreuung erhielt, damit er überhaupt Gruppenerfahrungen machte. In den Gesprächen der Erzieherinnen mit der Mutter hatten diese aber sehr deutlich gemacht, dass jede Form von Gruppe für Leon eine große Herausforderung – bis Überforderung – bedeutete. Dies zeigte sich auch bei Einladungen zu Kindergeburtstagen. Es gelang Leon in kürzester Zeit, eine Gruppe von Kindern so »aufzumischen«, dass alle aufeinander losgingen und miteinander zerstritten waren. Er selbst bekam dann bei zunehmendem Streit immer mehr Angst, zog sich aus der Gruppe zurück und dissoziierte. Auf sein Verhalten angesprochen, konnte Leon überhaupt nicht nachvollziehen, worüber überhaupt gesprochen wurde, was das Problem sein könnte; er hatte keinerlei Erinnerung daran, was passiert war, noch ein irgendwie geartetes Problembewusstsein oder zeigte wegen seines Verhaltens »Schuldgefühle« im Sinne einer Über-Ich-Entwicklung.

Leon wurde ein Jahr von der Schule zurückgestellt, um ihm noch mehr Zeit für seine emotionale Reifung und Stabilisierung zu geben. Für das letzte halbe Jahr vor der Einschulung wurde er aus dem Kindergarten ausgeschlossen, weil er zweimal ein Kind so heftig gebissen hatte, dass die Wunde sogar blutete. Leons Verhalten wurde schließlich von den Erzieherinnen und auch den anderen Eltern nicht mehr toleriert. Die gesamte Gruppe hatte sehr viel Angst vor Leon, keiner wollte mehr mit ihm spielen; er wurde inzwischen von den anderen Kindern aktiv aus der Gruppe ausgeschlossen und gemieden. Dies machte ihn noch verzweifelter, wütender, so dass er immer destruktiver wurde, Spielinitiativen der anderen Kinder zerstörte und sich massiv durch provozierendes Verhalten in den Vordergrund spielte.

Alle diese Verhaltensweisen, so konnte ich der Mutter später erklären, waren als Folge seiner frühen Traumatisierung zu verstehen. Obwohl sowohl Frau als auch Herr L. eine durchaus stabile Bindungsbeziehung zu ihm aufgebaut hatten, hatte Leon die frühen Erfahrungen von Stress, Gewalt und Misshandlung noch lange nicht verarbeitet.

Als Leon dann mit sieben Jahren in der Grundschule eingeschult wurde, zeigte sich sehr bald, dass sein Verhalten, ähnlich wie im Kindergarten, auch hier »eskalierte«, wie seine Lehrerin sagte, so dass er nach einem halben Jahr in eine Schule für Kinder mit emotionalen Verhaltensstörungen umgeschult wurde. Auch dort – in einer kleinen Klasse mit acht Kindern und zwei Lehrpersonen – war er kaum zu integrieren. Es kam zu ähnlichen aggressiven Auseinandersetzungen mit »Beißattacken«, wie sie bereits aus dem Kindergarten bekannt waren.

Schließlich wurde Leon uns zur stationären intensiven Psychotherapie vorgestellt. Wir sahen sein Verhalten ganz im Kontext seiner frühen Stresserfahrungen im Sinne von Bindungstraumatisierungen, denn er war, wie beschrieben, während seiner ersten zwei Lebensjahre massiv vernachlässigt und misshandelt worden, bevor der zu den Pflegeeltern gekommen war.

Leon wurde schließlich in unser MOSES®-Behandlungskonzept aufgenommen. Während der ersten Monate zeigte er in der Kleingruppe mit sechs Patienten ein ähnliches Verhalten, wie dies schon aus anderen Gruppenkontexten geschildert worden war. Auch wir sahen aggressive Durchbrüche, Beiß-, Schreiattacken und dissoziative Zustände mit Rückzug, in denen Leon nicht mehr ansprechbar war. Durch eine intensive Eins-zu-eins-Betreuung konnte Leon in der Gruppe geführt werden. Eine solche Betreuung bedeutete, dass immer eine Bezugsperson aus dem Pflegeteam Leon als Begleitung zur Koregulation von Stress zur Verfügung stand; Leon wurde ganz ohne Psychopharmaka behandelt. Die Bezugsperson ermöglichte es Leon, sich trotz seiner Stresszustände und aggressiven Verhaltensweisen in der Gruppe zu stabilisieren und zu halten, weil er konstant, verlässlich und feinfühlig bei entsprechenden Stressausbrüchen von ihr koreguliert wurde. Das heißt, er wurde in seinem Stress so lange begleitet, bis er sich langsam beruhigte.

Die Vielzahl dieser Erfahrungen wurde schließlich von Leon verinnerlicht, so dass nach vier Monaten immer weniger Schreiattacken und dissoziative Zustände auffielen. Es wurde auch möglich, dass Leon in einer Kleingruppe in der Klinikschule für Kranke beschult werden konnte: zunächst in einer Zweier-, später in einer Dreier- und dann einer Vierergruppe. Die Teilnahme an kreativen Gruppenpsychotherapiesitzungen mit Musik, Kunst und konzentrativer Bewegungstherapie – jeweils eine Gruppensitzung einmal pro Woche – war für Leon lange Zeit eine der größten Herausforderungen. Hier war das Gruppengeschehen weniger planbar, trotz guter Strukturierung durch die Therapeutinnen. Schon bei kleinsten Frustrationen, fehlender Aufmerksamkeit oder Misserfolgen konnte es weiterhin zu großen aggressiven Ausbrüchen kommen, die wiederum eine kurzfristige Eins-zu-eins-Koregulation durch die Gruppentherapeutin oder auch durch die Bezugsperson des Pflegeteams nötig machten. Auf diese Weise wurde es mit der Zeit aber möglich, dass er länger an einer Gruppentherapiesitzung teilnahm.

Auch in den einzelpsychotherapeutischen Sitzungen – sowohl in der Spieltherapie als auch in den kreativen Einzeltherapiesitzungen – gelang es Leon, seine große innere Vielfalt an Phantasien und Rollenspielideen einzubringen. In der konzentrativen Bewegungstherapie war er – unter Anleitung und mit feinfühliger, geduldiger Hilfestellung der Therapeutin – über viele Wochen damit beschäfigt, sich mit Polsterteilen einen »sicheren Schutzplatz« aufzubauen: einen Platz, den er nur für sich einrichten und an dem er sich »sicher« fühlen konnte. Es gelang ihm am Anfang kaum, sich zu schützen, sich einen Platz zu suchen, den er so für sich gestalten konnte, dass es sich für ihn auch sicher anfühlte. Dieser Platz musste immer wieder variiert, erneuert, verstärkt und umgebaut werden, bis Leon das Gefühl hatte: »Jetzt passt alles, jetzt bin ich sicher!«.

Das Thema »Schutz und Sicherheit« spielte in allen Therapiesitzungen, sowohl in der Gruppentherapie als auch in den Einzelspieltherapiestunden, eine große Rolle. Besonders im Sandspiel beschäftigte sich Leon mit zahlreichen Gefahren und Ungeheuern, die wahllos einbrachen, destruktiv waren, seine Sandspielaufbauten zerstörten, Menschen und Tiere, alles vernichteten und auffraßen. Erst im Laufe der Zeit konnte er das Sandspiel so gestalten, dass es klare Spielsequenzen und Strukturen gab: Nur noch in größeren Stresssituationen, wenn sich Leon sehr an die Regeln anpassen musste und begrenzt wurde, kam es zu sogenannten »Ausflippern«. Hierbei konnte es sein, dass er in den

Sandkasten griff und wild den Sand durch die Gegend warf, auch gegen die Therapeutin gerichtet. In solchen Situationen wurde es auch notwendig, ihn körperlich zu begrenzen und zu halten, weil er wild um sich schlug, mit Sand und Gegenständen warf, wütete und mit Worten nicht mehr zu erreichen war. Durch die kurzfristigen, manchmal auch mehrfach notwendigen Begrenzungen konnte er schließlich wieder sein Gegenüber wahrnehmen, auch wenn er diese Person zunächst bekämpft hatte, indem er nach ihr getreten oder auch versuchte hatte, sie zu beißen. Letztendlich konnte er dann aber doch in solchen Wutattacken erreicht und danach ruhiger werden; er rollte sich schließlich in der Kuschelecke zusammen, weinte und geriet in einen Zustand, der seine frühen Sehnsüchte, seine Bedürftigkeit und Suche nach Schutz und Sicherheit nur zu gut signalisierte.

Er genoss es jetzt sehr, mit einer Decke zugedeckt zu werden; die Therapeutin sollte dicht neben ihm sitzen, und er wünschte sich, dass sie ihm wie einem Kleinkind aus Kinderbüchern vorlas. Er hatte ganz klare Vorstellungen, welche Geschichte er hören wollte. Es ging immer wieder um Geschichten von Verlust, Bedrohung, Angst sowie um Kinder, die gerettet werden mussten. Dies waren auch in Märchen seine bevorzugten Themen. So war »Hänsel und Gretel« über lange Zeit sein favorisiertes Kindermärchen.

Gegen Ende der Behandlung hatte sich seine Symptomatik wesentlich gebessert. Er konnte jetzt während des Vormittags am Unterricht der Klinikschule teilnehmen und diesem folgen. Nur ganz gelegentlich kam es noch zu verbalem Ausflippen gegenüber der Lehrerin oder auch gegenüber seiner Bezugspflegerin. Er konnte sich jetzt aber schon viel besser selbst regulieren; es war ihm jetzt auch ein großes Bedürfnis, sich für sein Verhalten zu entschuldigen, den guten Kontakt wiederherzustellen und verpasste Klassenarbeiten nachzuschreiben und damit den Anforderungen der Schule gerecht zu werden.

Leon konnte in einem wesentlich stabileren Zustand entlassen werden. Nach entsprechender Vorbereitung und auch Probestunden vermochte er zunächst an der Schule für Kinder mit emotionaler Beeinträchtigung teilzunehmen, ohne immer wieder die Gruppe verlassen zu müssen. Nach einem Jahr hatte er sich so weit stabilisiert, dass er sogar in seine Regelschulklasse zurückkehren und dort weiter beschult werden konnte.

Die Pflegeeltern waren hierüber sehr erfreut und sahen deutliche Fortschritte in Leons Verhalten, ebenso in der Entwicklung von Neugier und seiner kognitiven Interessen. Er genoss es sehr, mit Herrn L. in dessen Hobbywerkstatt zu zu basteln; Laubsägearbeiten wurden sein bevorzugtes handwerkliches Hobby. Er konnte jetzt über Stunden konzentriert damit zubringen, angezeichnete Vorlagen mit der Laubsäge auszusägen und das Ausgesägte anzumalen, und dabei auch kreative Fähigkeiten entwickeln. Die handwerkliche Tätigkeit, die eine gewisse Geschicklichkeit, Konzentration und Präzision erforderte, schienen ihm sehr zu helfen, sich zu fokussieren und seine inneren emotionalen Spannungen unter Kontrolle zu halten. Kleinere Missgeschicke, wenn das Sägeblatt riss oder das Sägen entlang der vorgezeichneten Linie ihm nicht so gelang, wie er sich das vorgestellt hatte, konnte er bewältigen. Manchmal geriet er dann außer sich, brüllte und schimpfte laut vor sich hin, wie der Pflegevater berichtete, konnte dann aber zu seiner Tätigkeit wieder zurückkehren.

In dieser Zeit der Stabilisierung fragte Leon überhaupt nicht mehr nach seinen leiblichen Eltern. Darauf angesprochen, ob er diese sehen wolle, äußerte er sich mit seinen acht Jahren sehr klar und sagte: »Nein!«. Der Umgang wurde deswegen und im Hinblick auf die früheren Erfahrungen so weit eingeschränkt, dass es nur noch alle sechs Monate einen Kontakt mit den leiblichen Eltern gab. Wenn Leon jedoch sehr klar zum Ausdruck brachte, dass er diese zum Besuchstermin nicht sehen wollte, wurde der Umgang nicht zwangsweise durchgeführt – ein Verfahren, das schließlich auch vom Familiengericht mit einem formalen Beschluss so genehmigt wurde.

**Beispiel: Ein Adoptivkind mit dissozialer Entwicklung und vorzeitiger Pubertät**

Lena war ein 10-jähriges, aus Schwarzafrika stammendes Mädchen. Sie war ausgesprochen hübsch, groß gewachsen und fiel mit ihren schwarzen Locken auf. Sie war sich, wie sie im Erstgespräch etwas kokett erkennen ließ, ihres hübschen Äußeren durchaus bewusst. Sie flirtete unmittelbar mit mir und stellte viele Fragen. Sie wollte etwa wissen, ob ich auch Kinder habe, vielleicht sogar ein Adoptivkind. Sie kam mit ihren Adoptiveltern, Herrn und Frau D., zum Erstgespräch. Vorstellungsgrund war, dass Lena in den vergangenen Monaten immer häufiger dadurch aufgefallen war, dass sie die Adoptiveltern belogen und ihnen Geld aus ihren Geldbörsen gestohlen hatte. Zudem hatte sie Gegenstände wie neue CDs und Schuhe von zu Hause mitgenommen, um diese gegen Bargeld zu verkaufen. Von diesem Geld kaufte sie sich dann Schminke, teilweise stahl sie auch in Supermärkten Kosmetika. Dabei war sie bereits einmal erwischt worden, es gab eine Anzeige wegen Ladendiebstahls.

Sie ging in die vierte Klasse der Grundschule; aber statt in der Schule zu sein, streunte sie vormittags durch die Straßen und Kaufhäuser, traf sich dort mit Jungen, so dass die Eltern voller Sorge waren, dass es zu sexuellen Kontakten kommen könnte. Lena war in ihrer Entwicklung wie ihrem Äußerem bereits vorpubertär: Ihre Brust hatte sich schon entwickelt und in ihrem Verhalten zeigte sie, wie die Eltern berichteten, den oft für die Pubertät typischen Trotz. Es war für die Eltern ausgesprochen schwierig, sie auf ihre dissozialen Handlungen anzusprechen, weil solche Versuche zu Hause regelmäßig zu heftigsten Streitigkeiten, Vorwürfen, aggressiv-verbalen Auseinandersetzungen führten, wie der Vater sagte. Herr D. gab zu, sie beim letzten Streit auch »heftig geschüttelt und angefasst« und ihr schließlich eine Ohrfeige gegeben zu haben, weil sie ihn als »Arschloch und Vollidioten« bezeichnet hatte. So etwas müsse er sich ja wirklich nicht bieten lassen, aber es tue ihm leid, dass er ihr die Ohrfeige gegeben habe. Daraufhin sei sie heulend in ihr Zimmer gerannt und habe nur geschrien, dass sie andere Eltern wolle und sie beim

Jugendamt melden werde. Jetzt waren die Adoptiveltern voller Sorge, wie sich das Verhältnis zwischen ihnen und Lena weiterentwickeln werde, ja, wie es überhaupt weitergehen könne. Herr und Frau D. hatten Lena, als sie sechs Jahre alt war, aus einem afrikanischen Waisenhaus adoptiert. Zur Vorgeschichte wussten sie nur, dass Lena mit zwei Jahren auf der Straße neben einem toten Mann aufgefunden worden war. Ob dieser Mann in irgendeinem verwandtschaftlichen Verhältnis zu ihr gestanden oder ob sie zufällig dort gesessen hatte oder von jemandem zurückgelassen worden war, konnte nicht eruiert werden. Es war von daher auch unklar, ob Lena noch leibliche Eltern besaß oder ob sie tatsächlich ein Waisenkind war. Sehr viele Straßenkinder in ihrem Heimatland waren Waisen, andere lebten in Gangs und Gruppen auf der Straße, obwohl sie noch leibliche Eltern hatten, die aber nicht mehr für sie sorgten.

Als die Adoptiveltern Lena in dem Waisenhaus kennenlernten, war sie gänzlich in ihrer afrikanischen Sprache, ihrer afrikanischen Kultur zu Hause. Sie beherrschte viele Lieder und Tänze ihrer Heimat und war zweifelsohne in der afrikanischen Kultur ihres Landes tief verwurzelt.

In Deutschland musste sie zunächst einmal die Sprache erlernen, was ihr offensichtlich – bei guter Intelligenz – nicht schwerfiel, so dass sie bereits mit sieben Jahren in die erste Klasse eingeschult werden konnte. Jetzt war sie, wie gesagt, zehn Jahre alt und ging in die vierte Klasse, wirkte aber deutlich älter. Vor einiger Zeit hatten die Eltern bei einem Spezialisten Lenas Knochenalter bestimmen lassen, weil sie wegen ihrer raschen körperlichen Entwicklung Zweifel an ihrem Alter bekommen hatten. Der hierbei gefundene Befund gab ein Knochenalter von 12 bis 13 Jahren an. Diese Altersangabe passte auch zu ihrer körperlichen Entwicklung. Es entstand also der Verdacht, Lena könne zum Zeitpunkt der Adoption bereits viel älter gewesen sein als angenommen. Ein genaues Alter konnte ja nicht angegeben werden, da niemand Lenas wirkliches, biologisches Alter zum Zeitpunkt, als sie auf der Straße aufgefunden worden war, kannte.

Wie ich später erfuhr, gibt es in verschiedenen Waisenhäusern den Brauch, bei kleinen Kindern, die auf der Straße gefunden werden, den Tag des Auffindens als ihren Geburtstag zu registrieren. Auf diese Weise kommt es dann zu Diskrepanzen zwischen dem Geburtsdatum und dem daraus errechneten Lebensalter sowie dem biologischen Alter, das sich aufgrund des Knochenalters – trotz gewisser Unsicherheiten in der Methode – später in Annäherung bestimmen lässt. Es ist gar nicht so selten, dass Kinder unter diesen Umständen ihren Klassenkameraden in der körperlichen Entwicklung weit voraus und schon in der Pubertät sind, während sie aber in ihrer emotionalen Entwicklung aufgrund der in ihrer Kindheit erfahrenen traumatischen Belastungen »zurückgeblieben« sind. Wegen der vorgezogenen und scheinbar vorreifen pubertären Entwicklung stehen sie in gewisser Weise außerhalb ihrer Peergruppe und sind aufgrund der biologischen Reifung auch – früher als die Peers – bereits ausführlich mit dem Thema »Sexualität« beschäftigt. Sie suchen sich dann ältere Peers und fallen damit aus ihrem Klassenverband heraus.

Auf diesem Hintergrund konnte Lenas Verhalten – sowohl ihre dissoziale Entwicklung als auch ihre heftigen pubertären Auseinandersetzungen mit ihren Adoptiveltern – durchaus als klassische Pubertätsentwicklung verstanden werden. In diagnostischen Gesprächen und Spielstunden zeigte sich mir jedoch eine bisher unbekannte Seite von Lena: Sie war oft verzweifelt und beschäftigte sich mit Fragen wie der, wo sie eigentlich herkomme, wer ihre leiblichen Eltern seien, ob diese noch lebten, warum sie überhaupt »in dieses verdammte Land« gekommen sei. Sie sei überzeugt, dass ihre Adoptiveltern sie nicht liebten, und fühle sich abgelehnt. Sobald es ihr möglich wäre, würde sie in ihr Heimatland zurückkehren. Sie sei keine Deutsche und schon gar nicht ein Teil der Adoptivfamilie. Es sehe doch jeder, dass sie nicht zu dieser Familie gehöre, schließlich habe sie eine schwarze Hautfarbe, und von daher sei vollkommen klar, dass sie anders sei. Als sie einmal die Schule geschwänzt habe, habe sie Jungs kennengelernt, die auch aus einem anderen Land kämen, diese hätten sie verstanden. Daher fühle sie sich zu diesen hingezogen. In ihrer eigenen Klasse empfinde sie sich ebenfalls als abgelehnt, sie sei die Einzige mit schwarzer Hautfarbe und komme sich wie eine »Aussätzige« vor. Die anderen Mädchen interessierten sich auch noch nicht so für Jungs, hätten einen anderen Musikgeschmack, sie könne mit diesen kleinen Kindern überhaupt nichts anfangen. Mehrfach wiederholte sie: Sobald es ihr möglich und sie groß sei, werde sie in ihre Heimat in Afrika zurückkehren.

In einer Stunde gestand sie mir unter dem Siegel der Verschwiegenheit, dass sie, wenn sie am Computer sitze, versuche, übers Internet Menschen ausfindig zu machen, die auch ihren ursprünglichen Namen trugen. Seitdem sie diesen in den Unterlagen der Adoptiveltern gelesen habe, bemühe sie sich, in Afrika Verwandte zu finden. Sobald sie hier einen Anhaltspunkt hätte, würde sie sich »auf den Weg machen«. Es wurde also deutlich, wie sehr die Frage nach ihrer Herkunft und Identität und die Unklarheit, ob ihre leiblichen Eltern noch lebten und ob sie Geschwister und eine Familie habe, sie belasteten und sie ganz verzweifelt machten.

Sie hasse es, so Lena, im Musikverein des Ortes die Posaune zu spielen, das sei ein schreckliches Instrument. Viel lieber würde sie trommeln oder singen, begleitet von afrikanischen Instrumenten aus ihrer Heimat, aber so etwas gebe es ja im örtlichen Musikverein nicht. Vor einiger Zeit habe sie einmal auf YouTube ein Konzert einer schwarzafrikanischen Gruppe gesehen – das hätte ihr so gut gefallen, dort würde sie gleich gerne mitspielen und könne sich auch viel besser integrieren, weil dort alle schwarz gewesen seien.

Ich sprach mit den Eltern über Lenas Entwicklungsprobleme . Es stellte sich heraus, dass Lena ihr Adoptivname war – den afrikanischen Namen hatten Frau und Herr D. aufgegeben, als sie Lena adoptiert hatten. Sie erhielt dann einen neuen Namen und wurde christlich getauft. Lena hatte also mit der Adoption auch ihre Ursprungsreligion aufgeben müssen bzw. verloren. Die Adoptiveltern hatten große Anstrengungen unternommen, ihr das ländliche Wohngebiet, wo sie zu Hause waren, zur Heimat zu machen – so hatten sie Lena in den lokalen Vereinen, im Sportverein wie im Musikverein, angemeldet. Ihre Hoffnung und

Erwartung war, dass Lena dort wie jede andere Jugendliche aufwachsen werde. Dabei hatten Herr und Frau D. völlig verkannt, dass es in dieser ländlichen Gegend große Vorurteile gegenüber schwarzafrikanischen und überhaupt ausländischen Jugendlichen gab. Andere Kinder hatten Angst vor Lena, weil sie viel größer und stärker wirkte als sie selbst; zudem zeigte sie schon so weit ein sexualisiertes Verhalten, dass die Mütter der anderen Mädchen in ihrer Klasse befürchteten, Lena könne sie »mit ihrem Verhalten anstecken«.

Auch in einem Gespräch mit der Lehrerin bestätigte sich, dass Lena in der Schule aufgrund ihrer körperlichen und auch geistigen Entwicklung, ihrer Interessen, ihrer Ausstrahlung und ihres Aussehens vollkommen aus der Gruppe der Peers herausfiel. Während die anderen 10-jährigen Mädchen noch relativ »brav« und bei ihnen nur wenig »pubertäre Ansätze« zu erkennen seien, würde sich Lena schon sehr an den älteren Schülerinnen und besonders auch Schülern orientieren; sie wolle auch in der Pausenzeit mit ihren Peers nicht mehr spielen, da sie diese als doof und langweilig empfinde.

Da wir für Lena keinen ambulanten Therapieplatz in Nähe ihres Wohnorts finden konnten, kam sie weiter zu uns in die Ambulanz. Dies bedeutete für die Eltern eine Stunde Fahrtzeit, um Lena zur Therapie zu bringen. Ich sah das Mädchen einmal in der Woche im Therapiezimmer, das ein mehr auf die Bedürfnisse Jugendlicher abgestimmtes Spieltherapiezimmer war. Im Wesentlichen wollte sie mit mir diskutieren, über ihre Probleme sprechen. Wenn sie von sich und ihren Problemen sprach, erfuhr ich quasi im gleichen Satz viel Abwertung, Ablehnung: Ich würde sie nicht verstehen, hätte keine Ahnung, hätte nicht mal selbst ein Adoptivkind, ich wüsste gar nicht, wie es ihr ginge, ich hätte überhaupt keine Vorstellung davon, wie hart es sei, wenn man sein eigenes Land, seine Sprache, ja seine Heimat verlassen müsse, um bei diesen »bescheuerten Adoptiveltern« zu leben.

Zugleich kam immer wieder zum Ausdruck, dass Lena ihre Adoptiveltern schätzte, weil sie ihr doch vieles ermöglichten, was sie sonst in ihrem Leben in Afrika wahrscheinlich nie hätte sehen können. Besonders »cool« fand sie den letzten Urlaub mit der Familie. Hier habe sie zu einer Gruppe Jugendlicher Kontakt gefunden, konnte abends länger aufbleiben und noch mit den Jungs und Mädchen, die bereits 14 bis 15 Jahre alt waren, unterwegs sein. In den Ferien hätten die Eltern ein Auge zugedrückt, während der Schulzeit müsse sie aber wieder früher ins Bett, was sie hasse.

Als Lena im Laufe der Therapie immer mehr über ihre afrikanischen Wurzeln, über ihre Phantasien bezüglich ihrer Ursprungs- und Herkunftsfamilie sprach, wurde deutlich, wie oft sie traurig, verzweifelt, ja suizidal war. Sie äußerte immer wieder Gedanken, nach denen sie lieber sterben wolle, als damit zu leben, dass sie ihre leiblichen Eltern nicht kennengelernt habe. Sie ging fest davon aus, dass ihre leiblichen Eltern in Afrika lebten, ja, dass sie dort eine Großfamilie hätte; sie sei nie und nimmer von ihren Eltern ausgesetzt worden, vielmehr hätten wahrscheinlich unglückliche Umstände dazu geführt, dass ihre Eltern sie – auf dem Markt oder im Gedränge der vielen Menschen auf der Straße – verloren hätten. Da sei sie dann von den Menschen einfach aufgegriffen und ins Waisenhaus gebracht worden, obwohl sie eigentlich gar keine Waise sei.

Diese Gedanken hatten geradezu den Charakter einer fixen Idee, waren von wahnhaft anmutenden Vorstellungen geprägt und durch Gespräche oder logische Überlegungen nicht zu beenden. Im Gegenteil: Sie fand immer wieder Hinweise, dass es so gewesen sein musste, wie sie sich das ausmalte und wünschte. Sie wollte unbedingt, dass ihre Geschichte auf diese Weise »wahr« werden solle. Dahinter stand der intensive Wunsch, die eigene Identität und die eigenen Wurzeln zu erforschen und kennenzulernen.

Das Thema »Bindung« erstreckte sich hier also auf das Thema der Identität. Die ursprünglichen Bindungspersonen, die ihr einst Schutz und Sicherheit gegeben und dafür gesorgt hatten, dass sie überleben konnte, waren für sie sehr präsent – sie existierten für sie, und zwar in einer phantasierten Form. Lena litt unter dem Verlust ihrer phantasierten Bindungspersonen, war deshalb manchmal sehr verzweifelt und weinte. Sie konnte sich mehr und mehr auf den therapeutischen Prozess einlassen. Nur dadurch, dass in der Therapie in unserem Gespräch zunehmend mehr solche Gedanken, Wünsche, Hoffnungen, Ängste und auch Sorgen Raum finden konnten, ließ Lena auch erstmals den Gedanken zu, dass alles auch ganz anders sein könnte und ihre Nachforschungen nach ihrer Familie zu einer großen Enttäuschung führen könnten.

Über diesen Themenbereich konnte sie mit ihren Adoptiveltern nicht sprechen, weil es für diese viel zu kränkend war, darauf einzugehen. Lenas Wunsch, nach Afrika zurückzukehren, machte ihnen extreme Angst, so dass sie ihrer Tochter verboten hatten, über diese Themen zu sprechen. Die Suche – zumindest in der Phantasie – nach den ursprünglichen, jetzt idealisierten, Bindungspersonen, der Schmerz und die Trauer um den Verlust dieser Bindungspersonen sowie zusätzlich der Verlust der eigenen Identität, Sprache und Heimat schienen für Lena unerträglich zu sein. Sie fühlte sich in ihrer neuen Heimat, sowohl in der neuen Familie als auch im sozialen Umfeld, fremd, unwirklich; das waren im weiteren Verlauf die bestimmenden Themen unserer Gespräche.

Bei der intensiven Beschäftigung mit diesen Fragestellungen und dem Raum, den diese in ihrem Denken und Fühlen einnahmen, war es eigentlich erstaunlich, dass ihre schulischen Leistungen sich im mittleren Niveau bewegten; das sprach dafür, dass sie, wie schon gesagt, eine durchaus gute Intelligenz hatte. Eine Testung ergab, dass sie einen IQ von 110 Punkten hatte und damit durchaus eine weiterführende Schule besuchen konnte. Lena war hin- und hergerissen, ob sie dem Wunsch der Adoptiveltern folgen und eine weiterführende Schule besuchen oder ob sie von zu Hause ausreißen sollte, um sich heimlich auf ein Schiff zu schmuggeln und – als blinder Passagier – nach Afrika zu reisen. Sie träumte von einem schwarzafrikanischen Retter, der genügend Geld hätte, um sie einfach in einem Flugzeug mit nach Afrika zu nehmen. Wenn sie erst einmal dort angekommen wäre, werde sie sich schon alleine auf die Suche machen und genügend

Menschen finden, die sie unterstützten, weil dort sofort jeder verstehen werde, dass sie ihre leiblichen Eltern suche. Sie habe gelesen, dass in Schwarzafrika alle Menschen einander halfen; besonders wenn man arm sei, würde man einander unterstützen. Die Familie würde dort eine ganz große Rolle spielen, und wenn man seine Familie verloren habe, würden alle sofort hilfsbereit einspringen und einen unterstützen. In Afrika wolle sie auch zu dem Waisenhaus gehen, wo sie aufgewachsen sei. Wahrscheinlich habe man sie damals sogar auf der Straße geraubt und gegen ihren Willen in dieses Waisenhaus gebracht, vielleicht seien hier ja auch illegale Geschäfte gemacht worden. Sie habe gehört, dass Waisenkinder auch verkauft würden, damit diese Heime Geld bekämen und auf diese Weise reich würden.

Da sich sowohl in Lenas Therapie als auch in den Elterngesprächen alles um Afrika drehte, Herr und Frau D. jetzt auch offener waren, zu Hause mit Lena über ihre Vorstellungen zu sprechen, entstand die Idee, die Adoptiveltern könnten mit Lena einen Urlaub in ihrem Heimatland machen. Es war ein mühsamer Prozess, die deutschen Adoptiveltern dazu zu bringen, den Gedanken nicht gänzlich abzulehnen, dass es für die pubertierende Lena von großer Bedeutung war, sich mit ihrer afrikanischen Herkunft auseinanderzusetzen, und ihnen klarzumachen, dass für sie, die Adoptiveltern, eine solche Auseinandersetzung nicht als Ablehnung und Bedrohung ihrer Elternschaft zu verstehen wäre.

Während Lena also auf der einen Seite durch Anpassung ihrer Sprache an den lokalen Dialekt, durch die Nachahmung von lokalen Gebräuchen so deutsch wie möglich sein wollte, entwickelte sie immer mehr Phantasien, was sie bei einer Urlaubsreise in ihr Herkunftsland alles unternehmen und kennenlernen würde. Tatsächlich machten Frau und Herr D. dann mit ihr dort Urlaub.

Als sie in Lenas Herkunftsland angekommen waren, wurden ihre Angst und Sorge wesentlich größer als ihr Mut; und auch ihre Phantasien, sich dort sofort von ihren Adoptiveltern zu lösen und sich alleine auf die Suche nach ihren leiblichen Eltern zu machen, verblassten. Es zeigte sich vielmehr, dass Lena ihre Adoptiveltern in der Fremde – in ihrem schwarzafrikanischen

Heimatland – als sichere Basis nutzen konnte, um dort Stück für Stück die Traditionen, die Kultur, die Sprache zu erkunden. Sie machte sogar einen Besuch in dem Waisenhaus und erfuhr noch einiges über die Umstände, wie sie auf der Straße aufgefunden wurde und dorthin gekommen war. Es war, wie sich dann herausstellte, vollkommen aussichtslos, herauszufinden, ob Lena noch leibliche Eltern hatte. Weder bei der Polizei noch bei anderen Stellen, die gefundene Kinder erst einmal aufnahmen, hatte sich irgendjemand gemeldet, der ein Kind vermisst hatte.

Der Gedanke, dass sie tatsächlich ein Findelkind war, das ohne Eltern und auf der Straße ausgesetzt worden war, und dass die leiblichen Eltern, sofern sie noch existierten, kein Interesse an ihr hatten, sie eventuell sogar selbst ausgesetzt hatten, war für Lena sehr schmerzlich. Nach ihrer Rückkehr aus Schwarzafrika war dies ein Thema, das immer wieder und ausführlich besprochen wurde. In ganz kleinen Schritten und mit viel Schmerz und Trauer akzeptierte sie, dass sie entweder tatsächlich verloren gegangen war oder dass ihre Eltern sie ausgesetzt hatten oder aber dass ihre leiblichen Eltern gestorben waren und sie deswegen Glück gehabt hatte, dass sie im Waisenhaus hatte überleben können. Alle drei Varianten waren ähnlich schmerzlich für sie und wurden in der ambulanten Therapie mit mir immer wieder durchgesprochen – wobei sie immer wieder weinte, Wutausbrüche hatte und tief verzweifelt war.

In der weiteren Entwicklung war es für Lena ein Highlight, dass sie mit dem Einverständnis der Eltern an einem Wochenende in der Stadt einen Trommel-Workshop besuchen konnte. Hierbei zeigte sich tatsächlich eine enorme Fähigkeit, Rhythmen zu erkennen und sich völlig mühelos in die Musik einzufügen. In diesem Workshop entdeckte sie auch ihre wunderbare Stimme, weil der Leiterin sofort auffiel, wie viel Musikalität in Lena »steckte«. Von da an durfte Lena Gesangsunterricht nehmen und auch trommeln, wobei es für die Adoptiveltern nicht einfach war, die Kosten aufzubringen, und sie an anderem sparten. Auf jeden Fall mussten Herr und Frau D. Lenas schwarzafrikanische Wurzeln nicht mehr verleugnen oder mit der Posaune bekämpfen, sondern sie konnten jetzt die Auseinandersetzung ihrer Tochter mit ihren Wurzeln, die nun in Deutschland stattfand, zunehmend unterstützen.

Lena hatte im Laufe der Jahre zu ihren Adoptiveltern eindeutig eine sichere Bindungsbeziehung aufgebaut. Sie wechselte auf die weiterführende Schule und fühlte sich dort auch nicht mehr ganz so wie ein »Alien«, weil es auf dieser Schule mehr Kinder mit Migrationshintergrund, darunter auch aus Schwarzafrika, gab. Überhaupt fühlte sie sich tagsüber in der Stadt, in ihrer Schule, viel wohler; sie nutzte die Nachmittage manchmal, um durch die Stadt zu streunen, jetzt weniger, um sich das Angebot von Kaufhäusern anzusehen, sondern mehr, um sich vorstellen zu können, wie es war, wenn man auf der Straße leben musste. Im Rückblick konnten Lenas Eskapaden mit Streunen, Dissozialität auch als ein Anknüpfen an ihr früheres Leben auf der Straße und als ein Versuch verstanden werden, herauszufinden, wie sie selbst als kleines Kind auf der Straße gelebt hatte.

Im letzten Jahr der Therapie kam Lena nur noch sporadisch, bei Bedarf; sie machte dann jeweils per E-Mail einen Termin für eine Therapiestunde aus, wenn sie selbst den Wunsch dazu und Bedarf hatte. Zunehmend standen Themen im Zusammenhang mit Freundinnen und Freunden, Sexualität, Jungen und Partys im Vordergrund. In den Elterngesprächen war es wichtig, Herrn und Frau D. bei diesen Themen zu begleiten und ihnen eine Hilfestellung an die Hand zu geben, hatten sie doch eine ausgeprägte Angst, Lena könne – aufgrund all ihrer Schwierigkeiten – jetzt in der Pubertät vollkommen »entgleisen«. Die Hilfestellung bestand darin, klare Grenzen und Strukturen vorzugeben, wie lange Lena auf einer Party bleiben konnte, mit wem sie weggehen, wie lange sie im Internet surfen durfte; dies waren klassische Themen der Pubertät, die genauso für andere Pubertierende relevant sind; bezüglich der Auseinandersetzung mit diesen Themen konnte ich die Eltern beraten und begleiten.

Lena wurde eine ausgesprochen hübsche Jugendliche, die jetzt auch in der Schule im Fach Musik ihre Musikalität zeigte und dafür viel bewundert wurde. Sie wurde Solosängerin in der

Schulband und fand Aufnahme in einem kleinen Gospelchor-Ensemble. Dabei genoss sie es sehr, dort als Jüngste mit ihrer tollen Stimme eine tragende Rolle zu spielen. Da es im Gospelchor noch weitere aus Schwarzafrika stammende Sänger und Sängerinnen gab, hatte sie jetzt in Deutschland einen Anknüpfungspunkt an ihre Herkunft gefunden. Gleichzeitig fand sie im Gospelchor auch Aufnahme in eine gemischte Peergroup von Jugendlichen, mit Deutschen, die sie mochten und akzeptierten. Die Adoptiveltern berichteten mir von Zeit zu Zeit, wie es Lena ging. Sie machte offensichtlich eine für Jugendliche ganz normale Entwicklung durch und setzte sich mit den für ihr Alter typischen Themen auseinander, sie war Teil einer jugendlichen Peergroup und hatte offensichtlich einen wesentlichen Teil ihrer Identitätskrise mit Hilfe der Begleitung in der Therapie überstanden.

# Probleme der Kinder von Müttern oder Vätern mit psychischen Beeinträchtigungen

Wenn Kinder mit einem Elternteil zusammenleben, der an einer psychischen Erkrankung leidet, z. B. an einer chronischen Depression oder einer chronischen psychotischen Erkrankung, so haben sie über weite Phasen ihrer frühen kindlichen Entwicklung bis zum Grundschulalter in der Regel schon erlebt, dass die erkrankte Mutter oder der erkrankte Vater – manchmal sind auch beide erkrankt – emotional nicht verfügbar war. Weil der Elternteil psychisch sehr belastet und mit sich selbst beschäftigt war, konnte er auf das Kind und seine emotionalen Bedürfnisse nicht adäquat eingehen. Die frühkindliche Entwicklung solcher Kinder ist manchmal auch dadurch geprägt, dass ein Elternteil längere Zeit in immer wiederkehrenden Intervallen stationär behandelt werden musste. Bis zum Grundschulalter haben Kinder dann oft bereits Erfahrungen mit der Psychiatrie gemacht, sofern sie einen Elternteil dort besucht haben oder ein Elternteil aufgrund seiner Symptomatik eben nicht besucht werden konnte: etwa wegen Suizidalität oder aufgrund akuter psychotischer Symptome, die es nicht als empfehlenswert erscheinen ließen, das Kind mit dieser – verwirrten und komplett anders erscheinenden – Mutter oder diesem Vater in diesem Zustand zu konfrontieren.

Wenn keine gute Begleitung des Kindes stattfand, waren diese Phasen, in denen ein Elternteil »verschwunden« war, für es oftmals verwirrend; es war ihm nicht möglich, diese Erlebnisse einzuordnen, da sie oftmals auch unregelmäßig und unvorhersehbar stattfanden. Wenn ein Elternteil gesund war, verständnisvoll auf die Ängste des Kindes reagierte und ihm kindgerecht erklären konnte, warum der andere Elternteil sich »merkwürdig« und in einer für es befremdlichen Art und Weise verhielt – dass der andere Elternteil nämlich psychisch erkrankt war –, waren solche Situationen für das Kind sicherlich leichter zu verarbeiten.

Wenn ein Elternteil chronisch psychisch erkrankt ist, z.B. an einer chronischen Depression mit Suizidalität leidet, immer wieder Suizidversuche durchführte oder auch nach einem Suizidversuch starb, so ist dies in der Regel für das Kind eine extrem hohe psychische Belastung. Um das Geschehene verarbeiten zu können, kommt es dann besonders darauf an, inwieweit der andere Elternteil – sofern das Kind nicht bei nur einem Elternteil gelebt hat – durch den Suizid des Partners oder der Partnerin selbst destabilisiert bzw. noch in der Lage ist, das Kind, oder mehrere Kinder, zu trösten, emotional zu unterstützen und zu begleiten. Meist sind die Partner von durch einen Suizid Verstorbenen hiermit vollkommen überfordert, so dass Kriseninterventionsteams zumindest in der Akutphase den Kindern und dem Partner beistehen. In der Regel benötigt aber die gesamte Familie – der Partner bzw. die Partnerin, die Kinder, Großeltern und weitere Angehörige – eine längerfristige Krisenbegleitung, die über die Akutsituation hinausgeht.

Kinder haben oft extreme Schuldgefühle, wenn sie mit einem psychisch kranken Elternteil konfrontiert sind. Oft geben sie sich die Schuld, indem sie glauben, dass sie etwas falsch gemacht hätten, was zur Erkrankung beigetragen oder den Vater bzw. die Mutter gar in den Suizid getrieben hätte. Solche Schuldgefühle können sogar dazu führen, dass ein Kind selbst längerfristig depressiv erkrankt und suizidale Phantasien entwickelt. Obwohl diese Erkrankung sehr an eine familiäre genetische Belastung denken lässt, gibt es jedoch sehr gute Gründe, warum das Kind quasi reaktiv auf den Suizid eines Elternteils psychisch erkrankt, wie das folgende Behandlungsbeispiel zeigen wird.

Manche Kinder reagieren in solchen Belastungssituationen auch mit einer ausgeprägten sozialen Verhaltensstörung, sie verhalten sich sehr aggressiv, sie werden sehr wütend. Es wird deutlich, dass sie unter einem extremen Stress stehen, weil sie das Erlebte nicht verarbeiten können und somit völlig überfordert sind. Ihr Verhalten ist dann ihre Art, in ihrem jeweiligen sozialen Umfeld darauf aufmerksamzumachen, dass sie psychisch extrem belastet sind und nicht mehr ein noch aus wissen. Meist finden sie dort wenig Unterstützung, sie können auch schlecht mit ihren Peers über das Erlebte sprechen, auch Lehrer und andere Bezugspersonen sind in der Regel befangen und wissen nicht, wie sie und ob sie überhaupt mit dem Kind über die psychische Erkrankung eines Elternteils und den Suizid sprechen sollen. Dies treibt das Kind dann noch mehr in die Einsamkeit und in die Depression oder in die Verhaltensstörung.

Unter bindungsdynamischen Gesichtspunkten ist der Verlust eines Elternteils durch einen Suizid oder auch der oben beschriebene emotionale partielle Verlust eines Elternteils in bestimmten Phasen aufgrund seiner psychischen Erkrankung für ein Kind eine Extremsituation. Der psychisch erkrankte Elternteil kann sich dem Kind gegenüber emotional so verwirrend oder distanziert verhalten, dass es sich, obwohl der Elternteil lebt, wie in einer emotional toten Beziehung erlebt, oder es ist mit einem ständigen Hurrikan von Gefühlen und emotionalen Ausbrüchen konfrontiert.

Nicht selten erleben die Kinder auch aggressive Ausbrüche, heftige Auseinandersetzungen zwischen den Partnern, bis hin zur häuslichen Gewalt, und zwar besonders häufig, wenn beide Eltern an einer Borderlinestörung erkrankt sind. Auch solche unberechenbaren affektiven Ausbrüche eines Elternteils oder häusliche Gewalt sind für ein Kind sehr bedrohlich; zudem hat es dies alles oft schon seit dem Kleinkindalter erlebt. Hier hilft auch eine gewisse »Routine« wenig, die ein Kind bis zum Schulalter oft entwickelt hat; denn die Ausbrüche von Aggression und Gewalt und auch die extremen affektiven Zuspitzungen bei den Eltern sind für es nicht vorhersehbar, und so bleibt eine Grundangst und stete innere Aufregung: Was wird passieren, wenn ich z. B. von der Schule nach Hause komme oder der Vater abends nach der Arbeit nach Hause kommt?

Kinder mit einem Elternteil, der an einer Borderline-Persönlichkeitsstörung erkrankt ist, werden oft von außen damit konfrontiert, dass der erkrankte Elternteil doch auch sehr nette, fürsorgliche und liebevolle Züge habe; dies ist zweifelsohne korrekt, wegen der Unberechenbarkeit im Verhalten des Elternteils in Beziehungen bleibt aber eine große Verunsicherung und Angst, mit einer durchgehenden Grundanspannung. Die Bindungspersonen, die eigentlich für Schutz und Sicherheit zuständig sind, sind bei diesen psychiatrischen Erkrankungen für das Kind immer auch eine Quelle von Angst. So ist die Bindungsbeziehung zu solchen Elternteilen besonders belastet. In der Regel entwickelt das Kind keine sichere, sondern eine desorganisierte Bindung oder eine Bindungsstörung.

**Beispiel: Ein Mädchen mit einer dissoziativen Störung nach dem Suizid der Mutter**

Claudia war eine hübsche 9-jährige Grundschülerin, die Älteste von drei Kindern. Sie hatte noch eine zwei Jahre jüngere Schwester und einen viereinhalb Jahre jüngeren Bruder.

Als sie acht Jahre alt war, starb ihre Mutter durch Suizid während eines psychiatrischen Aufenthaltes. Die Mutter, Frau K., litt an einer chronifizierten paranoid-halluzinatorischen Psychose. Diese Erkrankung war schon während Claudias früherer Kindheit immer wieder in Schüben aufgetreten; in diesen Phasen war die Mutter unberechenbar, konnte alle beschimpfen, beschuldigen, fühlte sich von allen bedroht, lief manchmal weg und war verschwunden. Sie musste durch die Polizei gesucht werden, es kam dann zu Zwangseinweisungen in die Psychiatrie. Der Vater, Herr K., versorgte – soweit er konnte – die Kinder und besuchte seine Frau in der psychiatrischen Klinik.

Mit der Zeit verstand Claudia, dass es während des Jahres Phasen gab, in denen ihre Mutter »verrückt spielte«. Sie hielt dies immer für eine Form des Theaterspielens, da sie ähnliche Ausbrüche und Szenen nur aus Film und Theater kannte. Gelegentlich war es auch zu aggressiven, körperlichen Handgreiflichkeiten zwischen ihrer Mutter und ihrem Vater gekommen; einmal war sogar die Polizei aufgetaucht und hatte veranlasst, dass die Mutter mit dem Krankenwagen in die Klinik gefahren wurde. Wie sie durch einen Türspalt aus ihrem Schlafzimmer beobachtet hatte, hatte die Mutter zuvor ein Messer in der Hand gehabt und versucht, auf den Vater loszugehen.

Claudia hatte, solange sie sich erinnern konnte, Angst vor ihrer Mutter gehabt. Sich ihr anzuvertrauen, mit ihr zu sprechen, sich an sie zu kuscheln, ihre körperliche Nähe und Zärtlichkeit zu suchen, dies war für sie schier unmöglich, weil sie gleichzeitig immer große Angst hatte: Denn wenn sie ihrer Mutter zu nahe kam, wusste sie nie, wann deren nächster verrückter Ausbruch zu befürchten war. Die emotional viel engere Beziehung hatte sie zu ihrem Vater, mit dem sie gerne zusammen war und einiges unternahm, oft gemeinsam mit ihren Geschwistern: z. B. Zoobesuche, Kinobesuche oder auch Sportaktivitäten. So ging der Vater regelmäßig einmal in der Woche mit den Kindern ins Schwimmbad. Er war für alle der große »Bademeister«, bei dem Claudia auch schwimmen gelernt hatte.
Sie konnte sich daran erinnern, dass sie schon als kleines Kind nachts immer wieder mal aufgewacht war, weil die Eltern sich anschrien und stritten. Manchmal hatte sie gelauscht und dabei gehört, wie die Mutter wirre Selbstgespräche geführt hatte, dabei auch plötzlich schrie, was ihr große Angst machte. Sie verkroch sich dann unter der Bettdecke und hielt sich die Ohren zu, um den Streit der Eltern nicht mitzukriegen.

Claudias Mutter hatte sich vor einem Jahr während einer solchen akuten psychotischen Phase in der psychiatrischen Klinik das Leben genommen. Die genaueren Umstände waren Claudia nicht bekannt. Sie erfuhr von ihrem Vater nur, dass die Mutter während des Klinikaufenthaltes an ihrer schweren Erkrankung gestorben war. Erst später hörte sie von ihrer Patentante, dass die Mutter sich das Leben genommen hatte. Aus dem, was sie von den Gesprächen der Erwachsenen aufgeschnappt hatte, verstand sie, dass ihre Mutter sich – nach einem erfolglosen Selbstmordversuch – schließlich selbst getötet hatte. Wie das möglich sein sollte, war ihr vollkommen unverständlich. Als sie die Nachricht von ihrer Patentante erhalten hatte, versuchte Claudia nachts im Bett immer wieder mal die Luft anzuhalten, so lange sie konnte, weil sie dachte, dass man auf diese Weise sterben könne. Sie merkte dann aber, dass sie wieder atmen musste – so konnte ihre

Mutter es also wohl nicht gemacht haben. Bis heute konnte Claudia sich nicht erklären, was in der Klinik passiert und warum ihre Mutter nicht mehr am Leben war.

In den Wochen, bevor ich Claudia kennenlernte, hatte sie zunehmend dissoziative Symptome entwickelt. Teilweise klagte sie darüber, dass sie nicht mehr gut sehen konnte, teilweise hatte sie Gangstörungen, an anderen Tagen klagte sie über Sensibilitätsstörungen, die in ihrer Intensität wechselnd waren und an verschiedenen Stellen des Körpers auftraten. Sie wurde wegen dieser Symptome immer wieder dem Kinderarzt vorgestellt. Dieser hatte sie verschiedentlich in die Kinderklinik eingewiesen, damit die Symptome abgeklärt werden konnten. Nach der dritten Aufnahme war dann klar, dass Claudia an einer dissoziativen Störung litt – daher die verschiedenen psychogenen Symptome, die zweifelsohne im Zusammenhang mit dem Stress standen, den Claudia schon während ihrer Kindheit, aber insbesondere nach dem Suizid ihrer Mutter erlebt hatte.

Herr K. kam zu einem ersten Gespräch zu mir, weil die Lehrerin sehr darauf gedrängt und ihn davon überzeugt hatte, dass Claudia in diesem zunehmend verängstigten depressiven Zustand, wie ihn die Lehrerin erlebte, nicht mehr wirklich in der Lage sei, den Anforderungen des Unterrichts zu folgen und gut zu lernen.

Ich sah einen eher depressiven Vater, der über die Beziehung zu seiner Frau und das Erlebte – den psychiatrischen Aufenthalt und die damit verbundene traumatische Verlusterfahrung – kaum sprechen konnte. Es brauchte sehr viel Ruhe, Gelassenheit und Geduld, um allmählich eine positive emotionale Bindungsbeziehung mit dem Vater aufzubauen, so dass dieser in Bruchstücken begann, sich mir anzuvertrauen und zu erzählen. Wie ich erfuhr, war seine Frau nach der Geburt des ersten Kindes – Claudias – zum ersten Mal postpartal psychotisch erkrankt. Danach kam es nie mehr zu einer vollständigen Gesundung, immer wieder traten psychotische Episoden und Phasen mit vielfältigen halluzinatorischen Vorstellungen auf, aber auch mit Wahngedanken – Frau K. fühlte sich verfolgt, bedroht, sogar von ihrem Ehemann, so dass es einmal zu einer Messerattacke gekommen war, dem Angriff auf ihn, den Claudia mitbekommen hatte.

Es sei ihm gar nicht klar gewesen, dass seine Frau auch suizidal gewesen sei. Er könne bis heute nicht verstehen, warum sie sich in der Klinik erhängt habe und wie dies überhaupt möglich gewesen sei – schließlich sei sie doch in die stationäre Behandlung gekommen, damit sie Hilfe erhalte. Er versuche jetzt – mehr schlecht als recht – die drei kleinen Kinder zu versorgen, habe Hilfe durch die Großeltern und auch Angehörige, aber eigentlich sei er »mit all dem« überfordert, auch wenn er sich dies nach außen nicht anmerken lasse. Er könne eigentlich mit niemandem über all das, was er in den letzten Jahren der Ehe und bis zum Tod seiner Frau erlebt hatte, sprechen; er fresse vieles in sich hinein und habe in letzter Zeit begonnen, immer häufiger abends Alkohol zu trinken und damit seine »trüben Gedanken« zu vertreiben, die für ihn wie eine emotionale Achterbahnfahrt waren, bei der immer wieder dieselben Gedanken wie in einer Endlosschleife abliefen.

Wir vereinbarten eine Kinderspieltherapie mit Claudia. Sie war in den ersten Spielstunden zurückhaltend, skeptisch, kritisch, sprach kaum mit mir, wirkte sehr in sich zurückgezogen; sie lief scheinbar planlos durchs Spielzimmer, schaute mal dies oder jenes an, während sie mich zu ignorieren schien. Auf meine Nachfragen, welche Spiele ihr denn gefallen könnten, oder den Hinweis, dass sie sich frei im Spielzimmer umschauen könne, reagierte sie eher mit Rückzug und Abwehr. Sie sprach dann noch weniger, wurde mimisch ganz starr und klagte schließlich in einer Stunde über Schmerzen im linken Bein, die sie schon einmal in den letzten Wochen gehabt hätte. Wir kamen schließlich auf ihre vielfältigen Beschwerden zu sprechen. Sie hatte schon an einer Sehstörung gelitten, das Gefühl gehabt, auf einem Auge zu erblinden; am auffälligsten waren die sehr ausgeprägten Gangstörungen, die dazu geführt hatten, dass sie im Rollstuhl in eine Kinderklinik aufgenommen worden war.

Ihre dissoziative Bewegungsstörung oder auch die Sehstörung waren zweifelsohne Ausdruck eines extremen Stresserlebens, das sie schon während der gesamten Kindheit beeinträchtigt hatte, das aber dann im Suizid der Mutter kulminiert war. Dass alle körperlichen Untersuchungen keinen pathologischen Befund ergeben hatten, schien weder Claudia noch ihren Vater zu beruhigen. Herr K. ging immer noch davon aus, dass bei Claudia eine Viruserkrankung des Nervensystems vorliegen könnte. Die Aussagen der Ärzte und besonders der Kinderneurologen, dass Claudia körperlich gesund sei, wenn auch an einer psychischen dissoziativen Störung mit psychogenen Schmerzsymptomen, Sehstörungen und Gangstörungen leide, konnten den Vater nicht beruhigen.

In der Bindungsdiagnostik mit dem Kinder-Bindungsinterview zeigte sich, dass das Mädchen an ihren Vater sicher gebunden war, bezüglich ihrer verstorbenen Mutter aber vermutlich eine desorganisierte Bindung bestanden hatte. Angesichts der emotionalen Bedrohung und der traumatischen Situationen, die Claudia zwischen ihren Eltern erlebt hatte, einschließlich des Traumas des plötzlichen Verlustes der Mutter durch den Suizid, war es nicht verwunderlich, dass sie eine dissoziative Störung im Rahmen einer posttraumatischen Belastungsstörung entwickelt hatte.

Claudias Therapie gestaltete sich schwierig, da Herr K. der ambulanten Psychotherapie gegenüber sehr ambivalent eingestellt war und eher die Haltung vertrat, durch solche schwierigen stressvollen Erfahrungen im Leben müsse man einfach »durch«. Was genau er sich darunter vorstellte, blieb unklar. Er meinte nur: Zähne zusammenbeißen, nur nicht nachfragen, einfach nach vorne gehen und weiterleben. Das war offensichtlich auch seine eigene Bewältigungsstrategie, mit der er versuchte, möglichst ohne über das Erlebte zu sprechen durchs Leben zu kommen. Seine eigene Depression sowie die stressvolle Überforderung durch die Versorgung des Haushalts und der Kinder wurden von ihm eher bindungsvermeidend verleugnet. Es fiel ihm auch sehr schwer, sich Hilfe zu holen und zu den Gesprächen im Rahmen der Elternberatung zu mir zu kommen. Ohne Druck der Lehrerin und, wie ich später erfuhr, auch der Angehörigen wäre er mit Claudia womöglich nie zu mir in die Kinderpsychotherapie gekommen. Die Klinik hatte nach der Diagnose der dissoziativen Gangstörung zwar eine Kinderpsychotherapie empfohlen, Herr K. konnte sich aber darunter nichts vorstellen.

Es gab viele Spielstunden, in denen Claudia immer nur – und scheinbar ohne viel Erregung – mit mir »Mensch ärgere dich nicht« spielte. Sie hatte dabei ein »Pokergesicht« aufgesetzt und zeigte weder Freude noch Ärger noch sonstige Gefühle; das Regelspiel schien ihr Sicherheit und Struktur zu geben, so dass sie sich nicht mit ihren affektiv-emotionalen Erlebnissen und früheren Problemen auseinandersetzen musste.

Eines Tages kam sie in eine Spielstunde und wirkte noch trauriger und niedergeschlagener als sonst. Als ich dies ansprach, sagte sie, heute sei der Todestag ihrer Mutter. Über diese Bemerkung kamen wir auf ihre Mutter und deren Tod zu sprechen. Obwohl Claudia wusste, dass ihr Vater mir gesagt hatte, wie die Mutter ums Leben gekommen war – denn Claudia hatte dezidiert nachgefragt, was der Vater mir erzählt habe –, hatte sie selbst das Thema »Suizid der Mutter« bisher nicht angesprochen.

Als ich das Thema vorsichtig ins Gespräch einbrachte, reagierte Claudia – und zwar in der Weise, dass sie wie taubstumm wirkte und meine Frage weder zu hören noch zu verstehen und schon gar nicht in der Lage zu sein schien, darauf zu antworten. Sie ignorierte einfach meine Frage und meinte plötzlich, dass sie wieder »Mensch ärgere dich nicht« spielen wolle, was wir in der letzten Zeit kaum noch getan hatten.

Während wir also – damit Claudia Struktur und Sicherheit gewann – »Mensch ärgere dich nicht« spielten, kam ich auf das Thema »Tod der Mutter« und auch die damit verbundenen Gefühle – Schmerz, Angst, Trauer, aber auch Wut – zu sprechen. Dies waren Gefühle, die, wenn auch in anderer Intensität, ebenso bei »Mensch ärgere dich nicht« vorkamen, aber Claudia schien keine emotionale Verknüpfung zwischen diesen Gefühlen und dem Tod ihrer Mutter zu sehen. Ich stellte spielerisch Parallelen her zwischen dem, was wir beim »Mensch ärgere dich nicht«-Spiel erlebten, und dem, wie es ihr wohl damals gegangen war, als sie ihre Mutter verloren hatte.

Es dauerte noch eine Weile, bis wir erstmals über ihre Wut und die Enttäuschung darüber sprechen konnten, dass die Mutter sie auf diese Weise »im Stich gelassen« hatte. Dies bedeutet, dass es ca. ein halbes Jahr dauerte, bis sie zu mir emotional eine therapeutische Bindungsbeziehung entwickelt hatte, die sie offensichtlich jetzt so weit als Schutz und Sicherheit erlebte, dass sie über diese hoch belasteten, emotionalen Themen sprechen und sich mir gegenüber öffnen konnte.

Dazwischen gab es immer wieder Stunden in der Therapie, in denen sie kaum sprach, nur spielen wollte. Dabei bemerkte ich, dass ich sie dann jeweils als sehr traurig erlebte, auch wenn sie keine offen traurige Reaktion nach außen zeigte. Zur weiteren Festigung unserer therapeutischen Beziehung genügte es aber, dass ich ihre Gefühle ansprach, auch wenn sie das, was ich sagte, nicht bejahen oder verneinen konnte. Offensichtlich fühlte sie sich emotional gesehen, verstanden, wahrgenommen, so dass sie, nachdem weitere Zeit vergangen war, schließlich anfangen konnte, etwas von dem mit ihrer Mutter Erlebten zu berichten: sowohl von positiven Erfahrungen wie gemeinsamen Ausflügen und Spielen, etwa »Mensch ärgere dich nicht«, als auch von diesen angstmachenden Situationen, wenn die Mutter sehr aufgedreht war und wieder einen psychotischen Schub hatte. Wenn die Mutter wieder erkrankte, sei es gewesen wie mit den Sommergewittern: Schon deutlich vor dem ersten Blitz habe sich etwas zusammengebraut, es wurde dunkel und schließlich schwarz am Himmel, die schwüle Luft wurde immer unerträglicher, bis dann endlich das Gewitter mit Blitz und Donner losbrach, was fast wie eine Erlösung sei.

Claudias Vertrauen in unser Arbeitsbündnis festigte sich im Laufe der Zeit, so dass sie auf der Basis dieser sicheren therapeutischen Bindungsbeziehung mehr und mehr auch ihre Gefühle hinsichtlich der Beziehung zu ihrer Mutter, deren psychiatrische Erkrankung sowie den traumatischen Verlust der Mutter ansprechen konnte.

Ähnlich langwierig waren die Elterngespräche mit dem Vater und meine intensive Arbeit daran, dass Herr K. für sich selbst eine

Psychotherapie beginnen sollte. Er lehnte dies bis zum Ende von Claudias ambulanter Therapie strikt ab, obwohl es sichtbar war und wir auch darüber gesprochen hatten, dass es ihm psychisch und auch körperlich nicht sonderlich gutging.

Mit der Zeit war zu erkennen, dass Claudia viele dieser schwerwiegenden und emotional belastenden Gefühle zunehmend verarbeitete, so dass ich dann eine viel lebendigere, aufgeschlossenere Claudia kennenlernte. Das war der Zeitpunkt, als sich das Mädchen dem Sandspiel und später auch den Rollenspielen mit den Kasperletheater-Puppen zuwandte. Hier zeigte sie eine enorme Phantasie und Kreativität, die vorher wie »eingefroren« gewesen war. Auch die Lehrerin berichtete von deutlichen Veränderungen Claudias im Klassenverband. Sie war jetzt viel lebendiger, konnte mit anderen Klassenkameradinnen Kontakt aufnehmen und hatte schließlich eine erste beste Freundin, was ihr bisher nie gelungen war.

Obwohl der Vater eine Therapie für sich weiterhin ablehnte, war er doch für die Entwicklung und Stabilität von Claudia eine große Ressource. Er begleitete sie dann auch zu neuen Aktivitäten: Sie hatte sich entschlossen – und hatte dies auch stolz in der Therapie berichtet –, in einen Schwimmverein einzutreten. Dort konnte sie sich motorisch sehr »austoben«. Nach dem Schwimmtraining sei sie körperlich immer vollkommen fertig und froh, wenn sie auf diese Weise viele von ihren Gefühlen »wegschwimmen« konnte. Scherzhaft meinte sie einmal, dass es niemand merken würde, wenn man während des Schwimmtrainings unter Wasser weinen würde. Das Schwimmen sei echt »praktisch«, so ihr ernsthafter, aber gleichzeitig auch scherzhaft gemeinter Kommentar zum Umgang mit ihrer Trauer und ihren Tränen.

Weil sich Claudias Symptomatik wesentlich gebessert hatte und keine dissoziativen Symptome mehr aufgetreten waren, konnte ich ihrem Wunsch, mehr Zeit für das Schwimmen zur Verfügung zu haben, zustimmen; vonseiten des Schwimmvereins hatte man sie gefragt, ob sie nicht einmal mehr in der Woche zum Training kommen könnte, damit sie dann an Schwimmwettkämpfen teilnehmen konnte.

Ich erklärte Claudia und ihrem Vater zum Abschied, dass ich sie gerne »ziehen ließe«, aber jederzeit auch zur Verfügung stünde, falls nochmals Symptome auftauchen sollten und sich so zeigen würde, dass weitere, noch nicht verarbeitete Erfahrungen von Stress vorhanden seien.
Wie ich später erfuhr, wurde Claudia eine sehr gute Schwimmerin und gewann auch Preise. Ich freute mich sehr darüber, als der Vater mir dies einmal in einer E-Mail mitteilte.

# Erfahrungen von körperlicher, sexueller und emotionaler Gewalt

Psychisch gesunde Kinder haben im Grundschulalter in der Regel eine sehr weit entwickelte Persönlichkeit und eine sehr klar erkennbare Identität. Dies bedeutet auch: eine sehr klare Geschlechtsindentität. Während in den ersten Grundschulklassen Jungen und Mädchen noch sehr harmonisch miteinander kooperieren können, zeigen sich oft in der dritten und vierten Klasse schon präpubertäre Tendenzen: Jungen und Mädchen finden sich jeweils in ihrer eigenen geschlechtsidentischen Peergroup zusammen und grenzen sich gegenüber dem anderen Geschlecht ab. Diese vorpubertäre geschlechtshomogene Gruppenbildung dient dazu, die andrängenden pubertären Wünsche, Ängste und Phantasien – einschließlich sexueller Bedürfnisse bzw. auf das gleiche oder andere Geschlecht gerichteter Wünsche – besser aushalten zu können; denn diese Entwicklungen machen Angst und lösen oft eine Welt von Phantasien und Befürchtungen aus. Aktivitäten in einer Peergroup mit Mitgliedern des gleichen Geschlechts und sich – teilweise auch pöbelnd, aggressiv und durch Mobbing – von dem anderen Geschlecht oder einer anderen Peergroup abzugrenzen, all dies hilft, mit den eigenen Ängsten und Unsicherheiten besser umzugehen.

Ein Kräftemessen mit anderen – sei es als Raufen und Rangeln, in der Form von Wettkämpfen und Aktivitäten im Mannschafts- oder Einzelsport – ist wichtig, um die körperliche Identität zu festigen und weiterzuentwickeln. Gleichzeitig sollen aber auch kreative Fähigkeiten und besondere Begabungen weiter gefördert werden. In dieser Altersphase, der sogenannten »Latenz«, wie die Psychoanalyse sie nennt, können Kinder Enormes leisten und sich eher auf ihre Tätigkeiten konzentrieren, wenn sie in den frühen Lebensjahren eine stabile sichere Bindung und damit auch eine stabile sichere Identität und Persönlichkeit entwickelt haben. Auf diesem guten Fundament können sie ihre kognitiven Fähigkeiten entwickeln, sich dabei auch schon intensiver Hobbys zuwenden, die dann für sie charakteristisch bzw. Teil ihrer Identität werden können. Auch das Sammeln von Gegenständen, vertiefte Interessen für bestimmte Persönlichkeiten, Sportarten, Musikpräferenzen oder auch Modemarkenartikel einer bestimmten Firma gehören in diesen Rahmen und können helfen, emotionale Verunsicherung zu überbrücken und sich zumindest im Außen zu stabilisieren, wenn schon innerlich so viele Gefühle und Phantasien »durcheinandergehen«.

In dieser Zeit – gegen Ende des Grundschulalters – müssen manche Kinder sich auch schon mit ihren pubertären Gefühlen auseinandersetzen. Wir können heute davon ausgehen, dass es – zumindest für einige Grundschulkinder – eine Phase der »Latenz«, also eine Zeit, in der die Sexualität nicht vorhanden oder eben in einem Latenz-Stadium verborgen im Hintergrund ist, wahrscheinlich so nicht gibt. Der Körper verändert sich: Es kommt zu ersten Erektionen, Samenergüssen und verstärkten Masturbationen. Dabei gibt es auch ein intensiveres Interesse für den Körper des anderen oder der anderen, denn auch die Mädchen entdecken, dass sich ihr Körper verändert, wobei bei einigen bereits der Busen zu wachsen beginnt.

Besonders Kinder, die in der früheren Zeit körperlicher, sexueller, sozialer oder emotionaler Gewalt sowie Vernachlässigung ausgesetzt waren, können bereits sehr früh in die Pubertät kommen (Shirtcliff & Ruttle 2011). Der frühe Stress durch die traumatischen Erfahrungen hat eine starke Ausschüttung des Stresshormons Kortisol bewirkt, um den Stress einigermaßen physiologisch zu bewältigen; zudem wurde in den stressproduzierenden Hirnregionen – die mit den Regionen, die auch die Sexualhormone produzieren, eng verknüpft sind – die Sexualhormonproduktion schon sehr frühzeitig angeregt, was dann eben zu einer forcierten Pubertät, Reifung und damit auch frühzeitigen sexuellen Aktivitäten führen kann. Die traumabedingte, akzelerierte Pubertätsentwicklung schon am Ende des Grundschulalters ist nicht immer leicht von einer vorgezogenen Pubertätsentwicklung (Pubertas praecox) zu unterscheiden. Hier ist eine enge Zusammenarbeit mit einem Kinderendokrinologen erforderlich.

Kinder, die schon früh traumatische Erfahrungen durch die eben genannten Formen der Gewalt gemacht haben, haben diese Erfahrungen Jahre später, etwa im Grundschulalter, oft noch nicht verarbeitet. In der Zeit der zunehmenden körperlichen Entwicklung und Reifung, der Entwicklung von Neugier und Interesse bezüglich der Umwelt, sehen wir bei solchen Kindern unterschiedliche Arten, auf dieses Geschehen zu reagieren:

Es gibt Kinder, die all das, was mit Körper und Sexualität, aber auch mit forcierter kognitiver Entwicklung und Neugier zu tun hat, abwehren. Sie geraten in ein körperliches »Moratorium«, sich nicht mehr weiterentwickeln zu wollen, und können dann auch kognitive Leistungen verweigern.

Andere Kinder sexualisieren forciert ihre eigenen Aktivitäten, aber auch die Beziehung und die Interaktionen mit den Mitgliedern ihrer Peergroup sowie mit kleineren Kindern. Dies hat eine gewisse Brisanz, da es möglich ist, dass ältere Jungen z. B. jüngere Mädchen durch sexualisiertes Verhalten auch verführen und schließlich sexuell missbrauchen. Ähnliches gilt für Mädchen, die bereits am Ende der vierten Klasse präpubertär sind und damit auch erleben, dass ältere Jungen auf sie aufmerksam werden. Das Flirten, Kokettieren und Werben dieser »kleinen Mädchen« wird oft von den pubertierenden Jungen falsch interpretiert und es kann zu sexuellen Handlungen und Übergriffen kommen.

Andere Kinder werden durch die körperliche und emotionale Entwicklung »innerlich getriggert«, d. h. frühkindliche Erfahrungen von sexueller oder körperlicher Gewalt werden wieder wachgerufen und können dem Kind extremen Stress bereiten. Dies kann ein sehr unbewusster Vorgang sein, weil diese Gewalterfahrungen in der vorsprachlichen Zeit im sogenannten prozeduralen Gedächtnisbereich abgespeichert wurden, so dass sie durch das bewusste deklarative Gedächtnis nicht mehr erinnert werden können. Lediglich die körperliche Erregung, das Unwohlsein und der extreme Stress sprechen dafür, dass hier frühkindliches Erleben aktiviert wurde, das schon damals mit großem Stress verbunden war.

Unter diesen Umständen kann es statt zu vorzeitigem sexualisierten Verhalten im Sinne einer Reinszenierung auch zu Abwehrprozessen kommen: Zwanghafte Entwicklung (s. auch das Fallbeispiel im Abschnitt »Tics und zwanghafte Verhaltensweisen«), intensives forciertes Lernen, d. h. ein Übergewicht an kognitiven Funktionen als Schutz vor emotionaler Entwicklung und körperlicher Veränderung, können die Antwort hierauf sein. Eine besondere Form ist die Entwicklung einer Magersucht, die bereits bei einzelnen acht- bis zehnjährigen Mädchen auftreten kann. Aufgrund der Entwicklung der Magersucht werden fast alle körperlichen Veränderungen gestoppt, die Gefühle abgespalten; sexuelle Wünsche und Bedürfnisse, sofern sie überhaupt erlebt wurden, werden nicht mehr wahrgenommen.

Werden Kinder mit einer sicheren Bindung durch andere Kinder – z. B. Jungen, die Opfer frühkindlicher sexueller Gewalt geworden sind – vorzeitig in sexuelle Handlungen verwickelt, im Sinne von sexuellen Übergriffen bis hin zu sexuellem Missbrauch, dann melden sich diese Kinder in der Regel relativ rasch bei der Lehrerin und auch ihren Bezugspersonen, etwa ihren Eltern, und schildern den Vorgang. Dann kann man ihnen in der Regel rasch und mit wenigen, auf das Ereignis fokussierten psychotherapeutischen Interventionen helfen, den erlebten Stress zu verarbeiten.

Richten sich die sexualisierten Handlungen von Jungen aber auf ein Mädchen, das selbst in der frühkindlichen Zeit sexuell missbraucht wurde, so wird es diesem Kind, das vermutlich nicht sicher, sondern z. B. unsicher-vermeidend oder desorganisiert gebunden ist, sehr schwerfallen, sich Hilfe zu holen und über das zu sprechen, was mit ihm geschehen ist. Es wird sich eher zurückziehen oder unterschiedliche soziale Verhaltensstörungen entwickeln, sich emotional verschließen oder auch durch ausgeprägtes Ausagieren seiner Wut, seinem Stress und seiner Angst freien Lauf lassen. Unter diesen Umständen ist eine Psychotherapie besonders notwendig, wie das folgende Beispiel zeigt.

**Beispiel: Ein Mädchen mit einer frühkindlichen und einer erneuten sexuellen Traumatisierung im 10. Lebensjahr**

Die 10-jährige Janine hatte als kleines Mädchen in ihrer Ursprungsfamilie körperliche, soziale, emotionale und sexuelle Gewalt erlitten. Sie war schon im Alter von drei Jahren von ihren Eltern für sexuelle Handlungen an andere Männer »verkauft« worden. Die Eltern hatten sich auf diese Weise einen Teil ihres Lebensunterhaltes – inklusive die Finanzierung ihrer Drogenabhängigkeit – verdient.

Janine war also früh sexuell missbraucht worden, ihr leiblicher Vater hatte ihr zudem körperliche Gewalt angedroht und hatte sie auch geschlagen, sie hatte bei ihren Eltern Gewalt und Sexualität mit vielen verschiedenen Partnern miterlebt – dies alles hatte bei ihr zu einer hochpathologischen Entwicklung geführt.

Mit vier Jahren wurde Janine aus der Familie herausgenommen und lebte seitdem bei sehr liebevollen Pflegeeltern, zu denen sie eine sichere Bindung aufgebaut hatte. Im Alter zwischen sechs und acht Jahren hatte sie eine Kinderspieltherapie absolviert, die ihr geholfen hatte, nicht mehr einzukoten und einzunässen, ihre Ticstörung zu verlieren sowie offener gegenüber anderen Kindern zu sein, mit ihnen häufiger in Kontakt zu treten und sich nicht mehr so stark zurückzuziehen. Zuvor, im Kindergarten, hatte Janine oft für sich alleine gespielt, saß manchmal in einer Ecke und wippte mit ihrem Körper vor und zurück, zeigte also Zeichen einer Deprivation. Gelegentlich zog sie sich auch ganz ungeniert aus und masturbierte, ohne sich darum zu kümmern, dass andere Menschen anwesend waren; durch das Masturbieren konnte sie sich beruhigen, während sie auf diese Art gleichzeitig einen Teil der sexuellen Missbrauchserfahrung inszenierte.

Mit zehn Jahren, Schülerin der vierten Klasse, war Janine ein ausgesprochen hübsches Mädchen, das sich ihres Aussehens durchaus bewusst zu sein schien; sie kokettierte bereits damit und flirtete sowohl mit ihren Lehrern als auch mit den älteren Jungen im Schulbus. Eines Tages wurde sie von einer Gruppen von drei Jungen auf dem Schulweg mit dem Versprechen, sie bekäme besondere Geschenke, mitgenommen. In einem Park kam es zu sexuellen Übergriffen der drei Jungen gegenüber Janine, sie wurde also im Alter von zehn Jahren erneut Opfer von sexuellen Misshandlungen.

Diese Übergriffe wiederholten sich regelmäßig und immer öfter. Da durch diese Erfahrungen auch die täterloyale Bindung von Janine an ihre biologischen Eltern aktiviert wurde, die von ihr früher Schweigen und Kooperation verlangt hatten, vertraute sie sich zunächst ihren Pflegeeltern nicht an. Erst als ein Passant die Handlungen der Jungen an Janine beobachtete und es zu einer Anzeige und polizeilichen Ermittlung kam, konnte Janine auf Nachfrage einiges über das Erlebte berichten, aber, wie sich später herausstellte, bei weitem nicht alles. Über die Handlungen der Jungen zu sprechen war ihr deutlich unangenehm, sie fand alles »ganz normal«. Anscheinend hatte sie an ihre frühkindlichen Erfahrungen angeknüpft und es war in ihrem Gehirn und in ihrer Seele zu einer Art »Kurzschluss« zwischen den früheren und den aktuellen Erlebnissen des sexuellen Missbrauchs und der emotionalen Gewalt gekommen. Das, was passiert war, schien ihr so alltäglich, so normal zu sein, dass sie die Fragen der Polizistin dazu gar nicht verstand.

Als Janine zur Kinderpsychotherapie kam, drückte sie deutlich aus, dass sie hierzu keine Lust hatte, gelangweilt war; das Spielzimmer kommentierte sie mit dem Wort »doof«, die Spiele dort fand sie »ätzend«. Es brauchte ein halbes Jahr, bis Janine in der therapeutischen Beziehung langsam auftaute und aus dieser emotionalen Abwehrhaltung herauskam. Sie sah mich immer wieder prüfend an, taxierte mich aus den Augenwinkeln, während sie gelangweilt im Zimmer umherwanderte. Erst als ich als Thema ansprach, sie wolle von mir wissen, ob sie hier, in diesem Spielzimmer mit mir, sicher sei, taute sie etwas auf und wir kamen »ins Gespräch«.

Janine fragte prompt zurück, wie ich das meine. Ich antwortete, ich könne mir gut vorstellen, dass sie sich aufgrund ihrer Erlebnisse eigentlich niemandem mehr anvertrauen wolle und sich nirgendwo richtig sicher fühle. Vielleicht frage sie sich während ihres ganzen Lebens – schon als Kleinkind: Kann ich irgendwo sicher sein, und wenn: wo bin ich sicher – bei meinen Eltern, bei meinen Pflegeeltern, in der Schule, jetzt hier, bei Herrn Brisch? Früher oder später, so sei doch ihre Erfahrung, gebe es immer wieder großen Stress, würden Menschen ihre Körpergrenzen, ihre Intimitätsgrenzen, ja sie als Mensch nicht achten. Daraufhin sagte Janine: »Ja genau, woher weißt du das?«

Während sie jetzt am Sandkasten saß und Figuren und Kreise in den Sand malte, den Sand manchmal einfach durch die geschlossene Faust rieseln ließ, kamen wir vorsichtig über das ins Gespräch, was sie erlebt hatte: über ihre Ängste, ihre Wut, jetzt besonders noch im Hinblick auf die drei Jungen, die sie sexuell missbraucht hatten, aber auch über eine viel tiefer liegende Wut – wie in einem »alten Vulkan, der jederzeit ausbrechen könnte«, wie sie sagte. Janine gehörte nicht zu den Kindern, die sich aufgrund der frühen Traumatisierungen aggressiv verhielten, um auf diese Weise Kontrolle über die Situation und damit auch über ihre Gefühle zu gewinnen. Sie hatte sich vielmehr eher zurückgezogen, lag stundenlang im Bett und gab vor, irgendwelche Bücher zu lesen, was sie aber in Wirklichkeit gar nicht tat. Denn wie die Pflegeeltern festgestellt hatten, hatte sie von dem Inhalt der Bücher, die sie gelesen hatte, nichts aufgenommen oder verstanden. Das war merkwürdig, denn die Bücher waren eigentlich altersadäquate Romane und Geschichten.

Mit der Zeit begann Janine das Sandspiel zu lieben, wie sie selbst sagte. Es wurde ihr immer wichtiger, dass wir uns gleich zu Beginn der Spielstunde vor die Sandkiste setzten, um dann zu sehen, welche Inszenierung, welche Spiele sich mit den Figuren, die für das Sandspiel bereitstanden, entwickeln ließen. Immer wieder, fast zwanghaft, spielte Janine hoch konzentriert, so als ob alles um sie herum versunken wäre, Szenen, in denen ein kleines Kind ohnmächtig war, vergraben wurde, verloren ging, gequält wurde, nicht essen und trinken durfte. Ich musste mir in den Rollen, die sie mir zuwies, ausdenken, wie man das Kind retten, ihm helfen, es besser versorgen könnte. Sie entschied dann darüber, ob meine Hilfsangebote ausreichend waren oder ob ich mir etwas Neues ausdenken musste. Sie schrie mich dann etwa an:

»Nein, nein, das hilft nicht, du must etwas anderes machen, schnell, sie stirbt!« Es schien so, als würde sie immer wieder aufs Neue ihre frühkindlichen Erfahrungen im Sandspiel inszenieren; es war auch nicht notwendig, hierüber im Detail zu sprechen oder das Dargestellte zu deuten; denn der gesamte intrapsychische Verarbeitungsprozess schien bereits »im Flow« zu sein, so dass jede Form von Intervention oder Gespräch oder Deutung den Prozess nur irritiert und womöglich gestoppt hätte.
Im Verlauf der Behandlung kamen wir auch auf ihre biologischen Eltern zu sprechen, an die sie nur noch wenige Erinnerungen hatte. Es hatte auch seit Jahren kein Umgang mehr stattgefunden; Janine hatte diesen im Alter von sechs Jahren abgelehnt. Die leiblichen Eltern waren – das hatte ich von den Pflegeeltern erfahren – inzwischen getrennt, beide waren drogenabhängig und immer wieder auch wegen Drogendelikten im Gefängnis. Sie hatten sich ihrerseits auch seit Jahren nicht mehr bei Janine gemeldet, so dass die Pflegeeltern im Moment gar nicht wussten, wo die leiblichen Eltern sich aufhielten.
Während der Behandlung kam es auf Wunsch von Janine zu einem Wechsel zu einer Therapeutin, da das Mädchen immer mehr mit Fragen über ihren Körper, ihre Sexualität, ihre Phantasien beschäftigt war, was sie mit mir nicht besprechen wollte. Sie konnte das nicht so direkt sagen, aber auf meine Intervention hin, dass Mädchen in ihrem Alter manchmal auch mit vielen Fragen beschäftigt seien, die sie lieber mit einer Frau besprechen wollten, nickte sie heftig und sagte unmissverständlich »ja!«. Wir suchten daher nach einer Kollegin, welche die Behandlung von Janine übernehmen konnte, die jetzt zunehmend auch deutliche körperliche Merkmale der Pubertätsentwicklung zeigte.
Die Behandlung wurde noch ein weiteres Jahr bei einer weiblichen Kollegin fortgesetzt. Bei dieser sprach Janine auch immer wieder ausführlich über die Behandlung bei mir und zeigte auf diese Weise, dass die positiven Erfahrungen aus der Therapie, Schutz und Sicherheit und die Verarbeitung von frühkindlichen Ängsten innerlich bei ihr repräsentiert waren. So war in gewisser Weise von Janine eine Triangulierung zwischen der Therapeutin,

ihr selbst und mir hergestellt worden. Diese intrapsychische Triangulierung schien sich sehr stabil zu entwickeln: Während ich mehr für Schutz und Sicherheit und emotionale Basis stand, konnte sie mit der neuen Therapeutin vieles, was ihre weitere Entwicklung betraf – Pubertät, Sexualität, körperliche Veränderung, Fragen zur Aufklärung und Schwangerschaft –, gut besprechen.

Am Ende der Behandlung hatte sie den Wunsch, mich noch einmal zu sehen, und bat um eine gemeinsame Abschiedsstunde: ein Vorschlag, den sowohl die Therapeutin als auch ich gerne annahmen. Wir trafen uns daher zweimal zu dritt: Einmal ging ich zu Janine und der Therapeutin in deren Spielzimmer und einmal kam die Therapeutin zu Janine und mir in mein Spielzimmer, um »Abschied zu feiern«. Janine schien sehr zufrieden zu sein, dass es möglich war, beide therapeutischen »Elternteile« zusammen zu treffen und – ganz im Gegensatz zu dem, was sie in ihrer frühen Kindheit bei ihren leiblichen Eltern erlebt hatte – jetzt zu sehen, wie positiv es sein kann, wenn sich zwei Erwachsene, Eltern im therapeutischen Sinne, zum einen gut miteinander verstehen, wenn sie zum andern aber auch jeweils eine eigenständige Beziehung zum Kind – hier: zu Janine – haben können. Sie erlebte eine Art von Beziehung, die frei war von Rivalität und Neid, ebenso von aggressiven Auseinandersetzungen oder einer destruktiven Paardynamik. Ähnlich beschrieb sie auch, wie sie die Beziehung der Pflegeeltern untereinander erlebte. Es war für sie auch eine große Erleichterung, hier keinen großen Streit und auch keine Gewalt zwischen den Partnern zu erleben.

Janine konnte sich jetzt gegen Ende der Behandlung auf dem Schulhof gegenüber Jungen sehr gut behaupten; sie wusste genau, was sie wollte, mit wem sie sprechen wollte, welchen Jungen sie nett fand und gegenüber welchen Jungen sie deutlich Distanz halten wollte. Durch die Therapie hatte Janine einen Teil ihrer frühkindlichen traumatischen Erfahrungen so weit verarbeiten können, dass jetzt der Weg für eine gesündere Pubertätsphase – einschließlich als positiv erlebter sexueller Erfahrungen – soweit wir es beurteilen konnten offenstand.

# Abhängigkeit und suchtartiger Konsum von Medien

Suchtartige Entwicklungen sind sehr eng mit dem Bindungssystem verknüpft. Haben Kinder in der frühen Zeit eine sichere Bindungsbeziehung entwickelt, sind zwar Computerspiele für sie durchaus interessant, aber es kommt in der Regel zu keiner suchtartigen Entwicklung. Ähnliches trifft auf suchtartiges Essen als Mittel der Stressregulation und die Gefahr, übergewichtig zu werden, zu.

Kinder, die kein sicheres Bindungssystem haben, haben in der Regel Schwierigkeiten, Stress zu regulieren; das gilt für Kinder mit einer unsicher-vermeidenden Bindung wie auch für solche mit einer unsicher-ambivalenten Bindung. Kinder mit einer vermeidenden Bindung haben erlebt, dass sie von der Bindungsperson in stressvollen Situationen zurückgewiesen wurden und den Stress alleine regulieren sollten. Kinder mit einer ambivalenten Bindung haben erfahren, dass zwar auf ihre Äußerungen von Stress reagiert wurde, ihnen aber gleichzeitig, wenn sie getröstet wurden, Angst gemacht und damit ihr Stress wieder erhöht wurde. Daher dauert es bei ihnen in der Regel auch sehr lange, bis sie sich nach einer stressvollen Erfahrung im Beisein der Bindungsperson wieder beruhigen können. Wenn Kinder mit einer unsicheren Bindung erleben, dass sie z.B. durch Computerspiele ihren Stress regulieren können, besteht eine gewisse Gefahr, dass sie in stressvollen Situationen auf dieses Mittel zurückgreifen; sie sprechen dann nicht über ihre stressvollen Erlebnisse, sondern versuchen, ihre große Anspannung an der Spielekonsole »abzureagieren«.

Kinder mit einer desorganisierten Bindung haben noch größere Schwierigkeiten, ihren Stress zu regulieren, als Kinder mit einer unsicheren Bindung. Sie haben erlebt, dass die Bindungspersonen ihnen zeitweise Angst gemacht, gedroht haben, manchmal hatten diese vor ihren Wutanfällen Angst, oft waren die Bezugspersonen ihnen gegenüber hilflos. Sowohl wenn ihnen gedroht wurde, als auch wenn die Bindungspersonen in einem hilflosen Zustand waren, erlebten die Kinder großen Stress, der von ihrer Bindungsperson kaum oder gar nicht abgemildert werden konnte. Desorganisiert gebundene Kinder sind daher besonders gefährdet, in suchtartige Verhaltensweisen hineinzugeraten.

Kinder mit einer Bindungsstörung haben schon im Säuglingsalter extrem großen Stress durch Gewalt, Vernachlässigung oder Missbrauch erlebt, so dass ihr Stressregulationssystem sehr anfällig ist, überfordert zu werden. Sie haben mit der Zeit eigene Bindungsstörungsmuster entwickelt, die der Stressregulation dienen, wie z.B. die promiskuitive Bindungsstörung: Das oben bereits beschriebene Verhalten hat letztlich den Sinn, eine Möglichkeit zur Stressreduktion zu suchen. Auch diese Kinder sind extrem gefährdet, in stressvollen Situationen auf suchtartige Verhaltensweisen zurückzugreifen.

Das »Suchtmittel« sind Computerspiele, die ein großes Ausmaß an Erregung anbieten. Manchmal kann aber – auch bereits im Grundschulalter – das Betrachten von pornographischen Filmclips auf entsprechenden Internetseiten zu suchtartigen Verhaltensweisen führen, da auch so eine große Erregung erreicht wird. Wenn das Kind durch die Computerspiele in der Regel ein emotionales Erregungsniveau erlebt, das noch größer ist als das, welches es zuvor schon hatte, kann es meist auf diese Weise eigene stressvolle Erfahrungen und die damit verbundenen Gefühle – wie Angst, Trauer, Wut – »abreagieren«. Für kurze Zeit kommt es nach der Übererregung durch das Computerspiel zu einer Entspannung und inneren Entlastung. Da das Spiel aber nicht dabei hilft, frühere stressvolle Erfahrungen zu verarbeiten – denn dazu benötigt das Kind neue hilfreiche Beziehungserfahrungen –, ist das Stressniveau relativ bald wieder sehr hoch, so dass das Kind erneut mit dem Computerspiel anfängt. So entsteht bald ein Teufelskreis, der suchtartigen Charakter annehmen kann. Das Computerspiel wird quasi zur »Ersatz-Bindungsperson«, bringt aber keine wirkliche, dauerhafte Hilfe zur Verarbeitung von

Stresserfahrungen. Das Kind will jedoch das Computerspiel ständig dabeihaben und gerät in Panik, wenn es nicht spielen kann, weil es die Erfahrung gemacht hat, dass eine Stressreduzierung durch das Computerspiel immer noch besser ist, als mit dem großen inneren Stress ganz alleine zu sein und keine Entlastung zu erleben.

Auch das übermäßige, suchtartige Konsumieren von Süßigkeiten sowie von anderen Lebensmitteln – mit der Entwicklung einer Adipositas schon im Grundschulalter – hat oft den Zweck, eine gewisse Entspannung herbeizuführen; dazu verhelfen dann ein gefüllter Magen und ein rasch ansteigender Blutzuckerspiegel. Normalerweise sollte eine Bindungsperson da sein, die in stressvollen Situationen hilft, den Stress abzubauen, und für Schutz und Sicherheit sorgt. Wenn Kinder sich aber selbst überlassen sind, keine Bindungsperson zur Verfügung steht, greifen sie auf alle möglichen, für sie erreichbaren Hilfskonstruktionen zurück, um sich in einen ruhigeren Zustand zu bringen. Dies kann, wie eben gesagt, Essen, aber auch Trinken (später von Alkohol), Rauchen sowie die beschriebene Nutzung von aufregenden Computerspielen sein. Rauchen und Alkoholgenuss sind im Grundschulalter zwar selten, kommen aber heutzutage bei älteren Grundschulkindern durchaus vor. In der beginnenden Pubertät, also im Alter zwischen 11 und 13 Jahren, werden dann noch mehr Alkohol und Zigaretten konsumiert.

Suchtartige Entwicklungen und Verhaltensweisen im Grundschulalter sind, nach dem bisher Gesagten, also oft mit dem Fehlen einer sicheren Bindungsbeziehung verbunden; die Bindungspersonen im Alltag der Kinder sind oft nicht verfügbar – etwa wenn sie von der Schule nach Hause kommen. Die Kinder sind also sich selbst überlassen und müssen schwierige Situationen alleine bewältigen, während ihnen einfühlsame, verständnisvolle Gesprächspartner fehlen. Manchmal bekommen es die Eltern überhaupt nicht mit, wie viele Stunden die Kinder zu Hause an Spielekonsolen und mit anderen Medien beschäftigt sind, um Gefühle von Angst, Trauer und Einsamkeit, aber auch Wut und Ärger abzuwehren. Ängstliche Gefühle können auch durch die Empfindung von Macht und Kontrolle in Computerspielen abgewehrt werden. Wenn ich im Spiel Macht und Kontrolle über andere habe, muss ich mich nicht mehr so sehr einsam und verloren fühlen. Das Computerspiel als »Ersatz-Bindungsperson« hilft mir dann, mit meinen Ängsten, Einsamkeitsgefühlen und meiner Wut besser umzugehen, indem ich den damit verbundenen Stress durch es »herunterreguliere«.

**Beispiel: Ein Junge mit Adipositas und suchtartigem Computerspielen**

Max war ein 9-jähriger übergewichtiger Junge. Sein Gewicht war so hoch, dass er der Risikogruppe der Kinder mit Adipositas zugeordnet werden konnte. Er war schon im Kindergarten etwas »kräftiger« gewesen, war dort hie und da von anderen Kindern deswegen gehänselt worden.

Als er ins erste Schuljahr kam, war er weniger sportlich, konnte Fang- und Rennspiele auf dem Schulhof nicht so gut mitmachen wie andere Jungen; für diese waren solche Spiele ein Kräftemessen, das auch für die Position in der sozialen Gruppen von Bedeutung war. Für Max war es sehr kränkend, wenn er beim Fußball nicht für eine Mannschaft gewählt wurde und somit vom Mitmachen ausgeschlossen war. Er zog er sich immer mehr zurück, stand noch mehr abseits, ging in den Nachmittagsstunden nicht mehr zu Freunden, saß dann alleine zu Hause.

Zunächst aus Langeweile, wie er sagte, aber eigentlich aus einem Gefühl von Einsamkeit und Trauer heraus, aufgrund des sozialen Ausschlusses, begann er mit Computerspielen, surfte dann im Internet. Dies tat er umso mehr, je weniger seine Mutter zu Hause war, die mit dem Beginn des Schuljahres wieder eine Berufstätigkeit aufgenommen hatte. Somit gab es keine Kontrolle mehr durch seine Mutter, die das Spielen am Computer zuvor immer wieder durch Zeitvorgaben begrenzt hatte. Ohne seine Mutter, ganz alleine in der Wohnung, fühlte er sich jetzt noch einsamer. Manchmal wandte er sich, traurig und auch wütend, an seinen Kanarienvogel und erzählte diesem, was ihn so beschäftigte. Nur antwortete dieser natürlich nicht. Manchmal allerdings kam es Max so vor, als hätte der Vogel ihm tatsächlich mit seiner Art des Zwitscherns einen Rat gegeben oder der einen oder anderen seiner Überlegungen zugestimmt oder sie kritisiert.

Da Max nicht nur am Computer saß und spielte, sondern während dieser Zeit auch Chips und alle möglichen Süßigkeiten in sich hineinstopfte, keinen Sport mehr trieb – vom Schulsport abgesehen – und sich kaum noch bewegte, wurde er immer dicker. Damit begann ein Teufelskreis: Er wurde immer häufiger gehänselt, weiter ausgeschlossen, fühlte sich noch niedergeschlagener, ängstlicher, isolierte sich mehr und vergrub sich zunehmend in die Welt der Computerspiele. Wenn er großen Stress hatte, sich einsam fühlte, konnte er mit Spielen gar nicht mehr aufhören, er »bewegte« sich von Level zu Level, geriet dabei immer mehr in eine einsame, depressive Welt. Alles um ihn herum schien für ihn nicht mehr real zu existieren. Wenn seine Mutter nach Hause kam, hatte er bereits viele Stunden am Computer gesessen und gespielt. Oftmals nahm er die Rückkehr seiner Mutter kaum mehr zu Kenntnis, antwortete ihr nicht mehr, und beim Abendessen kam zwischen beiden kaum mehr ein Gespräch zustande – sofern er denn sein Spiel ohne Wutausbruch hatte unterbrechen können: Man »schwieg« sich mehr »an«, als dass man sich unterhalten hätte.

Als ich Max zum ersten Mal in unserer kinderpsychosomatischen Ambulanz sah, wirkte er auf mich wie ein großer dicker, verschlossener »Trauerkloß«, der total unglücklich, ja schon fast mit Tränen in den Augen vor sich hin starrte. Er gab nur in knappen Sätzen Auskunft auf meine Fragen, am liebsten antwortete er nur mit »Ja!« oder »Nein!«. Ob er Freunde habe? »Nein!« Ob er sich ab und zu mit anderen Kindern zum Spielen treffe? »Nein!« Ob er etwas mit seinen Eltern oder seinem vier Jahre älteren Bruder unternehme? »Nein!« Ich hatte den Eindruck, bei Max wäre ganz vieles wie unter einer dicken Eisschicht abgeschlossen, eingefroren, er vermittelte mir ein Gefühl von »Lass mich bitte in Ruhe!«.

Seine Eltern, Herr und Frau B., berichteten, Max sei im Kindergarten ein fröhlicher Junge gewesen sei, motorisch sehr agil, ständig unterwegs, mit gutem Kontakt zu Freunden; dies habe sich aber mit zunehmendem Alter sehr verändert, sie könnten nicht sagen, ab wann er sich immer mehr zurückgezogen habe. Plötzlich habe er nur noch zu Hause gesessen und an seinem Computer gespielt, habe nicht mehr nach draußen oder zu Freunden gehen wollen. Sie hätten immer versucht, ihn zu animieren, er habe aber immer unwirscher darauf reagiert. In der letzten Zeit habe er manchmal sogar die Türe zu seinem Kinderzimmer abgeschlossen – vermutlich, um ungestört am Computer spielen zu können und sich in seiner Welt zu »vergraben«. Sie hätten das Gefühl, sie hätten immer weniger Zugang zu ihm; er spräche kaum mehr mit ihnen, sei »verstockt«. Was ihn wirklich bewege und was mit ihm los sei, wüssten sie nicht.

Die Lehrerin hätte sie zu einem Gespräch einbestellt und ihnen mitgeteilt, Max sei in der Klasse sehr isoliert, habe eigentlich keinen Freund, weshalb sie sich Sorgen um ihn mache. Er werde bei Spielen ausgeschlossen, und sie habe in letzter Zeit öfter mitbekommen, dass er wegen seines zunehmenden Gewichts gehänselt werde. Natürlich habe sie interveniert und die Schüler zurechtgewiesen, aber es gebe eben sehr viele Situationen, bei denen sie nicht dabei sei und nicht beobachten könne, was zwischen den Mitschülern und Max ablaufe. Auf Anraten der Lehrerin gingen die Eltern dann zunächst zu einer psychologischen Beratungsstelle und kamen wegen des Übergewichts auf deren Anraten schließlich in unsere kinderpsychosomatische Sprechstunde.

Mit einem Körpergewicht von 35 Kilogramm bei 110 cm Körpergröße lag Max über der 97. Perzentile. Dies bedeutet, dass er einen höheren Body-Mass-Index (BMI-Wert) hatte, als 97 % seiner Altersgenossen. In diesem Bereich liegt Adipositas (Fettleibigkeit) vor. Gerade in den letzten Wochen hatte er fast ständig an Gewicht zugelegt, wie die Eltern dokumentiert hatten, die ihn besorgt jede Woche – gegen seinen Protest – auf die Waage gestellt hatten. Frau und Herr B. versuchten, die Menge dessen, was Max futterte, einzuschränken, sahen dies aber als keine wirklich realistische Möglichkeit an, Max' Gewicht zu kontrollieren, wenn dieser nicht mitmachte, da er viele Stunden des Tages sich selbst überlassen war und sie kaum kontrollieren konnten, was er in dieser Zeit zu sich nahm.

In der Bindungsdiagnostik zeigte sich, dass Max an seine Eltern unsicher-ambivalent gebunden war. Er war von Ängsten und Unsicherheiten geplagt, wirkte insgesamt sehr angespannt, konnte aber kaum etwas davon mitteilen. Er wirkte bockig, verstockt, dahinter waren aber sehr gut seine große Not und seine Angst spürbar. Als ich diese ansprach, fauchte er mich zunächst an und beschimpfte mich: »Hören Sie mit diesem Gesülze auf! Mir geht es gut, alles ist normal!« Er brach dann aber in Tränen aus und es wurde deutlich, wie tief unglücklich er eigentlich war. Verzweifelt schluchzte und heulte er, schließlich schrie er und tobte und schimpfte auf seine Mitschülerinnen und Mitschüler, die ihm keine Ruhe ließen, die ihn dauernd mobben würden, er sei ein echtes »Opfer«. Lieber wolle er tot sein, als so weiterzuleben. Im Internet habe er sich schon einmal erkundigt, wie man sich am besten umbringen könnte. Er sei nur noch unentschlossen, welche Methode er wählen solle.

In den ersten Spielstunden hatte Max keine Idee, was er mit mir im Kinderspielzimmer spielen könnte. Er berichtet stattdessen von seinen Computerspielen, besonders seinen Lieblingsspielen. Hierbei blühte er etwas auf, aber letztendlich wurde sehr schnell seine durchgehend depressive Grundstimmung deutlich. Er war ein sehr übergewichtiger, tieftrauriger Junge, der von vielen Ängsten geplagt wurde, Selbstzweifel hatte und dabei war, sich depressiv-suizidal zurückzuziehen.

Ich besprach die Situation mit den Eltern und bot ihnen an, dass Max mindestens zweimal in der Woche zu mir in die ambulante Therapie kommen könne; wenn dies nicht möglich sei, müsse man an eine stationäre Behandlung denken. Die Eltern waren hierüber einerseits sehr beunruhigt, gleichzeitig hatten sie aber schon angenommen, dass es so wie bisher nicht weitergehen könnte, und befürchtet, dass eine ambulante Behandlung vielleicht nicht ausreichen könnte.

In seinen Kommentaren mir gegenüber abwehrend und widerwillig, zugleich aber spürbar innerlich bereit, sich auf die ambulante Therapie einzulassen, sagte mir Max in jeder Stunde, dass die Therapie »scheiße« sei und er nicht mehr kommen wolle:

Diese Spieltherapie sei etwas für kleine Jungs; er sei aber schon groß, und daher habe er keine Lust, mit mir im Sandkasten zu buddeln. Diese pubertär-aggressiven Äußerungen und die verbal geäußerte Ablehnung der Therapie stimmten mich, scheinbar paradoxerweise, sehr hoffnungsfroh, weil sie doch zeigten, auf welcher Wut, welchem Ärger und welchen Enttäuschungen Max eigentlich »saß« und was er hinter seinem adipösen Panzer alles zurückhielt. Es kam mir vor, als hätte er sich eine ganz dicke Schutzschicht aus Speck zugelegt, die alles abpuffern sollte, was auf ihn einprasselte. In solchen Spielstunden kam er mir dann eher wie eine kleine »Bombe« vor, die jederzeit explodieren konnte; wenn dies geschähe, bliebe von mir und dem Kinderspielzimmer wenig übrig, weil wir, so mein Gefühl, allesamt in die Luft flögen.

Es war kaum möglich, diese Wut anzusprechen, weil Max mich noch ablehnte, attackierte, wir noch keine sichere therapeutische Bindungsbeziehung miteinander aufgebaut hatten. Auch wenn meine analytischen Überlegungen und Deutungen hinsichtlich seiner Wut, seiner aktuellen und früheren Enttäuschungen richtig und korrekt waren, so kamen sie dennoch bei Max nicht an und waren fruchtlos – im Gegenteil, sie bereiteten Max noch mehr Angst. Wahrscheinlich hatte ich selbst zu diesem Zeitpunkt noch Angst und Sorge, wie groß die Wut wohl sein könnte, die sich hinter seiner Adipositas verbarg, und ob ich diese aushalten könnte.

Eines Tages brachte Max ein Computerspiel in die Therapiestunde mit und fragte mich, ob ich dieses Spiel kennenlernen wollte. Normalerweise spiele ich mit Kindern keine Computerspiele. In diesem speziellen Fall fand ich aber Max' Vorschlag als ein gemeinsames Explorationsangebot interessant, so dass ich glaubte, es annehmen zu müssen; vielleicht war das Angebot das Zeichen für eine beginnende therapeutische Bindungsbeziehung, Ausdruck eines vorsichtig wachsenden Vertrauens zu mir, und zeigte, dass er mich an seiner Welt teilhaben lassen wollte. Max war sehr erfreut über mein »Ja« zu seinem Vorschlag. Nun war er in seinem Element und konnte mir differenziert erklären, wie sich die Spiele und die Figuren entfalteten, was die verschiedenen trickreichen Varianten waren. Ich war voller Bewunderung und lobte ihn sehr, weil er in diesen Spielen so zu Hause war, ja geradezu ein Meister zu sein schien. Max strahlte über beide Ohren, als er dies von mir hörte! Und zum ersten Mal lachten wir beide ganz fröhlich, und ich hatte für eine Moment das Gefühl, dass Max mich für einen kurzen Augenblick aus seinen Augen glücklich anstrahlte!

Ich konnte gut nachvollziehen, dass er sich über hunderte von Stunden nachmittags mit diesen Spielen beschäftigt und sein Können perfektioniert hatte. Sie waren seine positive Rückmeldung seines Selbstwerts, in ihnen »lebte« er, mit ihnen hatte er sich stabilisiert. Jetzt wurde es möglich, als wir nebeneinander saßen, über die Inhalte der Computerspiele, die Kämpfe, die Wut, die destruktiven Seiten der Figuren zu sprechen.

Zu einem etwas späteren Zeitpunkt sagte ich zu Max, wie gut ich verstehen könne, welche Wut in ihm brodle, weil die Klassenkameraden so schlecht mit ihm umgingen; diese Wut könne er jetzt in den Kriegern der Computerspiele ausleben. Darüber kamen wir über seine Mobbingerfahrungen ins Gespräch: Er zeigte mir, welche der Figuren aus den Computerspielen für welche seiner Mitschüler standen. »Die schieße ich dann immer ab!«, triumphierte er. Er war hervorragend in diesen Spielen, und natürlich hatte ich keinerlei Chance, adäquat mit ihm mitzuspielen. Aber allein die Nähe, mein Interesse, meine Neugier, schienen ihm gutzutun. Jetzt hatte ich das Gefühl, langsam mit ihm »auf einer Wellelänge« zu sein und mit ihm in einen Austausch zu kommen.

In den Elterngesprächen verabredeten wir, dass auch Herr und Frau B. sich für seine Spiele interessieren sollten, weil Max offensichtlich die gemeinsame Aufmerksamkeit für die Spiele und das Beisammensein für sich positiv nutzte. Im nächsten Elterngespräch berichteten mir Frau und Herr B., Max habe ihnen am vergangenen späten Samstagnachmittag in aller Ruhe seine Computerspiele erklärt; am Sonntag habe er dann keine einzige Stunde – ein seit langem nicht mehr beobachtetes Phänomen –

mit dem Computer zugebracht. Dies führte von Seiten der Eltern gegenüber Max zu einer erneuten positiven »Schleife«. Die emotionale, warmherzige Zuwendung der Eltern, wozu diese sehr gerne bereit waren, schien sowohl ihnen als auch Max Freude zu machen. Frau und Herr B. hatten keine Ahnung gehabt, wie hoch differenziert und kompliziert die Spiele waren und welche Geschicklichkeit und welches Wissen Max in diesen Spielen erlangt hatte.

Als zu diesem Zeitpunkt in der Schule eine Computer-AG gegründet wurde und digitaler Unterricht auch zu den Aufgaben des Lehrers gehörte, kam Max »groß raus«. Er hatte plötzlich etwas zu sagen, war fitter als seine Mitschülerinnen und Mitschüler, konnte sich quasi als rechte Hand des Lehrers etablieren und anderen Schülern helfen. Dadurch gewann er eine neue Form von Selbstwert und auch einen neuen Stand in seiner Peergroup. Plötzlich wollten immer mehr Jungen – und zu seiner Freude auch Mädchen – mit ihm etwas zu tun haben, fragten ihn um Rat, und es gab eine erste Einladung – nach zwei Jahren – zu einem anderen Jungen nach Hause. Dort ging Max sehr gerne hin, weil dieser Junge einen viel leistungsfähigeren Computer hatte als er selbst; die beiden Jungen fingen an, sich das Programmieren beizubringen.

In jener Zeit wurde Max auch in der Kinderspieltherapie immer neugieriger, interessierter und begann mit dem Sandspiel. Dort konnte er viel von seinen inneren Konflikten, seinen Ängsten und auch seiner Wut gut darstellen. Wir hatten oft viel Spaß daran, wenn wir eine gemeinsame Spielidee, so sein Wunsch, im Sandspiel inszenieren und weiterspielen konnten. Als die Eltern mit Max und seinem Bruder in den Sommerferien am Strand waren, hatte Max viel Freude daran, Sandburgen zu bauen; die Eltern hatten den Eindruck, er würde versäumte Spielphasen aus früherer Zeit nachholen. Schließlich nahm er an einem Strand-Burgenbau-Wettbewerb teil und belegte bei großer Konkurrenz einen respektablen dritten Platz, worüber er sich sehr freute. Die Eltern meinten, als sie von den Sommerferien berichteten, sie hätten ihren Sohn schon lange nicht mehr so glücklich gesehen wie bei dieser Preisverleihung, und konnten es kaum glauben, dass er viele Stunden über mehrere Tage damit beschäftigt gewesen war, seine Sandskulptur zu entwerfen und zu realisieren und auch hierbei großes Geschick gezeigt hatte.

Da Max nun an einer Schach-AG und einem Computerkurs teilnehmen wollte, stand die Frage zur Debatte, ob er noch weiter zur Therapie kommen wollte. Es war schnell klar, dass Computer-AG und Schach-AG in der Schule viel interessanter und »wichtiger« waren, als weiter zur Kinderspieltherapie zu kommen. Wir sprachen daher über Abschied und eine Abschiedsphase. Wir besprachen sehr ausführlich, wo es ihm »noch schwerfiel, im Leben zurechtzukommen«, wie er sagte. Dabei trat auch eine deutliche Geschwisterrivalität und -dynamik zu Tage. Erstmals konnte Max auch seine Wut auf seinen großen Bruder mit Worten zum Ausdruck bringen und in einer Familiensitzung dem Bruder gegenüber auch ansprechen, was ihm sichtlich großen Stress bereitete.

In der letzten Therapiestunde, unserer Abschiedsstunde, war es der größte Triumph von Max, gegen mich in einer Schachpartie zu gewinnen; ich hatte ihn nicht gewinnen lassen, sondern selbst versucht, keine Fehler zu machen. Viel später schickte mir Max eines Tages ein Foto von einer Siegesfeier, nachdem er ein Schachturnier gewonnen hatte. Er strahlte auf diesem Foto über beide Ohren und hielt seinen Pokal in der Hand. Nun wusste ich, dass Max auf einem guten Weg war.

# Verlust einer Bindungsperson

Wenn ein Kind eine Bindungsperson verliert, hat dies immer einen sehr großen Einfluss auf seine Entwicklung. Säuglinge und Kleinkinder sind, um überleben zu können, völlig von Bindungspersonen abhängig. Der Verlust einer Bindungsperson hat daher Gefühle von Ohnmacht, Hilflosigkeit und Angst, vom Tod bedroht zu sein, zur Folge. Gibt es keine weiteren Menschen, die als »zweitbeste« Bindungsperson für Schutz und Sicherheit sorgen können und dem Kind helfen, wieder Stabilität und Sicherheit zu erlangen, bleiben die Erregung, der Schmerz und die traumatische Erfahrung oft über lange Zeit unverarbeitet, so dass das Kind verschiedenste Symptome entwickeln kann.

Auch bei einem Grundschulkind kann es – abhängig von den Umständen des Verlusts – ein traumatisches Erlebnis sein, wenn es eine Hauptbindungsperson verliert. Es ist völlig normal, dass Kinder in der Anfangszeit nach einem solchen Verlust vielfältige Symptome zeigen, die typische Anzeichen von großem Stress sind: z. B. Schlafstörungen, Ängste, Leistungsschwierigkeiten, körperliche Beschwerden ohne organischen Befund. Wenn das Kind aber auch viele Wochen später noch unter solchen Symptomen leidet, diese sogar zunehmen, das Kind kaum mehr aus dem Haus geht, sich zurückzieht, kaum mehr spricht, vermeidet, mit dem Thema des Verlusts in Kontakt zu kommen, spricht vieles für eine beginnende posttraumatische Belastungstörung. Dann ist eine psychotherapeutische Hilfestellung zur Verarbeitung des Geschehenen angezeigt. Bei raschem Therapiebeginn ist mit einer zügigen Verarbeitung zu rechnen, besonders dann, wenn das Kind vor dem traumatischen Erlebnis des Verlusts eine sichere Bindung entwickelt hatte und wenn ihm in der Familie weitere sichere Bindungspersonen zur Seite stehen, etwa ein weiterer Elternteil, Großeltern oder Freunde der Familie.

Mit einem bindungssicheren Grundschulkind kann man in der Regel sehr gezielt – auch mit Hilfe von EMDR (Hase et al. 2013; Brisch 2014), Screentechnik (Brisch 2004, 2006) und ähnlichen imaginativen Methoden der Traumaverarbeitung (Reddemann 2001) – an den belastendsten Bildern aus der traumatischen Erfahrung arbeiten. Bei unsicher gebundenen Kindern ist die Verarbeitung schwieriger, weil sie sich viel schwerer tun, eine therapeutische Bindungsbeziehung einzugehen, welche aber die Voraussetzung für die traumazentrierte Arbeit ist. Bindungsdesorganisierte und bindungsgestörte Kinder können sich über längere Zeit erst einmal nicht auf einen therapeutischen Beziehungsprozess einlassen, so dass ein solcher als Grundvoraussetzung für die Traumaverarbeitung erst geschaffen werden muss.

Oftmals ist am Anfang der Therapie noch nicht klar, welches Bindungsmuster ein Kind hat, denn allein aus der biografischen Anamnese lässt sich noch nicht darauf schließen, welche Art der Bindungsrepräsentation das Kind verinnerlicht hat. Manchmal geht man davon aus, dass das Kind – aufgrund seiner Lebensgeschichte – eine bindungssichere Beziehung erlebt hat, was sich im Lauf der Behandlung aber als Irrtum herausstellt. War die Beziehung zur verlorenen Bindungsperson eine sichere, so ist deren Verlust mit extremem Schmerz und einem Gefühl großer Ohnmacht und Hilflosigkeit verbunden. Das Kind kann aber weitere Bindungspersonen aus dem Kreis der Familie, die ebenso für Bindungssicherheit stehen könnten, sowie auch eine sichere therapeutische Bindungsbeziehung rasch als sicheren Hafen und zur Verarbeitung des Verlusts nutzen, so dass die traumatherapeutische Arbeit, wie gesagt, nicht viele Monate in Anspruch nehmen muss. Solchen Kindern fällt es in der Regel trotz großem psychischen Schmerz und hoher Stressbelastung relativ leicht, zu einem feinfühligen Therapeuten eine sichere therapeutische Bindung aufzubauen und sich recht schnell auf den Prozess der Verarbeitung des Traumas einzulassen.

Sind die Bindungsrepräsentationen aber durch Desorganisation und Bindungsstörung gekennzeichnet, verläuft auch der Verarbeitungsprozess des traumatischen Verlusts ganz anders. Hier ist es eine große Herausforderung an den Therapeuten, zunächst einmal – im Rahmen eines längeren Behandlungsprozesses – eine tragende therapeutische Bindungsbeziehung herzustellen, bevor überhaupt daran gedacht werden kann, im eigentlichen Sinne traumatherapeutisch, mit Prozessieren der Traumaerinnerung und -affekte, zu arbeiten. Als Therapeut kann man sich leicht dazu verleiten lassen, sich bei einem sehr traumatischen Ereignis, wie dem Verlust einer Bindungsperson, in der Traumatherapie direkt auf diesen Verlust »zu stürzen« und daran zu arbeiten, ohne vorher eine eingehendere Bindungsdiagnostik durchgeführt zu haben. Das Ergebnis der Bindungsdiagnostik hilft in der Regel einzuschätzen, wie der therapeutische Prozess verlaufen wird, und auch, wie lange eine Therapie vermutlich dauern wird. Je bindungssicherer ein Kind vor dem Verlust der Bindungsperson war, umso rascher wird es in der Lage sein, die Therapie erfolgreich aufzunehmen und abzuschließen.

War die Bindung des Kindes zur verlorenen Bindungsperson eher von großem Stress geprägt, weil diese das Kind z. B. durch emotionale oder körperliche Gewalt traumatisiert hat, etwa kurz bevor sie verstarb, wird der Verarbeitungsprozess des Kindes hoch komplex werden. In der Therapie werden dann immer wieder belastende Gefühle auftreten und vor dem geistigen Auge des Kindes Gedanken wie: »Ich bin schuld«, »Hätte ich mich nur anders verhalten …«, ablaufen; für die Verarbeitung bei einer solchen Art der Beziehung ist dies relativ typisch.

Das Schuldgefühl hat in gewisser Weise schützende Funktion. Die Vorstellung, z. B. einem Schicksalsschlag in Form des Verlusts einer Bindungsperson ohnmächtig ausgeliefert zu sein, ist schwer zu ertragen. Viel leichter und besser zu ertragen ist es, sich vorzustellen, man hätte das Ereignis abwenden oder in irgendeiner Weise beeinflussen können, ja man wäre an seinem Eintreten »selbst schuld«. Schuld bedeutet immer, dass man etwas selbst hätte tun können, um das Ereignis abzuwenden. Mit dem Schuldgefühl bleibt ein Gefühl von Handlungskompetenz und man ist dann nicht in der beschriebenen Weise dem Geschehen machtlos ausgeliefert.

**Beispiel: Verlust der Mutter bei einer sicheren Bindungsbeziehung**

Sabine war acht Jahre alt, als ihre Mutter an Brustkrebs erkrankte. Die Mutter, Frau T., war damals 35 Jahre alt und hätte niemals daran gedacht, sie könne an Brustkrebs erkranken. Anfangs waren ihre Chancen laut Aussage der Ärzte relativ gut. Frau T. ließ sich auf Chemotherapie und Bestrahlung ein, was aber letztendlich für sie selbst und die ganze Familie, wie sie einmal gesagt hatte, der »Horror war«. Sie hatte versucht, Sabine und ihre zwei Jahre jüngere Schwester Sarah vor den Bildern einer Mutter ohne Haare, der es sehr schlecht geht und der ständig übel ist, zu bewahren. Deswegen hatte sie den Mädchen verboten, sie nach der Operation in der Klinik bzw. danach in der Reha-Klinik zu besuchen.

Dies war die härteste Zeit für die beiden Mädchen, weil sie ihre Mutter in dieser Zeit sehr vermissten. Als Frau T. dann ein Rezidiv bekam und innerhalb von drei Monaten erneut schwer krank wurde, so dass sie nur noch stationär – palliativ – behandelt werden konnte, brach für Sabine und Sarah eine Welt zusammen. Als Sarah und Sabine auf dem Friedhof standen, am offenen Grab mit dem Sarg, konnten sie nicht glauben, was passiert war: Ihre Mutter war tot! Aber was hieß das, was bedeutete das, wo war sie jetzt, würde sie doch noch mal irgendwann wiederkommen? Es gab eine Unzahl von Fragen, die die Kinder plagten.

Die beiden Schwestern konnten sich darüber austauschen und unterhalten, fanden aber natürlich keine Antworten. Der Vater, Herr T., war in tiefer Trauer, begann kurz nach dem Tod seiner Ehefrau zu trinken und war ab da für die Kinder nur wenig emotional erreichbar. Sarah wandte sich immer mehr an ihre Patentante Silvia, bei der sie die ersten Monate nach dem Tod der Mutter lebte. Sabine wurde dagegen von der Großmutter väterlicherseits versorgt, die ins Haus kam um nach dem Rechten zu sehen und den Haushalt zu regeln. Sabine hatte zur Großmutter keine sichere Bindung, im Gegenteil, diese machte ihr Angst, war streng, schlug sie sogar, wenn das Mädchen »ungehorsam« war. Und Sabine war oft ungehorsam, weil sie voller Wut und

Enttäuschung war, sich von der Mutter allein gelassen fühlte. Manchmal schlug und heulte sie nachts in ihre Kissen. Sie hätte stundenlang schreien können, wenn sie gewusst hätte, dass die Großmutter das aushielt, ohne sie erneut zu bedrohen oder zu schlagen, weil sie »so ungezogen« war. Die Großmutter hatte wenig Verständnis dafür, dass Sabine so unter dem Tod ihrer Mutter litt, denn das Verhältnis zwischen ihr und Frau T. war nicht sehr gut gewesen.

Während Sarah, begleitet durch die Patentante Silvia, einen schmerzlichen, aber erlebbaren Trauerprozess durchlitt, weinen durfte und getröstet wurde, nächtelang bei der Patentante mit im Bett schlafen durfte, fühlte sich Sabine, als die Große, mit ihrem Schmerz alleine und traute sich nicht, mit dem Vater darüber zu sprechen, geschweige denn mit der strengen Großmutter. Der Vater trank zunehmend mehr Alkohol, es gab heftige Auseinandersetzungen zwischen ihm und seiner Mutter. Die Vorwürfe, welche seine Mutter ihrem Sohn wegen der Heirat mit Frau T. gemacht hatte, wiederholte sie jetzt, was zu täglichen Streitigkeiten zwischen der Großmutter und Herrn T. führte.

All diese Informationen bekam ich erst später in einem Brief und dann einem Gespräch durch eine Mitarbeiterin des Jugendamtes, die auf Sabine aufmerksam geworden war, weil diese begonnen hatte, die Schule zu schwänzen, in der Stadt umherzustreunen, und in Kaufhäusern Diebstähle begangen hatte.

Als ich Sabine und ihre kleine Schwester Sarah zu einem ersten Gespräch sah, sprachen wir – wenn auch stockend – darüber, weshalb sie kamen und dass der Tod der Mutter ein so schlimmes Ereignis gewesen sei, mit dem sie beide noch sehr beschäftigt wären. Sarah sagte gleich frei heraus, in Zukunft wolle sie nur noch bei Silvia leben, weil diese ihre zweite Mama sei. Nach diesem Satz war Sarah verstockt, sprach kaum ein Wort mit mir, schaute mich misstrauisch an und versuchte auch ihre Schwester Sabine zu manipulieren, dass sie nicht sprechen solle; um dies zu erreichen, gab sie Sabine bestimmte Zeichen und schnitt Grimassen, die mir gegenüber eindeutig abwertend gemeint waren. Sabine hatte, wie sich später herausstellte, große Angst, ich könnte etwas über den Zwist zwischen Großmutter und Vater herausfinden, denn es war Sabine sehr wichtig, nach außen eine heile Familie darzustellen. So sagte sie mir auch, alles sei »normal«, sie käme schon mit allem gut zurecht. Auf Nachfragen meinte sie, ihre Freundin Cindy würde ihr sehr helfen, sonst brauche sie niemanden.

In den testdiagnostischen Untersuchungen war sehr schnell klar, dass Sabine an einer ausgeprägten Trauerreaktion oder gar Depression litt – mit Schlafstörungen, Alpträumen und auch Symptomen einer posttraumatischen Belastungsstörung, geprägt von Flashbacks; eine Rolle spielte hierbei, dass sie sich noch von der Mutter verabschiedet und sie sterbenskrank und leidend gesehen hatte, ihre kleine Schwester dagegen nicht. Während also Sabine, wie sie später sagte, »grauenvolle Bilder« von der letzten Begegnung mit ihrer Mutter im Kopf hatte, war Sarahs letztes Bild, wie sich die Mutter von ihr liebevoll verabschiedete, um am nächsten Morgen zur Behandlung und Operation ins Krankenhaus zu fahren. Dies waren grundsätzlich andere Voraussetzungen für die traumatherapeutische Verarbeitung.

Während ich für Sarah im jetzigen Stadium eine therapeutische Behandlung nicht für erforderlich hielt, aber offen ließ, ob sie zu einem späteren Zeitpunkt eine Hilfestellung brauchen könnte, war es wahrscheinlich, dass Sabine ohne eine therapeutische Unterstützung mehr und mehr abdriften würde. Vermutlich würde sie in der Pubertät versuchen, mit anderen Mitteln, wie Alkohol und Drogen, ihren großen Schmerz über den Verlust der Mutter zu unterdrücken. Obwohl Sabine auch, wie gesagt, erst acht Jahre alt war, schien sie viel reifer, klarer, konnte später gut diskutieren und mir auch sehr differenziert mitteilen, welche Ängste und Phantasien sie in Bezug auf den Tod und die Erkrankung der Mutter gehabt hatte.

In der Anfangsphase der Therapie führte ich mit ihr ein Kinderbindungsinterview durch, das die Möglichkeit gibt, die Bindungsrepräsentation sowohl zur Mutter als auch zum Vater getrennt zu analysieren. Dabei zeigte sich, dass sie zur Mutter eine ambivalente und zum Vater eine vermeidende Bindungsbeziehung hatte. Dieser Befund erklärte auch, warum sie sich kaum an den Vater wenden konnte, unabhängig davon, dass dieser öfter angetrunken war. Sie schilderte später, dass sie grundsätzlich in schwierigen Situationen immer zur Mutter gegangen sei, um sich Hilfe zu holen, eigentlich nie zum Vater. Die Mutter habe sie oft getröstet, unterstützt, ihr Mut gemacht. Sie sei gleichzeitig aber auch immer sehr skeptisch gewesen, habe Katastrophen heraufbeschworen, immer gleich an das Schlimmste gedacht. So habe sie auch vor dem OP-Termin große Angst gehabt und habe angenommen, dass sie aus der Operation nicht mehr aufwachen werde. Diese Haltung, immer an das Schlimmste, das passieren könnte, zu denken, letztendlich an den Tod, hatte Sabine schon als Kind unerträglich gefunden. Dass es schließlich so kam, dass die Mutter starb, erschien ihr als die Erfüllung eines bösen Fluchs.

Es gelang mir mit der Zeit, eine sichere therapeutische Bindungsbeziehung zu Sabine aufzubauen; dabei fühlte ich ihre Trauer, den Schmerz und auch ihre Wut über den Verlust der Mutter mit, spiegelte ihr aber, was ich empfand, nur zum Teil zurück, weil sie sonst sofort abgewehrt und betont hätte, alles sei doch normal. Da sie, wie beschrieben, für ihre acht Jahre sehr reif war und sich differenziert ausdrücken konnte, hatte die Behandlung viele Züge einer Behandlung Jugendlicher: Wir saßen oft zusammen, spielten kaum, sie wollte mit mir reden, benötigte dazu aber die volle Kontrolle über die Situation, über die Themen, die sie ansprach; dabei spielten auch ihre unglückliche Beziehung zum Vater sowie ihre Sehnsucht nach ihm eine große Rolle.

Bei den regelmäßig stattfindenden Elterngesprächen mit dem Vater drängte auch die Großmutter immer wieder mit ins Behandlungszimmer hinein; sie wollte unbedingt ihre Meinung über das böse Mädchen Sabine zu Gehör bringen. Es war manchmal ein richtiggehender Kampf, zu erreichen, dass ich das Gespräch allein mit Herrn T. führen konnte, wenn seine Mutter mitkam; diese wartete dann, etwas beleidigt, im Wartezimmer auf das Ende des Elterngesprächs. Wir vereinbarten schließlich, dass sie alle vier Wochen zum Elterngespräch mit Herrn T. dazukam, so dass ich auch ihre Sichtweise von Sabine hören und ihr das eine oder andere an Überlegungen zur Erziehung von Sabine mit auf den Weg geben konnte. Dabei war es mir wichtig, ein klares Statement abzugeben, dass jede Form von körperlicher, seelischer oder emotionaler Gewalt Sabine schädigen würde.

Einmal war der Vater krank – der Termin wurde aber nicht abgesagt, sondern es erschien seine Mutter. Ich fühlte mich überrumpelt, und bevor ich die Situation klären konnte, saß sie schon bei mir im Therapiezimmer und fing an zu erzählen. Es zeigte sich, wie bedürftig die Großmutter selbst war. Sie wollte gesehen werden. Sie erwartete von Sabine Dankbarkeit dafür, dass sie jetzt die Stelle der Mutter eingenommen hatte und – wie sie selbst sagte – den gesamten Haushalt organisierte und die »Kinder großzog«. Sie sprach immer von den beiden Mädchen, obwohl Sarah schon lange nicht mehr zu Hause wohnte und nur noch gelegentlich zu Besuch kam. Sarah hatte regelrecht Angst vor der Großmutter und war heilfroh, bei ihrer Patentante Silvia leben zu dürfen.

Ich hatte auch insgesamt drei Gespräche mit der Patentante, Silvia. Diese hatten mehr den Charakter einer Psychoedukation: Ich erklärte ihr die traumatische Verlustsituation und die damit verbundenen Gefühle und Symptome einer posttraumatischen Belastungsstörung – mit Ängsten, Alpträumen, Flashbacks, dissoziativen Phänomenen. Ich wollte erreichen, dass die Patentante die jüngere Sarah beobachtete, um mir im Fall, dass diese Symptome aufträten, Bescheid zu geben und einen Termin für Sarah zu vereinbaren. Die Patentante war für mich also eine Art »Co-Workerin«, zur Vorsicht auf das Thema »Trauma und posttraumatische Belastungsstörung« eingestimmt.

Es gelang mir, den Vater zu überzeugen, in eine Gruppe für Anonyme Alkoholiker zu gehen; ein Jahr später machte er dann eine richtige körperliche Entzugsbehandlung, um danach eine psychotherapeutische Suchtbehandlung in Angriff zu nehmen. Er machte sich schließlich klar, dass es sicherlich der größte Wunsch seiner verstorbenen Frau gewesen wäre, dass er sich – nüchtern – um das Großwerden und Wohlergehen seiner beiden liebenswerten Töchter kümmerte, statt mit Alkohol dafür zu sorgen, dass er den eigenen Schmerz um den erlittenen Verlust nicht mehr wahrnehmen musste. Erst in der eigenen Suchtbehandlung konnte der Vater den Schmerz, die Trauer und die Wut über den Verlust seiner Partnerin zum Ausdruck bringen. Er hatte versucht, die Kinder zu schonen und auch die emotional sehr fordernde Großmutter, also seine Mutter, in irgendeiner Weise »unter Kontrolle zu halten«, wie er selber sagte.

Im weiteren Verlauf wurde bei Sarah nie eine traumatherapeutische oder anderweitige psychotherapeutische Behandlung notwendig. Die Psychotherapie von Sabine wurde später, während der gesamten Pubertät, in deutlich niedrigerer Frequenz von mir fortgesetzt. Je nach Stressbelastung und Krisensituation wurde die Psychotherapie auch intensiviert und Sabine kam für eine gewisse Zeit zweimal in der Woche. Sie schien es – über die gesamte Pubertät – sehr zu genießen, jemanden zu haben, dem sie, mit einer gewissen Distanz, ihre Sorgen so weit anvertrauen konnte, wie sie wollte, um dann gemeinsam nach Lösungen zu suchen.

Ihre Freundinnen – ihre Clique, wie sie sagte – waren Sabine wichtig. Sie orientierte sich in vielem an ihnen, zweifelsohne mit dem Ziel, dazuzugehören und emotionale Unterstützung zu erfahren. In der Clique konnte sie auch über ihren Schmerz sprechen und musste nicht so tun, als wäre alles normal und nicht der Rede wert; all ihre Freundinnen wussten vom Tod der Mutter. So konnte Sabine dort ihren Schmerz zulassen und Zugang dazu bekommen.

Die Schwestern aus dem Fallbeispiel verarbeiteten also den Schmerz und die Trauer auf jeweils unterschiedliche Art und Weise und in unterschiedlichen Beziehungen, die sich nach dem Verlust der Hauptbindungsperson entwickelten. Damit sie den Kindern in ihrem Schmerz und ihrer Angst und Aufregung wirklich beistehen können, wäre es wünschenswert, dass Personen, die nach dem Verlust einer Bindungsperson als neue Bindungspersonen hinzukommen oder eine größere Bedeutung bekommen als zuvor, selbst eine sichere Bindungsrepräsentation haben.

Es ist möglich, dass solche Kinder immer wieder, auch zu einem späteren Zeitpunkt, neue Symptome entwickeln und es daher notwendig wird, dass sie psychotherapeutische Hilfe bekommen. Unverarbeitete Affekte können z.B. erst deutlich nach dem Verlust, etwa in der Pubertät oder auch später im Erwachenenalter, wirksam werden. Eine junge Mutter kam z.B. nach der Geburt ihres ersten Kindes zu mir: Sie empfand große Trauner, weil sie ihrer – schon in ihrer Kindheit verstorbenen – Mutter ihr Baby nicht mehr zeigen konnte. Entsprechend könnte auch bei Sabine nochmals eine psychotherapeutische Hilfestellung notwendig werden, wenn sie selbst Kinder bekommt und mit dem Thema »Mutter werden« konfrontiert wird. In solchen Situationen würde es sich dann zeigen, ob die Narbe aufgrund des Verlustes der Hauptbindungsperson, der Mutter, bei Sabine ebenso verheilt wäre, wie das bei ihrer Schwester Sarah dank der Patentante Silvia möglich war.

# Bindungsstörungen

Wenn Kinder durch ihre Bindungspersonen schon sehr viel Gewalt in verschiedener Form (körperlich, sexuell, verbal, emotional) erlebt haben oder auch Zeuge von großem Stress, Gewalt und physischen Auseinandersetzungen zwischen den Bindungspersonen waren, so war die frühe Kindheit und Entwicklung in den ersten Lebensjahren von extremen Stresserfahrungen geprägt. Oftmals waren diese Stresserfahrungen nicht nur von kurzer Dauer, sondern erstreckten sich über lange Zeit, so dass das Kind wegen der fehlenden oder unzureichenden Stressregulation keine sicheren Bindungserfahrungen mit den Bindungspersonen verinnerlichen konnte. Genau das Gegenteil war der Fall: Die Personen, die für Schutz und Sicherheit stehen, fürs Überleben, an die sich das Kind eigentlich wenden möchte, wenn es Todesangst und Panik erlebt, sind diejenigen, die zugleich den Stress und die Traumatisierung verursachen. Aus diesem Grunde bleibt dem Kind keine andere Wahl, als sich an die Peiniger und Täter zu binden. Unter diesen Bedingungen entstehen pathologische Bindungen an Täter. Im Extremfall verknüpfen die Kinder mit »Bindungssicherheit«, dass sie gequält und geschlagen, sexuell missbraucht und ausgebeutet werden. Dies sind dann die von ihnen verinnerlichten Formen von »Bindungssicherheit«.

Diese frühen Erfahrungen haben starke Auswirkungen auf die Persönlichkeitsentwicklung. Die Kinder verinnerlichen keine Erfahrung von Schutz, Urvertrauen und Sicherheit, vielmehr eine von Angst, Panik und Todesbedrohung. Sie leben ständig in einer großen Anspannung, wissen nicht, wie sie ihre Affekte und ihren Stress regulieren sollen, und entwickeln schon in den ersten Lebensjahren hochgradig psychopathologische Verhaltensweisen, die wir entsprechend als »Bindungsstörung« klassifizieren können.

Kinder entwickeln unterschiedliche Formen von Bindungsstörungen, die gemäß den Verhaltensauffälligkeiten differenziert werden können:

Da wäre zunächst die indifferente oder auch promiskuitive Bindungsstörung; diese wurde schon oben im Unterabschnitt »Bindungsstörungen« in Teil 1 ausführlich dargestelllt.

Andere Kinder zeigen massive Hemmungen und Ängste, wenn sie sich Menschen annähern und um Hilfe und Schutz bitten wollen – das betrifft fremde und selbst vertraute Menschen. Selbst dann, wenn ihnen die Hilfe angeboten wird, können sie sie nicht annehmen, erstarren eher und laufen weg.

Wiederum gibt es andere Kinder, die in größter Angst und Panik leben und ohne eine Bindungsperson, die ihnen hilft, gar nicht leben könnten. Aber erstaunlicherweise sind sie auch in deren Nähe nicht entspannt, was aufgrund der frühen Ängste und Bedrohungen nicht verwunderlich ist.

Andere Kinder verhalten sich aggressiv, wenn sie Angst haben: Sie laufen auf andere zu, spucken, treten, greifen sie an, provozieren auch Bindungspersonen, wie Lehrer und andere Pädagogen, so dass es zu massiven Missverständnissen kommt. Ein Pädagoge würde normalerweise nicht annehmen, dass ein Kind, das sich ihm oder anderen Kindern gegenüber aggressiv verhält, Angst hat. In der Regel reagieren Pädagogen auf aggressive Verhaltensweisen von Kindern mit Sanktionen, Ausgrenzung, Time-out, so dass sich die Angst des Kindes zusätzlich erhöht und es zu weiteren aggressiven Verhaltensweisen kommt. Genau das Gegenteil müsste aber passieren: Pädagogen müssten verstehen, dass das Kind Angst hat und Struktur, Grenzen und Sicherheit sucht sowie in der Beziehung bleiben möchte. Die schwierige Aufgabe für Pädagogen besteht daher darin, mit dem Kind in der Beziehung zu bleiben und es nicht auszugrenzen, obwohl es sich aggressiv verhält.

Wieder andere Kinder reagieren bei extremer Angst und Panik mit psychosomatischen Beschwerden, etwa mit Schmerzsymptomen oder körperlichen Beschwerden. Auch suchtartige Verhaltensweisen sind in Situationen der Angst relativ typisch; sie können sich dann zu ausgeprägten Suchterkrankungen entwickeln. Die Adipositas ist eine davon, aber auch die suchtartige Anwendung von Computerspielen (vgl. oben den Abschnitt »Abhängigkeit und suchtartiger Konsum von Medien« mit dem zugehörigen Fallbeispiel) könnte ein Zeichen für eine massive Bindungsstörung mit Suchtcharakter sein, wie wir sie im Grundschulalter relativ häufig finden. Sicher gebundene Kinder interessieren sich zwar auch für Computerspiele, geraten aber nicht so leicht in eine suchtartige Abhängigkeit und unterliegen weniger dem Sog von Computerspielen, wie wir dies bei bindungsgestörten traumatisierten Kindern oft finden.

Auch eine Form der Bindungsstörung mit Rollenumkehr ist relativ typisch: In diesem Falle versorgt ein bindungsgestörtes Kind die suchtkranken oder psychisch kranken Eltern. Es versucht, für diese Bindungssicherheit herzustellen und deren sichere Basis zu sein. Hierbei gibt das Kind jegliche Hoffnung auf, selbst Unterstützung zu bekommen; es tut dies und wird zum sicheren emotionalen Hafen für seine Bindungsperson, meist seine Eltern, weil es ohne sie nicht leben bzw. überleben kann. Oftmals übernehmen diese Kinder auch noch für kleinere Geschwister die Elternfunktion und organisieren das Leben der gesamten Familie.

**Beispiel: Ein Schulkind mit einer Bindungsstörung mit Rollenumkehr**

Die 10-jährige Silvia lebte mit ihrem 5-jährigen Bruder bei ihrer alkoholkranken Mutter, Frau U. Diese war alleinerziehend. Vor fünf Jahren hatte ihr Partner sie verlassen, als sie mit dem zweiten Kind schwanger war. Damals fing Frau U. an, immer mehr Alkohol zu trinken, um ihren Schmerz und ihren Kummer über den Verlust ihres Partners zu überdecken und ihren Stress zur regulieren, denn der Alkohol hat physiologisch eine entspannende Wirkung. Relativ bald geriet sie zunehmend in eine Alkoholabhängigkeit und war inzwischen seit mehreren Jahren eine »chronische Alkoholikerin«. Silvia würde sagen, dass ihre Mutter immer wieder zu viel trank, aber ansonsten eine wunderbare Mutter sei, die ihre Kinder liebe und alles für sie tun würde. Dies war im Grundsatz auch vollkommen richtig – es galt, wenn die Mutter nüchtern war, die aber oft vormittags schon nicht mehr in der Lage war, die beiden Kinder zu versorgen. Dies war auch nicht nötig, da das Mädchen die Mutterrolle übernommen hatte und sowohl ihre Mutter, ihren kleinen Bruder Jonas sowie sich selbst versorgte. Sie war die Ersatzmutter in der Familie, die – im Sinne einer Bindungsstörung mit Rollenumkehr – begonnen hatte, die sichere emotionale Basis für die Familienmitglieder zu sein. Zu ihrem Vater hatte sie schon lange keinen Kontakt mehr, dieser zahlte auch nur unregelmäßig Unterhalt für die Kinder. Die Familie lebte inzwischen von Hartz IV sowie von diversen Unterstützungen, z. B. durch die Nahrungsmittelangebote der Tafel.

Silvia war eine hoch kompetente 10-Jährige, die einkaufen ging, zu Hause sauber machte, die Bierflaschen wegräumte, ihrem kleinen Bruder Butterbrote schmierte, ihm Geschichten vorlas, ihn in den Kindergarten brachte und selbst ihr eigenes Leben organisierte, ihre Hausaufgaben machte und nach außen hin ihr Leben voll im Griff zu haben schien. Morgens früh weckte sie ihren Bruder, machte für ihn und die Mutter das Frühstück, kleidete Jonas an, brachte ihn in den Kindergarten, bevor sie selbst in die Schule ging. Nach der Schule holte sie ihren Bruder wieder ab, kochte für beide, weckte die immer noch schlafende Mutter, räumte die leeren Bierflaschen weg, räumte in der Wohnung auf und brachte dann ihren kleinen Bruder zum Kinderturnen. Auf dem Rückweg kaufte sie ein, so weit das Geld reichte, und machte abends spät ihre Hausaufgaben, wenn sie etwas mit der Mutter gesprochen und diese versorgt hatte. Frau U. war oft nicht mehr in der Lage, lange Zeit auf zu sein, weil sie mehr oder weniger die ganze Zeit im Alkoholrausch verbrachte. Sie schickte Silvia auch zum Nachbarn, der für sie immer Alkohol einkaufte. Dort tauschte Silvia die Bierflaschen und auch die Schnapsflaschen ein. Auf diese Weise hielt sich die Mutter »über Wasser«.

Eines Abends stürzte die Mutter mit dem Kopf gegen den Heizkörper, sie hatte eine große Platzwunde am Kopf, das Blut strömte nur so aus der Wunde. Silvia war in Panik und wusste nicht genau, was sie jetzt machen sollte. Sie rief schnell mit ihrem Handy den Nachbarn an, dieser kam sofort und verständigte den Notarzt. Silvia fuhr mit ihrer Mutter in die Klinik, während ihr kleiner Bruder beim Nachbarn war. Nachdem die Mutter am Kopf genäht und die Platzwunde versorgt worden war, sprach die Ärztin noch ein paar Sätze mit Silvia und erklärte ihr, die Mutter könne eine Gehirnerschütterung haben und müsse sich vielleicht übergeben. Daraufhin erklärte Silvia der Ärztin, die Mutter übergebe sich sehr oft, und fragte, wie sie unterscheiden solle, ob die Mutter sich übergebe, weil sie zu viel getrunken oder weil sie eine Gehirnerschütterung habe. Es entwickelte sich ein lebhafter Dialog zwischen Silvia und der Ärztin, in dessen Verlauf Letztere erkannte, wie »erwachsen« Silvia mit ihren zehn Jahren war und dass sie die Bindungsperson der Mutter war. Offenbar regelte sie das ganze Leben der Mutter, weshalb sie die Ärztin auch nach dem Termin fragte, wann die Mutter wieder zur Kontrolle kommen solle. Wie selbstverständlich notierte sie den Termin und signalisierte der Ärztin damit, dass sie für das Wohlergehen der Mutter zuständig war.

Aufgrund dieser Beobachtung informierte die Ärztin das Jugendamt und berichtete den dort zuständigen Mitarbeitern – im Sinne einer Gefährdungsmeldung nach § 8a – von Frau U. und den Kindern: dass sie alkoholkrank sei und zwei Kinder im Alter von fünf und zehn Jahren habe und dass die 10-jährige Silvia die Mutter offensichtlich gut versorge, aber vielleicht mit der Situation überfordert sein könne. Als eine Mitarbeiterin des Jugendamtes zum ersten Mal einen Hausbesuch bei Frau U. und den Kindern machte, war die Wohnung ein einziges »Chaos« und es wurde deutlich, wie sehr Silvia in Wirklichkeit mit all dem, was zu Hause passierte, überfordert war. Sie signalisierte der Mitarbeiterin des Jugendamtes, dass sie alles gut im Griff habe und es der Mutter nur heute so schlecht ginge, weil sie ja schließlich gestürzt sei. An anderen Tagen sei sie auf, versorge die Kinder, trinke nur gelegentlich und es sei alles »nicht so schlimm«, die Wohnung sähe sonst viel besser aus. Diese sei nur deswegen so durcheinander, weil die Mutter nicht habe aufräumen können, schließlich sei sie ja gestürzt und habe am Kopf genäht werden müssen.

Silvia deckte also die Mutter, die nicht mehr in der Lage war, die Kinder zu erziehen und zu versorgen. Weil die Jugendamtsmitarbeiterin sehr erfahren war, verstand sie sofort, was in dieser Familie geschah, und entschied sich, mehrere weitere unangemeldete Hausbesuche zu machen. Sie fand, dass Frau U. auch an anderen Tagen stark alkoholisiert war und manchmal, nicht ansprechbar, auf der Couch lag. Teilweise war der 5-jährige Bruder mit der Mutter allein zu Hause, quasi unbeaufsichtigt, während Silvia einkaufen gegangen war.

Schließlich wurden die Kinder in Obhut genommen und die Mutter zum Alkoholentzug in eine Klinik gebracht. Es war geplant, dass sie nach der körperlichen Entgiftung in eine stationäre Suchttherapieklinik aufgenommen werden sollte. Während dieser ganzen Zeit sollten Silvia und ihr Bruder Jonas in Bereitschaftspflegefamilien betreut und versorgt werden.

Silvia war entsetzt, als sie erfuhr, dass sie zu Pflegefamilien kommen sollten, sie schrie, tobte, weinte und konnte sich kaum beruhigen, die beiden Kinder klammerten sich aneinander. So wurde entschieden, dass die Geschwister nicht getrennt, sondern gemeinsam in einer Bereitschaftspflegefamilie versorgt werden sollten.

Als die beiden Kinder zur diagnostischen Abklärung ihrer Entwicklung in unserer psychosomatischen Ambulanz vorgestellt wurden, fiel auf, dass Jonas als 5-Jähriger ausgezeichnet entwickelt war. Wie sich später herausstellte, verdankte er dies der fürsorglichen Pflege durch seine große Schwester. Silvia wurde zur stationären Diagnostik aufgenommen. Auch sie war für ihr Alter sowohl kognitiv als auch sozial-emotional sehr gut entwickelt. Sie hatte hohe soziale Kompetenzen, wie sich während der dreitägigen stationären Untersuchungszeit erkennen ließ. Auffällig war, dass sich Silvia während der stationären Beobachtungszeit immer um andere kümmerte, sehr genau wusste, was andere brauchten, diesen half, sich allerdings selbst keine Hilfe holen konnte. Als sie selbst beim Schlittschuhlaufen während eines Stationsausflugs hinfiel und sich – wie die Untersuchung später zeigte – das rechte Handgelenk brach, war ihr Verhalten sehr auffällig: Sie bagatellisierte, verleugnete ihre Schmerzen, wollte nicht untersucht werden, kümmerte sich stattdessen beim Schlittschuhlaufen um kleinere Kinder, während ihr Handgelenk immer mehr anschwoll und deutlich wurde, dass sie eine Fraktur erlitten haben könnte. Sie wollte nicht zum Arzt gehen, lehnte einen Verband und eine kühlende Auflage ab. Es fiel ihr also extrem schwer, Hilfe anzunehmen.

Nachdem die Bezugsschwester sie in die Kinderchirurgie begleitet hatte, das Handgelenk geröntgt und mit einen Gipsverband versehen war, wurde Silvia wütend und protestierte: »Lasst mich doch alle in Ruhe!«, schrie sie ärgerlich, sagte danach nichts mehr und zog sich in sich zurück. Als sie abends im Bett lag, wurde sie von der Nachtschwester nochmals getröstet und zugedeckt. Da fing Silvia plötzlich bitterlich an zu weinen, schluchzte, war ganz verzweifelt, drehte sich aber zur Wand, als ob sie verhindern wollte, dass die Krankenschwester sah, dass sie weinte. Wieder schrie sie: »Lasst mich doch alle in Frieden, haut ab!« Sie vermittelte, dass sie keinen Trost wollte, und sagte nur, dass die Krankenschwester den Raum verlassen und sie alleine lassen sollte.

Dieses Verhalten war typisch, hatte Silvia doch gelernt, sich immer um andere zu kümmern, sozial kompetent zu sein – unter Aufgabe ihrer eigenen Bindungsbedürfnisse. Jetzt war aber ihr Bindungssystem aktiviert und sie hatte Angst und Schmerzen. Dies wollte sie aber weder zeigen, noch konnte sie die Bezugsschwester um Hilfe bitten. Da diese das Muster der Bindungsstörung mit Rollenumkehr kannte, kam sie immer wieder und sah nach Silvia. Sie versorgte sie liebevoll, obwohl ihre Hilfsangebote barsch und lautstark zurückgewiesen wurden.

In einer Helferrunde besprachen wir mit der Mitarbeiterin des Jugendamtes die Ergebnisse der Diagnostik: Es wurde deutlich, dass eine stationäre Behandlung für Silvia sinnvoll war, um an diesem frühen Störungsbild einer Bindungsstörung mit Rollenumkehr zu arbeiten. Da Silvia aber auch Bindungsperson für ihren kleinen Bruder Jonas war, wurde überlegt, sie in einem tagesklinischen Setting zu behandeln, damit sie morgens und abends ihren Bruder sehen und ihn mit versorgen und betreuen konnte. Schließlich konnte sich Silvia auf dieses Setting einlassen, etwas widerspenstig und ärgerlich, während sie immer wieder betonte, dass sie bei ihrem Bruder sein wolle, nach ihm schauen und ihn versorgen müsse. Erst als wir ihr immer wieder versicherten, dass Jonas durch die Bereitschaftspflegemutter versorgt würde, die ihn morgens in den Kindergarten bringe und später wieder abhole, mit ihm abends noch spielen und ihn auch ins Bett bringen könne, war sie bereit, zur tagesklinischen psychotherapeutischen Behandlung in die Klinik zu kommen.

Über mehrere Wochen fiel auf, dass Silvia sich immer an erster Stelle um andere Kinder kümmerte, für alle den Tisch deckte, obwohl sie gar keinen Tischdienst hatte, sich mit anderen Patienten in Gespräche einließ und nach deren Sorgen fragte. Sie verhielt sich fast wie eine Bezugsschwester auf der Station, woraufhin sie von anderen Kindern ausgenutzt wurde, die sie ständig um Hilfe baten und um Süßigkeiten anbettelten. Sie log sogar für andere Kinder, damit diese ihre eigenen Ideen realisieren konnten. Silvia ließ sich auf alles ein, weil sie wollte, dass es den »kranken Kindern«, ihren Mitpatienten, gutgehen sollte.

Erst nach mehreren Wochen tagesklinischer Behandlung konnte Silvia manchmal ihrer Hauptbezugsschwester auf gemeinsamen Spaziergängen erzählen, wie es ihr zu Hause mit der Mutter gegangen war, welche große Not sie gehabt hatte, wenn die Mutter betrunken gewesen war, sich erbrochen hatte oder aus dem Bett gefallen war. Es wurde deutlich, dass Silvia mit der Versorgung der Mutter und ihres kleinen Bruders Jonas völlig überfordert gewesen war, und es grenzte an ein Wunder, wie sie es geschafft hatte, die Familie so gut es ging zu versorgen und nach außen eine Scheinwelt aufrechtzuerhalten, in der alles funktionierte und »ganz normal« war. Dass sie als 10-Jährige mit all dem – trotz aller »Liebe zu ihrer Mutter«, wie sie sagte – vollkommen überfordert gewesen war, konnte sie nur allmählich anerkennen. Silvia betonte immer wieder, dass niemand schlecht über ihre Mutter reden dürfe, denn diese hätte für ihre Kinder getan, was sie tun konnte; schuld sei ja schließlich der Vater, der sie verlassen hatte, als sie mit Jonas schwanger war. Ihr Vaterbild war ausgesprochen negativ, sie sprach voller Wut und Enttäuschung über ihren Vater, den sie schon lange nicht mehr gesehen hatte.

Es fiel auf, dass sie sich mit einem jungen Mann, der ein längeres Praktikum in der Tagesklinik machte, sehr gut verstand und ihn – wie andere aus dem Team zu sehen glaubten – »anhimmelte«. Im weiteren Verlauf der Behandlung wurde Silvia zunehmend »pubertierend«: Sie gab manchmal patzige Antworten, hatte plötzlich eigene Ideen, was sie mit dem jungen Mann unternehmen wollte, beschwerte sich täglich über die Regeln und die Grenzen der Tagesklinik und forderte mehr Ausgang. Silvia begann sich für pubertätstypische Themen einschließlich Sexualität zu interessieren. Sie suchte das Gespräch mit ihrer Bezugsschwester über Sexualität und Aufklärung, und ihre Sorge um sich selbst – um ihr Äußeres, ihre Kleidung, ihre Musik – rückte immer mehr in den Vordergrund. Ihre Bezugsschwester wurde im Laufe der Therapie zu einer wichtigen ersten Bindungsperson, der sich Silvia anvertrauen konnte, mit der sie über ihre Sorgen und Nöte sprechen und zu der sie kommen konnte, als sie ihre erste Menstruationsblutung hatte. In ihren Therapiegesprächen in den Einzelsitzungen war Silvia anfänglich sehr kognitiv orientiert: Sie wollte wissen, wie eine Therapie abläuft, welche Themen sie besprechen durfte, ob die Therapie bald zu Ende sei, weil sie eigentlich ja gesund sei. Anfangs hatte sie nicht eingesehen, warum eine Therapie für sie nötig war. Dass ihre Art, »gut zurechtzukommen« und selbst scheinbar keine Hilfe zu brauchen, besser: annehmen zu können – auch nicht, wenn es ihr schlechtging –, gerade das Problem und Zeichen einer »Krankheit« war, nämlich einer Bindungsstörung mit Rollenumkehr, war ihr nicht klar. Erst im weiteren Verlauf konnte sie sehen, wie schwer sie es in ihrem Leben bisher gehabt hatte und dass es zwar schön war, so große psychosoziale Fähigkeiten zu entwickeln, dass es aber auch notwendig war, selbst Unterstützung annehmen zu können, wenn sie selbst in Not war, Angst hatte, krank war. Auf diese Art und Weise konnte es in der Therapie vorangehen.

Am Ende der Behandlung träumte sie davon, eine Ausbildung zur Kinderkrankenschwester zu machen und selbst einmal viele Kinder zu bekommen, die sie selbstredend besser versorgen wollte, als dies ihre Mutter mit ihr getan hatte.

Nicht selten haben solche Kinder schon sehr früh hohe soziale, emotionale Kompetenzen, so dass sie dafür prädestiniert zu sein scheinen, später eine Ausbildung in einem sozialen Beruf zu machen: etwa in Sozialer Arbeit, Sozialpädagogik oder auch Medizin, Psychologie. In der Regel werden diese Menschen später sehr gute Mitarbeiter in verschiedensten psychosozialen Berufen, haben aber oft das Problem, dass sie sehr schlecht für sich selbst sorgen können. Es ist die Fortsetzung dessen, was am Beispiel Silvias beschrieben wurde: Die Menschen können in ihren Berufen kaum »nein« sagen, machen gerne Überstunden und unterliegen der Gefahr, in ein Burn-out zu geraten. Daher ist es notwendig und bedeutet eine Burn-out-Prophylaxe, die Bindungsstörung mit Rollenumkehr sehr früh zu erkennen. Solche Mitarbeiterinnen und Mitarbeiter sollten die Möglichkeit einer Selbsterfahrung erhalten und durch eine Supervision lernen, für ihre eigene Psychohygiene zu sorgen, sich an ihren eigenen Grenzen und Möglichkeiten zu orientieren.

Silvia und Jonas konnten zu ihrer Mutter zurückkehren, nachdem diese neun Monate lang stationär in einer Suchttherapieklinik behandelt worden war. In der Zwischenzeit hatten die Mitarbeiter vom allgemeinen Sozialen Dienst die Wohnung gekündigt und geräumt und für Frau U. und ihre Kinder eine neue Wohnung in einem anderen Stadtteil besorgt. Dies war eine gute Voraussetzung, um unter veränderten Bedingungen, in einem anderen Milieu, mit den beiden Kindern neu anzufangen. Eine »engmaschige« sozialpädagogische Begleitung der Familie unterstützte Frau U. dabei, sich mit den Kindern in ihrer neuen Situation zurechtzufinden. Dabei war es auch ein Ziel, dass sie eine Teilzeitbeschäftigung anstreben konnte und beide Kinder, damit dies möglich war, nachmittags in einer heilpädagogischen Tagesstätte versorgt wurden.

# Einnässen und Einkoten

In der Regel lernen Kinder in den ersten Lebensjahren, wie sie mit ihren Ausscheidungsfunktionen umgehen können. Liebevolle, feinfühlige Eltern werden sie darin begleiten, dass sie lernen, zunächst tagsüber, später dann auch nachts »trocken und sauber« zu werden. Wenn Kinder in den Kindergarten gehen, haben sie in der Regel weitgehend die Kontrolle über ihre Ausscheidungsfunktionen erreicht. Es ist also zu erwarten, dass sie in der Grundschulzeit keine Probleme mit Einnässen oder Einkoten haben werden. Wenn Kinder dennoch in diesem Alter Probleme haben, ihre Ausscheidungsfunktionen zu kontrollieren, und nachts oder sogar tagsüber einnässen oder einkoten, ist dies in der Regel ein Anzeichen dafür, dass größere psychische Probleme vorhanden sind – vorausgesetzt, organische Ursachen wurden durch entsprechende Untersuchungen ausgeschlossen.

Wenn Kinder Angst bekommen oder gar in Panik geraten, wird das gesamte autonome Nervensystem sehr erregt. Dies zeigt sich in der Regel in schnellem Pulsschlag, rascherer Atmung, Schweißausbrüchen. Es geht hier um eine Symptomatik des Sympathikus, eines Teils des autonomen Nervensystems. Angst und Panik haben eine positive Bedeutung, sofern sie in lebensbedrohlichen Situationen zu Kampf und Flucht drängen, damit wir der Gefahr entkommen können. Diese Reaktion ist besonders dann wichtig, wenn keine Bindungsperson vorhanden ist. Normalerweise würden wir uns als Kind in einer Angst- und Paniksituation an unsere Bindungsperson wenden, ja uns sogar an sie klammern. Ist diese aber nicht vorhanden, um für Schutz, Sicherheit und Beruhigung zu sorgen, wird als basale instinkthafte Reaktion eine Kampf- und Fluchtreaktion ausgelöst. Für diese Reaktion ist eine starke Erregung des autonomen

Systems im Sympathikus notwendig, da dadurch der Blutzuckerspiegel erhöht wird, der Puls schneller, die Muskeldurchblutung verstärkt wird und alle physiologischen Vorbereitungen für eine Kampf- und Fluchtreaktion getroffen sind. Ist diese aber nicht möglich, weil wir aus einer lebensbedrohlichen Situation nicht entrinnen können, sozusagen »das Kaninchen vor der Schlange« sind, erstarren wir und frieren motorisch und affektiv ein. Letzteres ist eine Form der Abspaltung von Gefühlen, die wir auch Dissoziation nennen. In einer solchen Situation werden weder Angst noch Panik noch Schrecken noch Schmerz erlebt, weil das Gehirn in einer solchen Dissoziation vorwiegend im Bereich des Stammhirns aktiv ist. Dies ist der älteste Teil unseres Gehirns, den wir in der Entwicklung den Reptilien verdanken.

Im autonomen Nervensystem ist der »Gegenspieler« des Sympathikus der Parasympathikus. Eine parasympathikotone Reaktion ist dadurch bedingt, dass der Blutdruck stark absinkt, weil unsere Blutgefäße weit werden, und das System unseres Magen-Darm-Trakts aktiviert wird. Einnässen, einkoten, sich übergeben sowie ein Herzkreislaufkollaps sind typische Symptome des parasympathischen Nervensystems. Zwischen einer Sympathikusreaktion und einer Parasympathikusreaktion gibt es einen zyklischen Wechsel: Wenn der Sympathikotonus maximal erregt ist, kann es anschließend – manchmal sehr abrupt – zu einem Wechsel zum Parasympathikus kommen. Damit wird verständlich, dass jemand, der zunächst für einen kurzen Moment vor Schreck und Angst erstarrt ist, plötzlich kollabieren kann, dass sein Blutdruck »in den Keller geht«, seine Blutgefäße weit werden und er in einen sogenannten kollaptischen Zustand, quasi einen Schockzustand, gerät. In diesen Situationen nässen Menschen auch ein, koten ein, übergeben sich, da durch die Erregung des Parasympathikus, der während des Kollaps aktiv ist, auch die Funktionen des Magen-Darm-Trakts massiv aktiviert sind. So kann man sich erklären, warum wir uns in Situationen von Angst und Schrecken »in die Hose machen«.

Bei extremer Lebensbedrohung und Angst sehen wir also beide Reaktionen: das motorische und affektive Einfrieren im Sinne einer Dissoziation und das kollaptische In-die-Hose-Machen, Sich-Übergeben. Die parasympathische Reaktion ist ebenso ein dissoziatives Phänomen, weil in diesem Zustand auch die Wahrnehmung von Gefühlen sowie das Angsterleben abgespalten sind und von der betreffenden Person nicht mehr wahrgenommen werden. Auch das Einnässen oder Einkoten wird in diesem Stadium nicht bewusst registriert.

Nach diesen allgemeinen Bemerkungen zurück zu den Kindern im Grundschulalter: Wir sehen Grundschulkinder, die immer dann, wenn sie Angst und Schrecken erleben, wenn ihr parasympathikotones autonomes Nervensystem in solchen Angstsituationen erregt wird, einnässen, einkoten oder sich übergeben müssen. Viele dieser Kinder, die im Grundschulalter noch einnässen und einkoten, haben nicht die Erfahrung von Bindungssicherheit gemacht; es gab keine Bindungsperson, die ihre Affekte immer wieder ausreichend koreguliert und ihnen auf diese Weise geholfen hat zu lernen, wie eine Stressregulation möglich wird. Dies bedeutet, innerhalb des Stresstoleranzfensters Affekte, etwa Angst und Panik sowie Wut, zu regulieren, ohne affektiv oder motorisch einzufrieren oder in eine parasympathische Reaktion mit Einnässen und Einkoten zu geraten. Haben Kinder also keine gute Koregulation ihres Stress durch Bindungspersonen erlebt, sind sie in den Reaktionen ihres autonomen Nervensystems sehr sprunghaft, und diese Reaktionen können sehr ausgeprägt sein. Schon auf kleinere Stressoren können Kinder dann mit ausgesprochen sympathikotoner Erregung, etwa mit Übererregung und Hyperaktivität reagieren, während sie zu anderen Zeiten – im mehr parasympathikotonen Modus – schlaff in der Ecke sitzen, abschalten oder eben plötzlich einnässen und einkoten.

Solche Reaktionen sind grundsätzlich altersunabhängig. Viele Menschen kennen es, dass sie vor aufregenden Situationen, wie Klausuren, Prüfungen, Festen, immer wieder auf die Toilette gehen müssen, obwohl sie keine Blaseninfektion und keinen Magen-Darm-Infekt haben. Harn- und Stuhldrang sind nur ein Ausdruck dafür, wie groß die vegetative innere Erregung ist. Haben Kinder durch Bindungspersonen keine gute Steuerung und Regulierung ihrer Affekte gelernt, sind sie in der Regel auch nicht in der Lage, ihre Ausscheidungsfunktionen gut zu steuern, weil diese Funktionen über das Nervensystem mit ihren Erlebnis- und Erfahrungsweisen gekoppelt sind. Schon kleinere physiologische Erregungen in mehr oder weniger angstmachenden Situationen können dazu führen, dass das vegetative System solcher Kinder so stark erregt wird, dass sie – selbst im Grundschulalter und in der Öffentlichkeit – einnässen und einkoten.

Das Symptom des Einkotens ist natürlich für ein Grundschulkind ausgesprochen peinlich. Es kann dazu führen, dass es ausgelacht und langfristig gemobbt wird, wenn das Symptom vor den Klassenkameraden nicht zu verstecken ist – etwa wenn ihm dies in der Unterrichtsstunde passiert und die Mitschüler den Geruch wahrnehmen. Vor allem wenn ihm solches öfter passiert, wird es allein schon zum Schutz des Kindes vor Mobbing notwendig, das Kind stationär psychotherapeutisch zu behandeln, da es sonst relativ rasch »zum Opfer« werden würde.

**Beispiel: Ein Junge, der – bei langjähriger häuslicher Gewalt zwischen den Eltern – einnässt und einkotet**

Jens war ein 8-jähriger, körperlich gut entwickelter Junge, der wegen ständigen Einkotens und gelegentlichen Einnässens während der Schulzeit – er ging in die dritte Klasse – und ebenso während der Ferienzeiten vorgestellt wurde. Bisherige körperliche Abklärungen hatten keinen pathologischen organischen Befund ergeben, der die Symptomatik hätte erklären können. Jens wurde wegen seiner Symptome vom Kinderarzt zur kinderpsychosomatischen Sprechstunde überwiesen. Seine Probleme hatten bereits zu verschiedenen Mobbingsituationen im Klassenverband geführt, so dass Jens sich inzwischen weigerte, in die Schule zu gehen, Angst vor dem Unterricht hatte, da er, wie er sagte, einfach nicht kontrollieren könne, wann er zur Toilette gehen müsse. Diese Symptomatik hatte schon während der Kindergartenzeit bestanden, d. h. Jens war bislang noch nicht »sauber« gewesen, wie seine Mutter, Frau H., berichtete. Die Mutter bagatellisierte die Problematik und meinte, sowohl in ihrer wie in der Familie ihres Mannes seien alle »erst später« sauber geworden. Das sei erblich bedingt und da könne man nichts machen. Die Lehrerin übertreibe und stelle Jens immer bloß, anstatt ihm zu helfen, wenn mal etwas in die Hose ginge – das komme doch auch bei anderen Kindern in diesem Alter manchmal noch vor.

Das Telefongespräch mit der Lehrerin ergab, dass Jens eigentlich täglich in der Klasse während des Unterrichts einkotete. Sie habe den Eindruck, so sagte die Lehrerin, dass er oft sehr angespannt sei. Sie wüsste aber nicht, ob das wegen des Einkotens sei oder ob ihn der Unterricht sehr anstrenge, denn er sei ein eher leistungsschwacher Schüler. Die Mitschüler würden natürlich inzwischen sehr auf das Einkoten, oder genauer auf den Gestank, reagieren. Manchmal bekomme sie es gar nicht mehr mit, dass es im Klassenzimmer zu stinken beginne, manchmal sehe sie, wie er sich kurzfristig einfach so unter seinen Schreibtisch in Hockstellung zusammenkauere und dann einkote. Das passiere besonders, wenn es in der Klasse laut und turbulent zugehe.

Das Kinder-Bindungsinterview mit Jens ergab, dass eine desorganisierte Bindung an Mutter wie Vater bestand. Jens berichtete ausführlich, dass die Eltern nie mit ihm spielten. Sie hätten miteinander gestritten, seit er sich erinnern könne, auch schon, als er noch im Kindergarten gewesen sei. Wenn der Vater Bier trinke, fange er früher oder später an zu schreien, dann schrien bald beide Eltern und gingen aufeinander los und schlugen einander auch. Seine Mama habe schon mal ein blaues Auge gehabt, wie nach einem Boxkampf. Er ginge dann immer schnell in sein Zimmer, weil er damit »nichts zu tun haben« wolle, er tue dann so, als ob er spiele, und verhalte sich ganz still. Einmal habe er versucht, die Mama zu beschützen, und sich vor sie gestellt. Da habe der Vater auch ihn angebrüllt.

Als Jens im Interview hierüber sprach, dissoziierte er. Erst nach einer Weile und nach Ansprache durch die Interviewerin konnte er fortfahren: Er sei dann schnell in sein Zimmer gelaufen und habe sich unter dem Tisch versteckt. Damals habe er auch schon immer eingekotet. Eigentlich habe er große Angst vor seinem Vater, weil er nie wisse, wie dieser »drauf« sei und wann er »explodiere«.

Die Mutter war nicht sehr motiviert, Jens zur Kinderspieltherapie zu bringen. Auch die ambulanten Diagnostiktermine hielt sie nur sehr unregelmäßig ein. Daher entschlossen wir uns in einer Helferrunde, an der auch die Eltern und ein Mitarbeiter des Jugendamtes teilnahmen, Jens eine stationäre kinderpsychosomatische Behandlung anzubieten. Die bisherigen Maßnahmen des Jugendamtes, wie der Besuch der Heilpädagogischen Tagesstätte im Anschluss an den Unterricht und eine familienpädagogische Hilfe durch einen Pädagogen, der die Familie zwei Mal pro Woche besuchte, hatten an Jens' Symptomatik bisher nichts verändert. Die Eltern waren mit der stationären Behandlung von Jens einverstanden, weil sie dann nur einmal pro Woche zum Elterngespräch kommen mussten.

Jens freute sich über die stationäre Aufnahme, weil er dachte, dann müsse er nicht mehr zur Schule gehen. Tatsächlich war er sehr erleichtert, dass er nicht mehr in seine alte Schulklasse gehen musste, weil er – wie später noch sehr ausführlich zum Thema wurde – unter den Hänseleien seiner Mitschüler sehr gelitten hatte und das Mobbing ein eigener Stressor für ihn gewesen war, der den Teufelskreis aus Stress und Einkoten in der Klasse aufrechterhalten hatte.

Auch auf der Station kam es schon am ersten Tag zum Einkoten. In den nächsten Wochen kotete Jens regelmäßig, manchmal mehrmals am Tag, ein, musste sich dann – am Anfang mit Hilfestellung, später allein – säubern, waschen und umziehen. Er lernte dies relativ schnell. Mühevoller war es zu erreichen, dass er selbst wahrnahm, dass er eingekotet hatte, denn er hatte sich so daran gewöhnt, dass er gar nicht merkte, wenn es passierte, und auch den Geruch nicht wahrnahm.

Die milieutherapeutische Behandlung bestand darin, dass jeweils pro Schicht eine spezifische Bezugsperson des Personals für ihn zuständig war und immer im Anschluss an das Einkoten die Situationen, die dem Einkoten vorausgegangen waren, mit ihm im Detail besprach. Es ging darum, dass Jens anfing, zu erleben und zu verstehen, wie sein Stresserleben und sein Einkoten miteinander verknüpft waren. Wenn dies auch für die Bezugspersonen relativ schnell deutlich wurde, so dauerte es doch viele Wochen, bis der Junge selbst solche Bezüge herstellen konnte. Es fiel auch auf der Station auf – ähnlich wie in der Schule –, dass Jens sich manchmal aus stressvollen Situationen einfach unter den Tisch zurückzog, in die Hocke ging und einkotete. Auch wenn der Zusammenhang zwischen den angstvoll erlebten Auseinandersetzungen zwischen seinen Eltern, seinem Rückzug ins Kinderzimmer und dem Einkoten – quasi in embryonaler Schutzstellung unter dem Tisch, das Einkoten als Reaktion auf den als sehr bedrohlich erlebten Stress der häuslichen Gewalt – nahelag, dauerte es Wochen, bis wir mit Jens hierüber sprechen konnten und er dies selbst erkannte.

Es war das Ziel, Jens im Stationsalltag in einer Eins-zu-eins-Betreuung so gut zu begleiten, dass – wenn immer möglich – eine Bezugsperson aus dem Pflegebereich an seiner Seite war, um ihm, wenn er ersichtlich Stress hatte, ganz schnell eine Hilfestellung im Sinne einer Koregulation zu geben. Er sollte diese neue Erfahrung der Hilfestellung im Umgang mit Stress mit der Zeit möglichst so weit verinnerlichen, dass er auf diese innere Erfahrung zurückgreifen und sich selbst regulieren konnte, daher nicht mehr einkoten musste. Über die nächsten Wochen gelang dies manchmal, mit der Zeit immer häufiger und besser. Jens entwickelt ein immer besseres Gespür für sein Stresserleben und für seine Ausscheidungsfunktionen und dafür, wie sein Körpererleben und sein psychischer Stress miteinander verbunden waren. Es war für ihn ein ganz neuer Lernprozess, dass er um Hilfe bitten konnte und diese auch möglichst prompt von seiner für ihn zuständigen Bezugsperson erhielt.

In der Einzelspieltherapie wirkte Jens über viele Stunden wie verloren. Er konnte sich auf kein Spiel länger einlassen, wanderte im Spielzimmer umher und zeigte alle Symptome einer Aufmerksamkeitsstörung. Selbst wenn er mit einem Spiel begonnen hatte, brach er dies bald wieder ab, um mit einem scheinbar beliebigen anderen Spiel neu zu beginnen. Es wurde deutlich, dass Jens nicht symbolisieren konnte. Ein Rollenspiel oder Spiele mit symbolischen Anteilen waren gar nicht möglich. So sah er sich die Puppen des Kasperletheaters an, ohne eine Idee zu entwickeln, was er damit spielen könnte. Erst im weiteren Verlauf wurden diese Puppen für ihn immer wichtiger, so dass er vorsichtig, in kleinen Sequenzen, anfing, mit diesen zu sprechen, und mit ihnen schließlich auch etwas von dem spielte bzw.darstellte, was er zu Hause an Stress erlebt hatte.

Jens wuchs also mit dem Verlauf der Spieltherapie in die Fähigkeit der Symbolisierung hinein. Dies bedeutete für den Therapeuten, dass er mit ihm wie mit einem Kleinkind spielen musste, das gerade dabei ist, das »Als-ob-Spiel« zu entdecken und sich daran zu erfreuen, dass Gegenstände nicht nur das bedeuten können, was sie real sind, etwa ein langer Bauklotz, sondern dass man damit spielen kann, *als ob* sie etwas anderes wären, etwa ein Handy. Als er dies entdeckt hatte, nahm seine Lust an den Spielstunden deutlich zu und er freute sich riesig daran, mit seinem Therapeuten neue Rollenspiele zu entwickeln und sich dazu Geschichten auszudenken. Hierbei ging es um Rettung, Kampf, Flucht, Überleben: All dies waren Themen, die er gut kannte. Im Rollenspiel geriet er jetzt zunehmend in große Erregung, ohne dass er dabei einkoten musste. Es war erstaunlich, dass er diese Veränderung erst gar nicht selbst bemerkte.

Jens nahm im Rahmen des stationären Behandlungssettings an Musik-, Kunstgruppen und Gruppen in Konzentrativer Bewegungstherapie – als kreative Therapieformen – teil, wobei ihm die Konzentrative Bewegungstherapie am besten gefiel, so dass er in dieser Therapieform noch eine weitere Einzeltherapiestunde pro Woche bekam. Er freute sich hierüber sehr; nachdem er zu Anfang meist mit Polstern Höhlen gebaut oder einen Schutzplatz gestaltet hatte, wurde er mit der Zeit in seiner Bewegung immer dynamischer und fand große Freude daran, sich körperlich auszudrücken. Die kindliche Freude an der Bewegung machte ihn ganz glücklich.

Anfangs kotete er in solchen Momenten von Glück und Freude noch ein, weil auch diese mit großer Erregung verbunden waren. Mit der Zeit konnte er aber in den Therapiestunden seine Erregung besser wahrnehmen und steuern, so dass er dann die Stunden unterbrach, um zur Toilette zu rennen. Er war dann ganz stolz, wenn er es geschafft hatte, ohne einzukoten eine solche Situation zu meistern.

Die Elterngespräche verliefen sehr frustrierend, weil Frau und Herr H. oft nicht erschienen, dabei selten absagten und es somit kaum möglich war, an ihren eigenen Problemen und der Erziehungskompetenz zu arbeiten. Es zeigte sich, dass Jens nach Wochenendbeurlaubungen fast regelmäßig einen »Rückfall« hatte, so dass sehr bald die Frage im Raum stand, ob Jens zu seinen Eltern zurückkehren sollte. In einer Helferrunde schlug der Mitarbeiter des Jugendamtes den Eltern vor, Jens solle nach dem Ende der stationären Behandlung in einer pädagogischen Intensiv-Gruppe weiterbetreut werden.

Obwohl die Eltern dies anfangs ablehnten, stimmten sie im weiteren Verlauf dieser Hilfeplanung für Jens zu. Der Junge wurde dann direkt aus der stationären Behandlung in die Wohngruppe entlassen und konnte sich dort weiter stabilisieren. Zusätzlich besuchte er weiter eine ambulante Psychotherapie, die ihm selbst sehr wichtig war, um die Spielstunden, die er während der stationären Behandlung so sehr gemocht hatte, fortzusetzen.

# Tics und zwanghafte Verhaltensweisen

Es ist für das Grundschulalter nicht untypisch, dass Tics verschiedener Art auftreten können: motorische Tics, Augenzwinkern, Zucken, Rülpsen, die Produktion von Geräuschen wie etwa Schmatz- und Grunzlauten, verbale Tics u.a. Manchmal sind Ticstörungen an zwanghafte Verhaltensweisen gekoppelt. Diese Symptome treten in Zeiten oder Momenten großer Aufregung gehäuft auf. Manchmal müssen in solchen Situationen auch bestimmte Rituale eingehalten oder bestimmte Handlungen in zwanghafter Weise wiederholt oder hintereinander ausgeführt werden.

Die zwanghaften und motorisch- oder auch verbal-ticartigen Verhaltensweisen entstehen, wenn das Kind versucht, innere Erregung zu kontrollieren, diese aber nicht vollständig kontrollieren kann. Normalerweise zeigt ein Baby bzw. Kleinkind sehr laut und eindeutig seinen Stress, etwa durch Schreien, Umherrennen, Wutanfälle, indem es sich auf den Boden wirft – das heißt, die stressvollen Affekte werden ausgelebt. Dies können positive Affekte sein wie Freude, Überraschung, aber auch negative Affekte wie Wut, Schmerz und Enttäuschung. Motorische Unruhe, motorisches Agieren, Ausleben, hin und her laufen, freudiges Ausflippen, die Arme in die Luft werfen, sich vor Freude in Purzelbäumen über den Boden rollen, in die Luft springen, aber auch sich vor Schmerz zusammenkrümmen, weinen – all dies sind motorische Ausdrücke von intensiven heftigen Affekten.

In der Kindheit werden diese Affekte normalerweise von Bindungspersonen »koreguliert«, d.h. Bindungspersonen fühlen sich in die Affekte ein und nehmen den Schmerz, die Trauer, die Freude, die Wut so auf, dass das Kind fühlt, dass seine Bindungsperson so fühlt, wie es gerade fühlt. Damit dies gelingt, ist es erforderlich, dass die Bindungsperson mit dem Kind im räumlichen und emotionalen Kontakt bleibt, das Kind nicht alleine lässt, nicht mit ihm schimpft, es nicht wegschickt, anbrüllt, vielleicht sogar schlägt oder aber es emotional ablehnt. All diese Verhaltensweisen könnten das Kind zwingen zu dissoziieren, damit es seine durch diese stressvollen, sogar traumatischen Erfahrungen ausgelösten Gefühle nicht mehr wahrnehmen muss. Wenn aber eine sehr gute Koregulation von Gefühlen durch eine feinfühlige Bindungsperson für das Kind gewährleistet ist, so kann es in der Regel lernen, Affekte – positive wie negative – so weit selbst zu steuern und zu regulieren, dass es motorisch weder in eine Über- noch in eine Untererregung gerät. Weder das Einfrieren von Motorik und Affekten noch kollaptische Zustände oder Einnässen und Einkoten im Zusammenhang mit einer Dissoziation (s. hierzu das Beispiel im Abschnitt »Einnässen und Einkoten«) sind dann notwendig.

Wenn Kinder eine Koregulation durch Bindungspersonen nur teilweise oder gar nicht erfahren haben, gelingt es ihnen weniger gut, ihre Affekte zu steuern. In stressvollen Situationen kann es sein, dass sie ihre Affekte – manchmal besser, manchmal schlechter – regulieren, so dass sie dann motorisch teils sehr »unter Spannung« bleiben und sich hie und da nicht erlaubte oder zu heftige Affekte als motorische Zuckungen äußern. Wir sehen dann eine motorische, verbale oder affektive Teilregulation, die entsprechend auch nur teilweise motorisch kontrolliert und gesteuert werden kann. So entstehen typischerweise motorische, verbale oder auch Verhaltenstics, und zwar als Kontrolle von Affekten durch Zwangshandlungen. Die motorischen Handlungen mit Zwangscharakter, die wir auch motorische Tics nennen, aber auch Handlungen wie Dinge ordnen, sortieren und kontrollieren zu müssen, haben den Zweck, noch nicht erträgliche Affekte durch mehr oder weniger bewusste Handlungen, etwa durch die ticartigen, motorischen Impulse, zu kontrollieren. Während man die Anspannung, den Versuch der Kontrolle sieht, kann es zu überschießenden Handlungen kommen, zu einem kurzfristigen motorischen Zucken oder verbalen Ausbrüchen, die dann wiederum kontrolliert werden. Auf diese Weise kommt es zu einer

Oszillation zwischen Kontrolle und motorisch-ticartiger Handlung.

Wenn solche ticartigen Verhaltensweisen in sozialen Kontexten passieren, z.B. beim Spiel mit Klassenkameraden, wirken sie auf die anderen komisch, seltsam. Das betroffene Kind wird für die Mitschülerinnen und Mitschüler, welche die Ursache des Tics nicht kennen, dann leicht zum Klassenclown oder zum Mobbingopfer.

Es ist dann notwendig, dass das Kind erfährt, dass seine Symptome verstanden werden, und lernt, dass sie eine Ursache haben, und dass es dann in der Psychotherapie eine Hilfestellung durch neue bindungsbezogene, emotionale Erfahrungen bekommt. Letzteres ermöglicht es ihm, unerträgliche heftige oder nicht gut integrierte, nicht verarbeitete oder auch abgespaltene und noch gar nicht wahrgenommene Affekte auf eine bezogene Art und Weise in der Therapie zu verarbeiten; dann können die unwillkürlichen Tics und Zwangshandlungen überflüssig werden.

**Beispiel: Ein 7-jähriger Junge mit verbalen und motorischen Tics sowie verschiedenen Kontrollzwängen**

Leo war sieben Jahre alt. Er hatte noch drei ältere Geschwister. Die Familie lebte auf einem Bauernhof.

Bereits in der ersten Klasse, verstärkt jetzt, im zweiten Schuljahr, fielen bei ihm motorische Tics auf. Er zwinkerte mit den Augen, manchmal fuhr ihm ein motorischer Impuls in die Hand oder in den Arm, manchmal auch in den Fuß, so dass er unwillkürlich zuckte. Es sah wie willkürliche Zuckungen aus, die er aber in Wirklichkeit nicht kontrollieren konnte. Als Erstes waren die Eltern, Frau und Herr V., mit ihm bei einem Neurologen und Kinderarzt, der ein EEG durchgeführt hatte, um abzuklären, ob bei Leo eine neurologische Erkrankung vorlag. Neurologische Erkrankungen waren nach der Untersuchung als Ursache für seine Ticstörung ausgeschlossen.

Die Eltern berichteten, Leo habe auch schon in der Kindergartenzeit bestimmte zwanghafte Verhaltensweisen gezeigt. So habe er oftmals morgens das Haus nicht verlassen wollen, bevor er nicht alle seine Spielautos in einer bestimmten Reihenfolge angeordnet hatte. Hatte er dies getan, so konnte er aus dem Haus gehen und fröhlich im Kindergarten spielen. Besonders vor aufregenden Veränderungen musste er vermehrt bestimmte Dinge – wie Spielautos, andere Spielsachen, Stifte – sortieren und in einem bestimmten Muster legen. Wie genau die Rituale und Muster auszuführen waren, konnten die Eltern nicht nachvollziehen; wurden die Rituale aber unterbrochen oder wurde Leo beim Ordnen von bestimmten Spielsachen gestört, konnte es sein, dass er einen schrecklichen Wutanfall bekam, sich auf den Boden warf und »wie am Spieß« schrie. Aus diesem Grund dachte die Mutter immer, sie solle ihn diese Rituale durchführen lassen, weil sie anscheinend, wie sie sagte, zu seinem »Seelenheil« beitrugen.

Die Bezeichnung »Seelenheil« war sehr passend; denn hätte man Leo in der damaligen Zeit unterbrochen, hätte man ihn einer wichtigen Möglichkeit beraubt, seinen Stress zu regulieren. Ich versuchte den Eltern zu erklären, dass diese Zwangshandlungen dazu dienten, innere Spannung zu strukturieren und damit sozusagen unter Kontrolle zu bekommen.

Die Einschulung, so meinte Frau V., sei für Leo schon »sehr heftig« gewesen; er habe sehr große Angst davor gehabt, anfangs nicht in die Schule gehen wollen. Erst als er sah, dass er eine sehr verständnisvolle und großzügige Lehrerin hatte, die den Kindern viel Freiraum ließ, konnte er sich allmählich mit der Schule anfreunden. Er mochte diese Lehrerin, Frau Z., sehr, die seine kleinen Zwangshandlungen, etwa bestimmte Stifte in einer bestimmten Struktur auf seinem Schultisch zu ordnen, tolerierte. Es sei dann für Leo ein großer Schock gewesen, als im zweiten Schuljahr morgens eine neue Lehrerin vor der Klasse gestanden hätte, Frau O., älter und so ganz anders als Frau Z., an die er sich in der ersten Klasse so sehr gewöhnt hatte. Es bestand kein Zweifel, dass Frau Z. für Leo in einer schwierigen Eingewöhnungsphase eine wichtige – vermutlich sichere – weitere Bindungsperson gewesen war.

Die Situation mit Frau O. als neuer Lehrerin bereitete ihm offensichtlich großen Stress: Er musste nun auf seinem Platz sitzen, ohne dass er aufstehen und bestimmte Zwangshandlungen ausführen konnte. Letztendlich führte dies vermutlich zu zunächst kleinen, dann immer stärkeren motorischen Tics. Anfangs war es nur ein Blinzeln und Zwinkern der Augenmuskulatur; er habe, so die Mutter, Zuckungen im Gesicht gehabt, später habe er auch kleinere motorische, einschießende Impulse gezeigt, die Zuckungen in bestimmten Muskelgruppen zur Folge hatten, so z.B. in der Schulter, im Arm, schließlich auch in der Hand, so dass es ihm manchmal unmöglich gewesen sei, seinen Stift zu halten und zu schreiben.

Diese Zuckungen seien der Lehrerin wie auch seinen Mitschülern aufgefallen. Waren diese Symptome sehr ausgeprägt, so dass ihm plötzlich der Bleistift aus der Hand geschleudert wurde, hätten die Mitschüler manchmal lauthals darüber gelacht. Hie und da habe er, wenn er kleine Gedichte vor der Klasse aufsagen musste oder sich zu Wort gemeldet habe, begonnen zu stottern; das habe sich aber inzwischen wieder verloren. Sie, die Eltern, seien aber wegen der ganzen Entwicklung mit Leo so beunruhigt gewesen, dass sie den Rat der Lehrerin, Leo ärztlich untersuchen zu lassen, aufgenommen hätten.

Die Mutter kam, nachdem das EEG keinen pathologischen Befund ergeben hatte, auf Anraten des Kinderneurologen zu mir; sie wollte rasch eine Therapie für Leo auf den Weg bringen, da sie befürchtete, Leo könnte wegen seiner Ticstörung sehr bald ein Mobbingopfer werden.

In der bindungsdiagnostischen Untersuchung zeigte sich, dass Leo bezüglich Mutter wie Vater eine desorganisierte Bindung entwickelt hatte. Im Kinderbindungsinterview schilderte er, dass er als viertes Kind seiner Eltern auf einem Bauernhof kaum erlebt habe, dass die Eltern Zeit für ihn gehabt hätten.

Frau wie Herr V. arbeiteten auf dem Bauernhof: Die Mutter versorgte vor allem die Tiere, während die Feldarbeit die Hauptaufgabe des Vaters war. Vor einiger Zeit, ungefähr als Leo in die zweite Klasse kam, hatten die Eltern einen Bioladen auf dem Hof eröffnet, um einen Teil ihrer Produkte selbst zu vermarkten. Dies bedeutete, dass Frau V. durch den Aufbau des Ladens noch mehr arbeiten musste und weniger Zeit für anderes hatte. Sie hatte noch keine Hilfe, so dass sie während der Öffnungszeiten – wenn nicht die älteren Kinder einsprangen – im Laden war. Anfangs war dieser an einzelnen Tagen der Woche nur wenige Stunden geöffnet gewesen. Inzwischen habe sich, so Frau V., die Nachfrage nach Bioprodukten so vergrößert, dass sie an verschiedenen Tagen vormittags und nachmittags geöffnet habe. Es kämen aber auch immer wieder Kunden zwischendurch, so dass das Familienleben durch den Laden schon sehr gestört sei.

Während Leos ältere Geschwister in der Landwirtschaft und im Bioladen mithalfen, sei Leo, so sagte Frau V., dann oft alleine in der Wohnung zurückgeblieben und habe stundenlang alleine gespielt. Dass er sich dabei sehr einsam gefühlt haben könnte, es ihm schlecht gegangen sei, könne sie sich schon vorstellen.

Der Vater war über die Ticstörung sehr verärgert und beteuerte in den Gesprächen immer wieder, dass Leo sich zusammenreißen und kontrollieren solle, dann sei doch alles gut, die Tics seien ein Ausdruck von Willensschwäche. Man müsse doch »nicht so rumticken«, sondern könne sich einfach beherrschen. Er hatte wenig Verständnis für Leos Symptomatik und fürchtete, dass er jetzt ein »spinnertes Kind« zu Hause habe, das demnächst »in die Klapse müsse«. Für ihn war es nicht leicht, einige Male zum Elterngespräch in unsere kinderpsychosomatische Abteilung mitzukommen, denn er war beruflich sehr eingespannt. Er konnte sich unter unserer therapeutischen Arbeit auch wenig vorstellen, trotz meiner Versuche, ihm zu erläutern, welche Diagnostik jetzt mit Leo durchgeführt werden sollte. Herr V. war zudem zu keiner Bindungsdiagnostik bei ihm selbst bereit, während wir mit seiner Frau ein Erwachsenen-Bindungsinterview durchführen konnten.

Hier berichtete Frau V., dass sie selbst auch auf einem Bauernhof großgeworden sei, oft unter Trennungen und Verlusten gelitten habe und ihre Beziehung zu ihren Eltern auch wenig intensiv gewesen sei. Ihre geliebte Großmutter sei plötzlich verstorben, als sie 8 Jahre alt gewesen sei, und ihre Tante, die sie großgezogen habe, sei eines Tages verschwunden gewesen, was ihr lange

Zeit als Kind ein Rätsel geblieben sei. Erst vor Kurzem habe sie erfahren, dass sich die Tante seinerzeits suizidiert hatte.

Somit hatte sie viele Erfahrungen von Einsamkeit und Verlassenheit gemacht. Zur Bäuerin war sie durch die Heirat mit ihrem Mann geworden; durch dessen Erwartungen, die vielfältigen Aufgaben und Tätigkeiten auf dem Bauernhof und schließlich die vier Kinder habe sie sich vollkommen überfordert gefühlt. Als Leo noch ein Baby war, habe sie davon profitiert, dass die Großmutter väterlicherseits ihn teilweise mit versorgt hatte. Als Leo ein Jahr alt war, starb die Großmutter plötzlich. Leo habe darauf heftig reagiert, er habe wochenlang nicht gut geschlafen, sei dann – zusätzlich zu all dem Stress mit der Beerdigung und durch den Ausfall der Großmutter – ein sehr anstrengendes Baby gewesen. Sie sei sehr froh gewesen, als sie ihn, als er zwei Jahre alt war, endlich in einen Kindergarten habe abgeben können, damit er »weggeräumt« gewesen sei. Leo sei dort nicht gerne hingegangen, habe stundenlang geweint, die Erzieherinnen hätten ihr gesagt, man müsse das jetzt mit einer gewissen Härte durchstehen, damit Leo lebenstüchtig und frustrationstolerant werden solle. Sie habe sich daraufhin auch an den Rat der Erzieherinnen gehalten, obwohl Leo manchmal schon morgens gebrüllt habe, bevor sie ihn überhaupt ins Auto gesetzt habe, um ihn in den Kindergarten zu bringen.

Nach dem Besuch des Kindergartens sei Leo dann mit sechs Jahren eingeschult worden und habe zunächst sehr skeptisch und ängstlich auf die Schule reagiert. Die Schule liege sechs Kilometer entfernt, so dass sie, die Mutter, die Kinder morgens immer zur Schule fahren müsse. Obwohl zwei seiner Geschwister auf die gleiche Schule gingen und Leo diese auf dem Schulhof treffen könne, diese ihn schon ein wenig mitbetreuten, habe er sich offensichtlich doch sehr einsam gefühlt. Es sei auch schwierig zu erreichen, dass andere Kinder zum Spielen zu ihrem Bauernhof kämen, weil dieser als Aussiedlerhof etwas weiter außerhalb liege. Dennoch wünsche sie sich, andere Kinder könnten zu Leo zum Spielen kommen und sehen, wie schön sie es draußen auf dem Bauernhof hätten. Manchmal habe sie den Eindruck, dass die Kinder inzwischen Angst hätten oder dass die Eltern Angst hätten, ihre Kinder auf einen Bauernhof zu schicken, weil sie befürchteten, sie könnten sich dort an den Tieren mit Viren oder Ähnlichem anstecken und es könnte sein, dass es ihnen dort nicht gut gehe, weil sie sich leicht verletzen könnten – so ähnlich hatte sich die Mutter eines Spielkameraden von Leo einmal geäußert. Sie habe Leo immer zu anderen Spielkameraden fahren müssen, was eine zusätzliche Belastung gewesen sei und was sie jetzt, seit der Eröffnung des Bioladens, auch nicht mehr leisten könne. Leo sei zwar jetzt so groß, dass er mit dem Rad sechs Kilometer weit fahren könnte, aber das sei doch immerhin für ihn eine Fahrt von einer Stunde! Und sie habe Sorgen, ihn alleine fahren zu lassen – bei dem, was heute alles an Überfällen mit Kindern passiere, die alleine unterwegs seien.

In der diagnostischen Phase zeigte Leo, wie sehr er unter Ängsten und Anspannung litt, die er aber kaum zu zeigen wagte. In seinem Kinder-Bindungsinterview wurde deutlich, dass er sich in Phasen von Angst, Sorgen und Gefahr weder an seine Mutter noch an seinen Vater zu wenden traute. Gleichzeitig hatte er aber eine große Wut, weil er eigentlich Unterstützung erwartet hätte.

Dadurch, dass Frau Z., die Lehrerin im ersten Schuljahr, wie beschrieben, eine Bindungsperson für Leo geworden war, hatte er sich in der Schule und mit den Schulaufgaben immer leichter getan, er hatte auch Freunde in der Klasse gefunden. Doch Frau Z. war an eine andere Schule versetzt worden. Nicht nur Leo, sondern auch andere Kinder in der Klasse sowie manche Eltern hatten sich schwergetan, sich mit Frau O., der neuen Lehrerin im zweiten Schuljahr, anzufreunden. Für manche Kinder habe es einer erneuten »Eingewöhnung« bedurft, wie Frau V. berichtete, zumal die neue Lehrerin strenger sei. Bis heute habe Leo nicht nur Respekt, sondern auch eine gewisse Angst vor ihr. Er sei phasenweise wieder nicht gerne in die Schule gegangen, habe morgens Bauchschmerzen und Kopfschmerzen gehabt. Sie, die Mutter, habe dies aber gleich durchschaut und ihm »nicht durchgehen lassen«, weil sie befürchtete, es könne fatal enden und letztlich dazu führen, dass Leo überhaupt nicht mehr in die Schule gehen wolle, wenn man auf solche »Spielchen« erst einmal einginge.

In jener Zeit begann Leo verstärkt mit seinen Tics und auch die Zwänge, die der Junge schon im Kindergartenalter gezeigt hatte, traten vermehrt auf. Bestimmte Zwangshandlungen und Rituale seien in letzter Zeit dazugekommen. Bevor er morgens das Haus verlasse, sei er immer sehr angespannt.

Ich erklärte der Mutter, der Wechsel der Lehrerin habe bei Leo vermutlich zu großer Enttäuschung und auch Anspannung geführt, er sei aber offensichtlich nicht in der Lage gewesen, die heftigen Gefühle von Wut und Enttäuschung selbst in sich zu regulieren und zu einer Entspannung zu kommen. Vielleicht habe er dies als Baby nicht ausreichend erlebt, er könne aber jetzt in einer Kinderspieltherapie dazu einiges »nachlernen«. Die Mutter war bei dem Gedanken, dass Leo etwas »nachlernen« könnte, sehr erfreut, auf der anderen Seite aber auch skeptisch, ob dies gelingen werde. Andererseits machte ihr die Vorstellung, Leo könnte zum Mobbingopfer werden, solche Angst, dass sie sagte, sie sei zu allem bereit, wenn es denn nur helfe und es Leo besser ginge und er dann wieder mehr in seiner Klasse toleriert werde.

Nach anfänglichem »Fremdeln«, als er mit mir allein im Spielzimmer war und nicht so recht wusste, wie es weitergehen könnte, entwickelte Leo dann aber doch so viel Neugier, dass er sich – mit feinfühliger Unterstützung durch mich – mit dem Raum anfreunden konnte und begann, die verschiedenen Spiele im Spielzimmer zu erkunden. Er betonte immer wieder, das Spielzimmer sei ihm ja noch fremd. Über meine Bemerkung, dass *ich* ihm ja auch fremd sei, ging er hinweg. Mit der Zeit genoss er es immer mehr, dass jemand eine ganze Stunde in der Woche für ihn Zeit hatte, um mit ihm zu spielen. Sein Vater habe nie mit ihm gespielt, sondern ihn mit aufs Feld genommen; er durfte dann auf dem Traktor sitzen und mitfahren, aber das sei eben anders, als mit mir im Sand zu spielen und Burgen zu bauen. Leo fragte nach mehr Therapiestunden. Wir gingen dann schließlich zu einer 2-stündigen Frequenz pro Woche über. Hierüber war Leo sehr erfreut, seine Mutter weniger, weil dies für sie – bei ihrer knapp bemessenen Zeit – sogar einen zusätzlichen Fahrtermin in der Woche bedeutete.

Während Leo jetzt regelmäßig zur Spieltherapie kam, verlor sich die Symptomatik der Ticstörung relativ rasch, Zwangshandlungen und Kontrollzwänge waren in abgemilderter Form aber noch lange vorhanden. Dies fiel jedoch in der Schule und ebenso zu Hause nicht so sehr ins Gewicht. Die Mutter war sehr erfreut darüber, dass die Ticstörungen aufgehört hatten, weil dadurch das Verhältnis zu den Mitschülern besser wurde und diese nicht mehr über ihn lachten, die Mobbinggefahr somit sank.

Es gelang mir in dieser Therapie nicht, den Vater, der zweifelsohne durch die Arbeit auf dem Bauernhof sehr eingespannt war, mit in die Elterngespräche einzubeziehen. Es bestand die Vermutung, dass er sehr große Angst hatte, es könnte etwas aus seiner Kindheit zum Thema werden. Von seiner Frau hatte ich erfahren, dass die Mutter von Herrn V. immer wieder unter Depressionen gelitten hatte und dass sich eine Schwester der Mutter auf dem Bauernhof erhängt hatte. Das war aber ein großes Tabu in der Familie – darüber wurde nicht gesprochen. Offensichtlich hatten Leos Symptome dem Vater große Angst gemacht und er hatte befürchtet, es könne schon wieder jemand in der Familie »psycho« sein, wie Herr V. selbst es genannt hatte. Der Vater hatte mir dann am Telefon einmal berichtet, als er wegen der Erkrankung von Leo die Kindertherapie abgesagt hatte, dass er froh sei, dass es Leo besser gehe, weil er es nicht ertragen hätte, wenn sein kleiner Sohn sich psychisch weiter so »irre« entwickelt hätte.

Am Ende der Behandlung waren die Eltern sehr froh, dass es Leo mit Blick auf die anfängliche Symptomatik wesentlich besser ging. Lediglich in sehr stressvollen Situationen traten noch leichte Tics auf. Diese waren aber weder für Leo noch für die Eltern »bedrohlich«, weil der Junge und seine Eltern inzwischen wussten, wie sehr Tics, ebenso wie Zwangshandlungen, mit Stress verknüpft waren. Inzwischen hatte sich auch die Beziehung zwischen der Mutter und Leo sowie zwischen ihm und seinem Vater etwas verbessert. Nach einer Sommerpause berichtete Leo mir freudestrahlend, dass er mit seinen Eltern und zwei seiner Geschwister für eine ganze Woche am Meer gewesen sei. Das war offensichtlich für ihn eine der schönsten Wochen des Jahres gewesen, weil er seinen Vater einmal entspannter und bei »verrückten Spielen« am Strand sowie im Wasser erlebt hatte. Inzwischen war Leo achteinhalb Jahre alt und konnte sich auf eine ganz neue Art über das Fußballspielen mit dem Vater identifizieren. Da Herr V. ein leidenschaftlicher Fußballspieler war, wünschte sich Leo jetzt in jeder freien Minute vom Vater, mit ihm einen kleinen »Kick« machen zu können. Ich unterstützte den Vater sehr darin, weil der Spaß am gemeinsamen Fußballspiel auch die Bindungsbeziehung zwischen Vater und Sohn sehr gut festigen und in Richtung Bindungssicherheit weiterentwickeln konnte.

TEIL 4

# »B.A.S.E.® – Babywatching« im Grundschulalter

## Das bindungsbasierte Präventionsprogramm: Prävention im Hinblick auf Aggression und Angst sowie Förderung von Feinfühligkeit und Empathie

Die Problematik von Kindern und Jugendlichen, die sich gewalttätig und aggressiv verhalten, rückt in den letzten Jahren immer mehr ins Bewusstsein der Öffentlichkeit. Die Zahl der Fälle von Jugendgewalt ist in den letzten Jahren um 15 % zurückgegangen, die Taten scheinen jedoch brutaler und die Ursachen komplexer geworden zu sein (Schwenner 2014).

Diese Entwicklung verlangt nach effizienten Maßnahmen, die ihren Fokus auf den feinfühligen, bedürfnis- und bindungsorientierten Umgang mit den Kindern richten, die ihre psychische und sozioemotionale Entwicklung fördern und somit einen Beitrag für deren seelische Gesundheit leisten. Da sich aggressive und ängstliche Verhaltensweisen mit zunehmendem Alter manifestieren und im Jugendalter weiter ausprägen, müssen präventive Maßnahmen möglichst früh in der Entwicklung ansetzen.

Hierzu wurde das Präventionsprogramm »B. A. S. E.® – Babywatching gegen Aggression und Angst zur Förderung von Sensitivität und Empathie« entwickelt; es soll – im Sinne einer sekundären Prävention im Hinblick auf das aggressive und ängstliche Problemverhalten – bei 3- bis 16-jährigen Kindergarten- und Schulkindern eine bessere Feinfühligkeit und Empathiefähigkeit fördern, weil Kinder mit fehlender oder wenig ausgeprägter Empathiefähigkeit sich in Konflikten häufiger aggressiv gegenüber Gleichaltrigen verhalten und auch häufiger unsicher gebunden sind (Parens 1993a; Parens & Kramer 1993). Mit der Förderung der Fähigkeit zur Empathie und mit der Entwicklung von selbstreflexiven Kompetenzen soll erreicht werden, dass sich Kinder in die Absichten, Gefühle und Intentionen anderer Kinder besser hineinversetzen und diese so besser verstehen können, und soll verhindert werden, dass sie sich feindselig oder ängstlich gegenüber anderen verhalten (Brisch 2007b).

# Interaktionsbeobachtung zur Förderung von Feinfühligkeit und Empathie

Das Präventionsprogramm »B. A. S. E.® – Babywatching« wurde durch Forschungen und Gedanken von Henri Parens (Parens 2007, 2012) inspiriert, der bereits für seine Präventionsstudien Mütter mit Babys in Schulklassen kommen ließ, um so eine Empathieschulung für die Schülerinnen und Schüler sowie die Lehrpersonen zu erreichen. Hintergrund waren seinen Forschungen zur Aggressionsentstehung (Parens 1993b, 2012). Er stellte durch seine Beobachtungsstudien fest, dass das aggressive Verhalten insgesamt nicht notwendigerweise destruktiv sei, sondern dass Menschen feindselig und zerstörerisch werden, wenn emotionaler Schmerz, psychische oder physiologische Not überhandnehmen und, als Folge, feindselige Destruktivität auslösen. Innerhalb seiner Studie fand er Korrelationen zwischen der Qualität der Bindungsbeziehung von Mutter und Kind und dem Aggressionspotential des Kindes (Parens & Parens 1979). Auf diesem Hintergrund wurde vom Autor »B. A. S. E.® – Babywatching« entwickelt.

Das Programm kann grundsätzlich in Kindertageseinrichtungen, Schulen, Familienbildungsstätten, der Jugendarbeit, für die Fort- und Ausbildung von Fachkräften sowie in die soziale und therapeutische Arbeit integriert werden. Besonders in Grundschulklassen im Altersbereich zwischen sechs und zehn Jahren kann es sehr erfolgreich in der Schule implementiert werden. »B. A. S. E.® – Babywatching« wirkt darüber hinaus auf die »B. A. S. E.®«-Gruppenleitungen und die teilnehmenden »B. A. S. E.® – Babywatching«-Mütter oder -Väter. Diese werden in ihrer Beobachtungsfähigkeit geschult und in ihrer Wahrnehmung und Empathie sensibilisiert (Hollerbach & Brisch 2014). Als bindungsbasiertes Präventionsprogramm ermöglicht das Babywatching allen teilnehmenden Akteuren, positive Bindungserfahrungen zu erleben, alte Bindungsmuster zu modifizieren und die neuen Bindungserfahrungen auf die Interaktion mit anderen zu übertragen (Brisch & Hellbrügge 2010).

# Durchführung

Eine Mutter oder ein Vater kommt mit einem zu Anfang wenige Wochen alten Baby für die Dauer von einem Jahr einmal wöchentlich in die Grundschulklasse. Im Stuhlkreis erleben die Kinder, wie das Baby von Woche zu Woche wächst, bis es frei laufen kann. Unter der speziellen Anleitung und mithilfe der Fragetechnik der »B. A. S. E.® – Babywatching«-Gruppenleitung lernen die Kinder durch die wöchentlichen Interaktionsbeobachtungen, sich in die Emotionen und die Motivationen von Mutter/Vater und Baby immer besser einzufühlen. Für viele Einzelkinder ist dies die erste – und oft die einzige – Möglichkeit, die »Meilensteine« der Entwicklung eines Babys während des gesamten ersten Lebensjahres kontinuierlich zu beobachten.

# Ziele von »B.A.S.E.® – Babywatching«

Ziele des Präventionsprogramms »B.A.S.E.® – Babywatching« sind, wie oben skizziert, die sekundäre Prävention in Bezug auf aggressive und ängstliche Verhaltensweisen sowie die Förderung von feinfühligen und empathischen Kompetenzen. Kinder, die frühe deprivatorische oder traumatische Erfahrungen erlitten haben, können sich nur schwer in die Gefühls- und Gedankenwelt von anderen hineinversetzen. Durch die angeleitete Interaktionsbeobachtung von Mutter/Vater und ihrem bzw. seinem Baby können gerade diese Kinder positive Bindungserfahrungen machen, ihre Empathiefähigkeit und selbstreflexiven Kompetenzen werden gefördert, um in der Folge feindseliges oder ängstliches Verhalten abzubauen oder die Entstehung von Beginn an zu verhindern. Über die Beobachtung, Wahrnehmung und Kommunikation von Intentionen und Gefühlen anderer lernen die Akteure, sich immer differenzierter in Mutter/Vater und Baby einzufühlen und dessen Handlungen zu verstehen. Sie verhalten sich nachweislich kooperativer, prosozialer, kreativer und aufmerksamer. Aggressives, unaufmerksames, hyperaktives und oppositionelles Verhalten tritt in den Hintergrund (Brisch 2015).

Allgemein ist das »B.A.S.E.® – Babywatching« für alle Beteiligten immer ein emotional positives Erlebnis. Als eine kostengünstige sekundär-präventive Intervention mit positiven Ergebnissen bei Jungen und Mädchen wirkt es sich sowohl auf das externalisierende und internalisierende Problemverhalten als auch auf die Empathieförderung der Kinder aus. Die Kinder sehen beim Babywatching nicht nur ein Baby heranwachsen, sondern sie lernen auch viel über ihre eigenen Emotionen. Bisherige Studien zeigen, dass durch B.A.S.E.® die Empathiefähigkeit der Kinder gefördert wird. Sie beginnen, diese Fähigkeit auf alltägliche Situationen mit ihren Freundinnen und Freunden zu übertragen, indem sie sich feinfühliger, sozialer sowie weniger ängstlich untereinander verhalten.

Besonders die Mütter bzw. Väter genießen die intensive Zeit mit ihrem Säugling. Durch die Rückmeldungen der teilnehmenden Kinder schärfen sie automatisch ihre Wahrnehmung für die Bedürfnisse und die Entwicklung ihres Kindes. Sie können sich entspannter und feinfühliger auf es einlassen und die sichere Bindung zu ihm stärken.

Die Gruppenleitungen erhalten durch »B. A. S. E.® – Babywatching« die Möglichkeit, jedes Kind im Stuhlkreis neu zu erleben. Konflikte und Bedürfnisse der Kinder, die vorher im Verborgenen blieben, werden durch »B. A. S. E.® – Babywatching« – teils wie durch eine Art Frühwarnsystem – ans Licht gebracht. Entsprechend können frühzeitig Beratung sowie psychotherapeutische Hilfen für das Kind und seine Eltern installiert werden.

# Empirische Ergebnisse des Programms im Hinblick auf Akzeptanz und Wirksamkeit

Zu B. A. S. E.® wurden bereits mehrere prospektive Längsschnittstudien im Prätest-Posttest-Kontrollgruppen-Design durchgeführt. In einem prospektiven Kontrollgruppendesign wurde die Verhaltensauffälligkeit von Grundschulkindern durch die Eltern und Pädagogen eingeschätzt. Die Verhaltenseinschätzung fand vor dem Babywatching und neun Monate danach statt. Nach der neunmonatigen Intervention zeigten sich signifikante Verbesserungen zwischen der Interventions- und der Kontrollgruppe in den Bereichen emotionales Problemverhalten, prosoziales Verhalten und bezüglich des Gesamtproblemverhaltens (Haneder 2011; Brisch & Hollerbach 2018).

Eine weitere Studie im »Prätest-Posttest Matched-Pair Design« zu »B. A. S. E.® – Babywatching« in Frankfurt am Main (Brisch et al. 2016) untersuchte zusätzlich die Empathie der pädagogischen Fachkräfte, die Feinfühligkeit der »B. A. S. E.® – Babywatching«-Mütter sowie die sprachlichen Fertigkeiten der Kinder und fand auch in diesen Bereichen positive Veränderungen in den Interventionsgruppen.

Die Gruppenleitungen tragen im Wesentlichen die Verantwortung für das Gelingen von »B. A. S. E.® – Babywatching«. Diese müssen sowohl über theoretisches als auch über praktisches Wissen verfügen. Der Umgang mit den eigenen Affekten und Gefühlen sowie der Umgang mit den Gefühlen der Kinder sind von erheblicher Bedeutung für die Wirkung der Methode. Je reflektierter die Gruppenleitungen sind, desto eher scheint die Fähigkeit vorzuliegen, sich auf unterschiedliche Reaktionen der Kinder einzulassen. Eigene traumatische Bindungserfahrungen oder belastende Themen, wie z. B.

ungewollte Kinderlosigkeit, sind dann problematisch, wenn sie nicht reflektiert betrachtet oder bearbeitet worden sind.

Das Babywatching ist also auf eine feinfühlige Gruppenleitung angewiesen, die über Zusammenhänge zwischen Gedanken oder Gefühlen und Ereignissen sprechen kann. Eine engmaschige Vernetzung zwischen Gruppenleitungen, Mentorinnen und Mentoren sowie Trainerinnen und Trainern, die sich gegenseitig unterstützen, Hilfe und Rat geben, ist eine kostenneutrale Variante, die bereits jetzt schon über die Homepage genutzt werden kann (www.base-babywatching.de).

Um die Nachhaltigkeit des Programms zu gewährleisten und das Potential von »B.A.S.E.® – Babywatching« zu entfalten, sollten Empathie und Feinfühligkeit zu einer Grundhaltung der Fachkräfte werden. Unter diesen Bedingungen kann »B.A.S.E.® – Babywatching« ein neues Bewusstsein schaffen – für die Kinder und ebenso für das Fachpersonal – und die Interaktionen im Alltag langfristig verändern.

TEIL 5

# Zusammenfassung und Ausblick

Im Rahmen einer gesunden Entwicklung würden wir erwarten, dass Kinder mit einer sicheren Bindung im Grundschulalter ihre ganze Energie darauf verwenden können, sich der Exploration zu widmen: Diese bedeutet sowohl ein engagiertes, interessiertes Lernen in der Schule als auch die Erkundung der Welt insgesamt. Kinder im Grundschulalter sind oft in ihrer Neugier kaum zu bremsen und können mit großer Ausdauer auf ein Ziel, das sie erreichen wollen, oder eine »Performance«, die sie anstreben, hinarbeiten. Konzentration, Ehrgeiz, Motivation, Bewältigung von Rückschlägen gehören dazu, und was Kinder hier zuwege bringen, lässt Erwachsene manchmal nur staunen. Eltern sind dann sehr stolz, wenn sie beobachten können, wie ihr Kind Ziele erreicht, wie es die Fähigkeit zum Lesen, Rechnen und Schreiben, aber ebenso auch motorische Fertigkeiten wie etwa beim Fahrradfahren, Fußballspielen, Ballett u.a. entwickelt. Hierbei spielen auch eine zunehmende Freude an der Kooperation in einer Mannschaft, an Gruppenaktivitäten und der gemeinsame Erfolg eines Teams eine große Rolle. Bindungssichere Kinder können hervorragend in einer Gruppe agieren, sie sind oft diejenigen, die eine Führungsrolle in einer Gruppe übernehmen, dabei große emotionale und soziale Kompetenz zeigen, Schwächere motivieren, sie mit ins Spiel und die Lösung von Aufgaben einbeziehen und auch eine gute Strukturierung der Gruppenaktivitäten ermöglichen.

Kinder im Grundschulalter, die bindungsunsicher sind, haben dagegen in alldem eher Probleme. Bei Kindern mit einer desorganisierten Bindung oder sogar Bindungsstörung sind diese Schwierigkeiten extrem. Sie sind oft nicht gruppenfähig, so dass sich schon bald die Frage stellt, ob sie überhaupt in einer Schulklasse beschult werden können, in der es dem Lehrer, der Lehrerin wegen der Gruppengröße nicht möglich ist, auf die individuellen psychischen Probleme eines Kindes so einzugehen, wie dies notwendig wäre. Selbst bei einer Gruppengröße von acht Kindern, um die sich zwei Lehrpersonen kümmern, wie dies in der sonderpädagogischen Beschulung möglich ist, können diese Kinder oft nicht ausreichend psychisch stabilisiert und pädagogisch gefördert werden, weil deren psychische Probleme zu gravierend sind.

Die Fallbespiele aus Teil 3 dieses Buchs zeigen, dass diese Kinder oft vielfältige Symptome entwickeln. Hintergrund dieser Entwicklung sind oft traumatische Stresserfahrungen – etwa in der Familie –, die nicht selten schon im Säuglingsalter oder in der frühen Kindheit begonnen und auch schon im Kindergartenalter zu Verhaltensauffälligkeiten geführt haben (s. hierzu auch Band 3 der Reihe »Bindungspsychotherapie – Bindungsbasierte Beratung und Psychotherapie«: *Kindergartenalter*). Sie konnten von den Kindern nicht oder nicht ausreichend verarbeitet werden und eskalieren jetzt, im Grundschulalter, so, dass keine weitere Beschulung in einem Klassenverband der Regelschule möglich ist.

Die Fallbeispiele zeigen sehr ausführlich, wie die Entstehung von verschiedenen Symptomen der Kinder im Grundschulalter aus der Bindungsperspektive zu verstehen ist. Durch eine bindungsorientierte Diagnostik, ein entsprechendes Verstehen der Symptome als eine Stresserkrankung bei fehlender Bindungssicherheit, eine frühzeitige Kinderpsychotherapie und eine entsprechende Beratung der Bezugspersonen – und manchmal auch eine eigene Psychotherapie für diese – wird es möglich, dass nicht nur die Symptome der Kinder verschwinden, sondern dass eine gesunde, oftmals bindungssichere Entwicklung der Kinder auf den Weg gebracht werden kann.

Es ist ein langfristiges Ziel, dahin zu kommen, dass die Entwicklung von emotionalen Störungen möglichst frühzeitig durch entsprechende Präventionsprogramme verhindert werden kann. Das von uns entwickelte Programm »B.A.S.E.® – Babywatching« zielt darauf ab, dass die Grundschülerinnen und Grundschüler durch die wöchentliche Beobachtung der Interaktionen zwischen Mutter (bzw. Vater) und Kind in ihrem Klassenraum sowohl Feinfühligkeit als auch Empathie erlernen. Die bisherigen Forschungsergebnisse sind sehr ermutigend und zeigen, dass dies durchaus ein erreichbares Lernziel ist. Die Kinder sind in der Folge zudem etwa weniger aggressiv, hyperaktiv oder ängstlich und haben bessere sozial-emotionale Kompetenzen sowie auch eine bessere Sprachentwicklung als die Kinder in der Kontrollgruppe. Besonders erfreulich ist, dass gerade die Kinder mit den größten sozial-emotionalen Problemen und aggressiven Verhaltensauffälligkeiten am meisten von dem Programm profitieren.

Somit zeigen die verschiedenen Teile dieses Buchs, wie sowohl durch eine Kinderpsychotherapie und die Beratung der Eltern bzw. Bezugspersonen als auch durch Prävention eine schon geschehende oder mögliche schwierige Entwicklung von Kindern auf einen besseren – oder guten – Weg gebracht werden kann.

Eine solche Entwicklung wäre eine gute Voraussetzung, damit die Kinder in der nächsten Altersstufe – der Pubertät – erfolgreich mit den vielen neuen Herausforderungen, u. a. beim Lernen in der Schule und in Verbindung mit den verschiedenen Peergroups, der Auseinandersetzung mit der eigenen Geschlechtsidentität und der Entwicklung der Sexualität, umgehen können (hierauf wird Band 5 der Reihe »Bindungspsychotherapie – Bindungsbasierte Beratung und Psychotherapie« detailliert eingehen).

# Literatur


Bowlby, J. (1995). *Elternbindung und Persönlichkeitsentwicklung. Therapeutische Aspekte der Bindungstheorie.* Heidelberg: Dexter.

Bowlby, J. (2001): *Frühe Bindung und kindliche Entwicklung.* 4. Aufl. München, Basel: Ernst Reinhardt.

Brisch, K. H. (2004): Bindungs- und Traumabearbeitung mit der Screentechnik. Paper, vorgestellt beim Wiss. Symposium, Ludwig-Maximilians Universität, München, 15.–16. 11. 2004.

Brisch, K. H. (2006): Die Screentechnik in der psychotherapeutischen Behandlung von posttraumatischen Belastungsstörungen. Paper, Vorgestellt beim Wiss. Seminar über psychotherapeutische Behandlungsmethoden in der Psychotraumatologie, München, 13. 2. 2006.

Brisch, K. H. (2007a): Sleep and attachment disorders in children. In: S. R. Pandi-Perumal, M. Kramer & R. R. Ruoti (Hrsg.): *Sleep and psychosomatic medicine.* Boca Raton, FL: Taylor & Francis, S. 219–230.

Brisch, K. H. (2007b): Prävention von emotionalen und Bindungsstörungen. In: W. v. Suchodoletz (Hrsg.): *Prävention von Entwicklungsstörungen.* Göttingen u. a.: Hogrefe, S. 167–181.

Brisch, K. H. (2012a): *Bindung und* EMDR*: Grundlagen für die therapeutische Bindungsbeziehung und die Behandlung von Bindungstraumatisierungen.* Paper, vorgestellt beim EMDRIA-Tag Köln, 2. 6. 2012.

Brisch, K. H. (2012b): *Die* EMDR*-Methode in der Behandlung von Patienten mit Bindungstraumatisierungen.* Paper, vorgestellt beim EMDRIA-Tag, Köln, 2. 6. 2012.

Brisch, K. H. (Hrsg.) (2012c): *Bindung und frühe Störungen der Entwicklung.* 2. Aufl. Stuttgart: Klett-Cotta.

Brisch, K. H. (2014): EMDR bei Bindungstraumatisierungen. In: A. Hofmann (Hrsg.): EMDR*-Praxishandbuch zur Behandlung traumatisierter Menschen.* 5. Aufl. Stuttgart: Thieme, S. 211–216.

Brisch, K. H. (2015). *Bindungsstörungen. Von der Bindungstheorie zur Therapie.* 13. Aufl. Stuttgart: Klett-Cotta.

Brisch, K. H. & Hellbrügge, T. (2010): *Bindung, Angst und Aggression. Theorie, Therapie und Prävention.* Stuttgart: Klett-Cotta.

Brisch, K. H., Hollerbach, J. & Quehenberger, J. (2016): Impact of an attachment-based prevention program B. A. S. E.® – Babywatching: A program to counter aggression and anxiety and to promote empathy and sensitivity. 15th World Congress of the World Association of Infant Mental Health. Infant mental health in a rapidly chanching world: Conflict, adversity, and resilience, Prag/Tschechien, 29. Mai–02. Juni 2016.

Brisch, K. H. & Hollerbach, J. (2018). B. A. S. E.® – Babywatching: An attachment-based program to promote sensitivity and empathy, and counter fear and aggression. In H. Steele & M. Steele (Hrsg.), Handbook of attachment-based interventions. New York: The Guilford Press, S. 339–359.

George, C. et al. (1984). *Adult Attachment Interview*. Department of Psychology: University of California, Berkeley.

Gloger-Tippelt, G. (1997). Das Adult Attachment Interview: Konzeption, Methode und Erfahrungen im deutschen Sprachraum. *Kindheit und Entwicklung*, 6 (3), S. 161–173.

Gloger-Tippelt, G. & König, L. (2009): *Bindung in der mittleren Kindheit. Das Geschichtenergänzungsverfahren zur Bindung 5- bis 8-jähriger Kinder (GEV-B)*. Mit DVD. Weinheim: Beltz.

Haneder, A. (2011): B. A. S. E.® – *Babywatching – ein Programm für Empathie und Feinfühligkeit & gegen Angst und Aggression. Implementierung und Evaluierung an Tiroler Volksschulen*. Universität Innsbruck, Diplom-Arbeit.

Hase, M., Leutner, S., Tumani, V. & Hofmann, A. (2013): Eye Movement Desensitization and Reprocessing (EMDR): Eine ungewöhnliche Form der Psychotherapie. *Deutsches Ärzteblatt*, PP, 12 (11), S. 512–514.

Hofmann, A. (2014): EMDR *in der Therapie psychotraumatischer Belastungssyndrome*. 5. Aufl. Stuttgart: Thieme.

Hofmann, A. & Besser, L.-U. (2003). Psychotraumatologie bei Kindern und Jugendlichen. Grundlagen und Behandlungsmethoden. In: K. H. Brisch & T. Hellbrügge (Hrsg.), *Bindung und Trauma. Risiken und Schutzfaktoren für die Entwicklung von Kindern*. Stuttgart: Klett-Cotta, S. 172–202.

Hollerbach, J. & Brisch, K. H. (2014): Qualitative und quantitative Evaluation von B. A. S. E.® – Babywatching in Frankfurt am Main. Unveröffentlichter Bericht. Dr. von Haunersches Kinderspital, Pädiatrische Psychosomatik und Psychotherapie. Klinikum, LMU München.

Holmes, J. (2002): *John Bowlby und die Bindungstheorie*. München, Basel: Ernst Reinhardt.

Holmes, J. (2006): Mentalizing from a psychoanalytic perspective: What's new? In: J. G. Allen & P. Fonagy (Hrsg.), *Handbook of mentalization-based treatment*. Chichester, GB: John Wiley & Sons, S. 31–50.

Holmes, J. (2012): *Sichere Bindung und Psychodynamische Therapie*. Stuttgart: Klett-Cotta.

Hughes, C. & Leekam, S. (2004): What are the links between Theory of Mind and social relations? Review, reflections and new directions for studies of typical and atypical development. *Social Development*, 13 (4), S. 590–610.

Main, M. (1995). Recent studies in attachment: Overview, with selected implications for clinical work. In: S. Goldberg, R. Muir & J. Kerr (Hrsg.), *Attachment theory: Social, developmental, and clinical perspectives*. Hillsdale, NJ: Analytic Press, S. 407–474.

Main, M., Goldwyn, R. & Hesse, E. (2003). *The Adult Attachment Interview: Scoring and classification system, Version 7.2*. Berkely: University of California.

Parens, H. (1993a): Does prevention in mental health make sense? In: H. Parens & S. Kramer (Hrsg.), *Prevention in mental health*. Northvale, NJ, London: Jason Aronson, S. 123–148.

Parens, H. (1993b): Neuformulierungen der psychoanalytischen Aggressionstheorie und Folgerungen für die klinische Situation. *Forum der Psychoanalyse*, 9, S. 107–121.

Parens, H. (2007): *Heilen nach dem Holocaust. Erinnerungen eines Psychoanalytikers*. Weinheim u. a.: Beltz.

Parens, H. (2012): Attachment, aggression, and the prevention of malignant prejudice. *Psychoanalytic Inquiry*, 32 (2), S. 171–185.

Parens, H. & Kramer, S. (1993): *Prevention in mental health*. Northvale NJ, London: Jason Aronson.

Parens, H. & Parens, R. A. (1979): *The development of aggression in early childhood*. New York: Aronson.

Parens, H., Scattergood, E., Singletary, W. & Duff, A. (1995): *Kindliche Aggressionen*. München: Kösel.

Reddemann, L. (2001): *Imagination als heilsame Kraft*. Stuttgart: Klett-Cotta.

Schwenner, L. (2014): Mädchen verprügeln 13-Jährige. Kennt Jugendgewalt keine Grenzen mehr? FOCUS *Online*, 11. 1. 2014. http://www.focus.de/maedchen-verpruegeln-13-jaehrige-kennt-jugendgewalt-keine-grenzen-mehr_id_3530774.html (Zugriff: 9. 5. 2016).

Shirtcliff, E. A. & Ruttle, P. (2011): Immunologische und neuroendokrine Dysregulation in der Folge früher Deprivations- und Stresserfahrungen. In: K. H. Brisch (Hrsg.): *Bindung und frühe Störungen der Entwicklung*. Stuttgart: Klett-Cotta, S. 167–202.

Vuksanovic, N. (2015): Traumatische Erfahrungen, Stress und ADHS. Was können wir von der Neuroendokrinologie lernen? In: K. H. Brisch (Hrsg.): *Bindung und Psychosomatik*. Stuttgart: Klett-Cotta, S. 135–170.

Vuksanovic, N. & Brisch, K. H. (2010): ADHD, trauma and attachment – A new aetiological model. *Infant Mental Health Journal*, 31, Abstract Supplement, S. 182.

Vuksanovic, N., Zeber, K., Kern, C., Müller, J., Fischer, L., Mahmoodzadi, S. & Brisch, K. H. (2014): The importance of early traumatic experiences in ADHD. *Infant Mental Health Journal*, 35 (3), (Supplement A), S. 260.

## Über den Autor

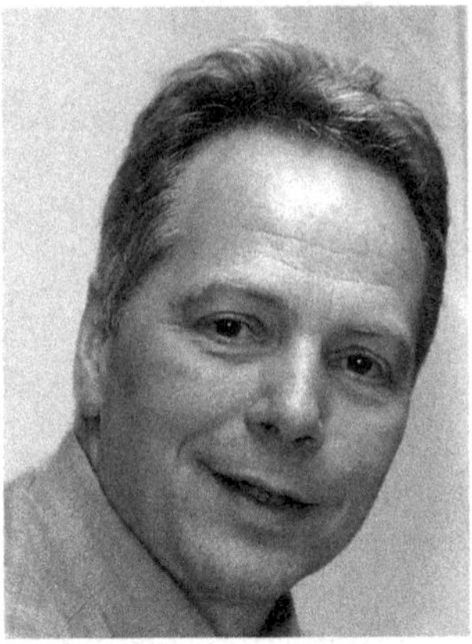

*Karl Heinz Brisch*, Prof. Dr. med. habil., ist Facharzt für Kinder- und Jugendpsychiatrie und Psychotherapie, Psychiatrie und Psychotherapie, Psychosomatische Medizin, Nervenheilkunde, Psychoanalytiker für Kinder, Jugendliche, Erwachsene und Gruppen. Er ist ebenfalls in spezieller Traumapsychotherapie ausgebildet.

Er leitet die Abteilung für Pädiatrische Psychosomatik und Psychotherapie am Dr. von Haunerschen Kinderspital, Klinikum der Universität München. Ebenso leitet er den weltweit ersten Lehrstuhl und das Forschungsinstitut für »Early Life Care« an der Paracelsus Medizinische Privatuniversität in Salzburg.

Seine klinische Tätigkeit und sein Forschungsschwerpunkt umfassen den Bereich der frühkindlichen Entwicklung und der Bindungspsychotherapie in allen Altersgruppen. Er entwickelte die Präventionsprogramme »SAFE® – Sichere Ausbildung für Eltern« und »B.A.S.E.® – Babywatching«. Er ist Gründungsmitglied der Gesellschaft für Seelische Gesundheit in der Frühen Kindheit (GAIMH e.V. – German-Speaking Association for Infant Mental Health) und war viele Jahre lang im Vorstand (siehe auch www.khbrisch.de).